JN321551

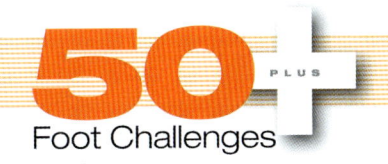

50+ Foot Challenges

足の疾患と症例 65

アセスメントとエビデンスに基づく診断と治療

日本語版監修：熊田　佳孝

著　者：コリン・E・トムソン／ＪＮアラステア・ギブソン

序　文：マルコム・マクニコル

翻　訳：小坂　由佳

***ガイアブックス*は**
地球(ガイア)の自然環境を守ると同時に
心と体内の自然を保つべく
"ナチュラルライフ"を提唱していきます。

An imprint of Elsevier Limited

First edition ©2002, Elsevier Limited. All rights reserved.
Second edition ©2009, Elsevier Limited. All rights reserved.

This edition of 50+Foot Challenges 2e by Colin Thomson, PhD, FCPod(S) and J. N. Alastair Gibson, MD, FRCS(orth) is published by arrangement with Elsevier Limited.

No part of this publication may be reproduced or transmitted in any form or by any means, electronic or mechanical, including photocopying, recording, or any information storage and retrieval system, without permission in writing from the publisher.

注 意

この分野の知識や最善の治療方法は、常に変化しています。新しい研究や経験で私たちの知識が広がるにつれ、診察、治療法、薬物療法を適宜変えていくことが必要になるでしょう。読者のみなさんには、(i) 取り上げられている治療法の最新情報を入手し、(ii) 投与する薬の製造業者が提供する最新情報を見て、推奨用量や処方、投与の方法と期間、禁忌について確認されることをおすすめします。経験と知識に基づいて患者を診断をし、患者ごとに投薬量と最適な治療法を決定し、すべての適切な安全予防措置をとることは、医療従事者の責任です。法律が最大に及ぶ限り、出版社および著者のいずれも、本書に含まれる内容のいかなる利用から生じまたは関連した、個人または財産に対する負傷および、または損害に対するいかなる法的責任も負うことはありません。

フットケアにさらなる整形外科的アプローチを

　近年、我が国の医療界でもフットケアに対する関心が非常に高まりをみせ、多くの医療従事者が「あし」をみる機会が増加しています。しかしながら、我が国での多くの「あし」に対する関心事は、糖尿病性足病変、あるいは閉塞性動脈硬化症に伴う足の虚血が中心となっている傾向が強いと感じます。それは、「あし」を護るといった意味では、非常に重要なことですが、何故あしのその部分に創ができるのかをもう一歩考えを進める必要があります。あしの状態そのものに対する知識が更なる病変を未然に防ぐ可能性に繋がると考えます。

　「あし」は、皮膚、腱、骨、血管、神経等から成り立つ複合体であり、個々の構成成分のみを見ていたのでは、十分な治療が行えません。特に我が国でのフットケアに少し不足していると感じることは、「あし」固有の整形外科的アプローチではないかと感じています。

　実際に、フットケアを行い始めると、「あし」の固有の病気に遭遇することをしばしば経験します。本書では、実際の写真、図、経歴等、実際に現場で出会うと同様の情報で、あし病変にアプローチでき、解説がなされています。実際の臨床の場では、私は糖尿病の足だけ、あるいは虚血の足だけ診ますとは言えず、「あし」に対する広い知識が必要になります。

　本書は、臨床の実際のケースパターンとして読み進めることができ、一度目を通しておけば、まず如何なる状態か、整形外科的にはどうか、を把握する筋道に到達が可能になると思われます。

　少しは整形的な病気を知っておくことが、フットケアを行う際にもより深い見立て、理解をもたらしてくれると思います。

監修者序文

熊田佳孝

日本フットケア学会 理事長

目次

フットケアにさらなる整形外科的アプローチを
   熊田佳孝 v
本書の目的と構成 x
MF マクニコルによる序文 xii
写真・図版提供者への謝辞 xiii
略語一覧 xiii

Secion 1 　小児科
 症例1. 先天性内反尖足　Congenital talipes equinovarus 2
 症例2. 副舟状骨　Accessory navicular 8
 症例3. 扁平足　Flat foot 12
 症例4. 鷲趾と内反小趾　Claw toe and adductus quinti digiti 18
 症例5. 第1ケーラー病　Kohler's disease 22
 症例6. 内転足　Metatarsus adductus 26
 症例7. 距踵骨癒合症　Talocalcaneal synostosis 30
 症例8. 先天性中足骨異常　Congenital metatarsal anomalies 36

Secion 2 　しこりと瘤
 症例9. 足根中足関節炎（足根骨瘤）
   Tarsometatarsal arthritis (tarsal boss) 44
 症例10. ガングリオン　Ganglion 48
 症例11. 神経莢腫（神経鞘粘液腫）
   Neurothekeoma (nerve sheath myxoma) 54
 症例12. 足底線維腫　Plantar fibroma 58
 症例13. 爪下外骨腫　Subungual exostosis 64

Secion 3　整形外科

症例14. 制限母趾／強剛母趾（原因と保存的治療）
　　　　Hallux limitus/rigidus 72

症例15. フライバーグ病　Freiberg's infraction 78

症例16. 槌状足趾　Hammer toe 86

症例17. 多趾症および巨指症　Polydactyly and macrodactyly 94

症例18. 外反母趾の原因　Aetiology of hallux valgus 98

症例19. 足底筋膜炎　Plantar fasciitis 102

症例20. ハグルンド症候群（アキレス腱下滑液包炎）
　　　　Haglund's syndrome 108

症例21. 強剛母趾の手術　Surgery of hallux rigidus 114

症例22. 中足骨痛　Metatarsalgia 122

症例23. 外反母趾の手術　Surgery of hallux valgus 128

Secion 4　皮膚科

症例24. 白斑　Vitiligo 136

症例25. 静脈性潰瘍　Venous ulceration 140

症例26. 足底の膿疱症／皮膚炎　Plantar pustulosis/dermatosis ..144

症例27. 足部真菌性感染症　Fungal foot infections 148

症例28. 陥入爪　Ingrowing toenails 152

症例29. 足底疣贅　Plantar warts 160

症例30. 点状角質融解症　Pitted keratolysis 166

症例31. レイノー現象を伴うしもやけ
　　　　Chilblains with Raynaud's phenomenon 170

Secion 5　危険な状態にある足

症例32. 敗血症性関節炎　Septic arthritis 176

症例33. 重症虚血肢　Critical limb ischaemia 180

症例34. ヘビ咬傷　Snake bite 186

症例 35. 黒色腫（メラノーマ）　Melanoma 192

症例 36. 切断術　Amputation 198

症例 37. 足趾虚血　Ischaemic toe 204

症例 38. 母趾の軟骨肉腫　Chondrosarcoma of the great toe 210

症例 39. 凍傷　Frostbite 214

症例 40. 皮下感染　Subcutaneous infection 218

症例 41. 褥瘡　Pressure sores 224

Secion 6　リウマチ科

症例 42. 良性関節過剰運動性症候群
　　Benign joint hypermobility syndrome 230

症例 43. 慢性関節リウマチの診断
　　Diagnosis of rheumatoid arthritis 234

症例 44. 色素性絨毛結節性滑膜炎／腱鞘巨細胞腫
　　Pigmented villonodular synovitis/giant cell tumour of tendon sheath 238

症例 45. 痛風　Gout 242

症例 46. ライター症候群　Reiter's syndrome 248

症例 47. 乾癬性関節炎　Psoriatic arthritis 252

症例 48. 慢性関節リウマチの治療法
　　Therapy of rheumatoid arthritis 256

Secion 7　神経科

症例 49. モートン神経痛　Morton's neuroma 264

症例 50. 急性灰白髄炎（ポリオ）　Poliomyelitis 272

症例 51. 糖尿病性神経症性潰瘍　Diabetic neuropathic ulcer 278

症例 52. 遺伝性運動感覚性神経障害（HMSN）
　　Hereditary motor and sensory neuropathy 286

症例 53. ポリオ後症候群　Post-polio syndrome 292

Secion 8　外傷

症例 54. 踵骨骨折　Fracture of the calcaneus 300

症例 55. 距骨の脱臼骨折　Fracture dislocations of the talus 308

症例 56. 中足骨の疲労骨折　Stress fracture of metatarsals 314

症例 57. アキレス腱の陳旧性断裂
　　　　Chronic rupture of Achilles tendon 320

症例 58. 後脛骨筋断裂　Tibialis posterior rupture 328

症例 59. 足根中足関節の脱臼骨折
　　　　Fracture dislocations of the tarsometatarsal joints 334

症例 60. 距骨骨軟骨障害　Osteochondral lesions of the talus 340

Secion 9　スポーツ傷害

症例 61. 足関節外側靱帯弛緩　Lateral ankle ligament laxity 348

症例 62. アキレス腱傷害　Achilles tendinopathy 354

症例 63. 過労性脛部痛　Shin splints 360

症例 64. 第 5 中節骨基部骨折
　　　　Fracture of the proximal fifth metatarsal 364

症例 65. 種子骨炎　Sesamoiditis 370

Secion 10　多岐選択問題 377

索引 389

本書の目的と構成

　本書の編集にあたっては、一般的な疾患もあまり見られない疾患も取り上げ、多岐にわたる足の疾患に関する知識を検証することができる、セルフアセスメント用の教科書を作ることを目標にしました。足に関する包括的な参考書を作ろうとしたわけではありません。多様な写真を用いて、読みやすく使い勝手の良い様式で、有用な情報を探しやすいように簡潔にまとめることに力を注ぎました。

　さまざまな症例を提示することで刺激を受けてほしいと考え、全部で65の症例を紹介しています。症例ページでは冒頭でさまざまな難易度の問題を投げかけています。そして次の見開きページから、問題の解答として対象の疾患に関する詳細とキーポイント、参考文献を盛り込みました。診療の助けになる"臨床治療のヒント"も適宜掲載しています。

　近年、臨床診療は信頼できるエビデンスに基づいてなされるべきだということが、ますます認識されるようになってきました。そのためこの第2版では、エビデンスが存在する場合にはその旨明記しています。それにより、入手可能なデータを統合して、総合的な分析を参照し、理にかなった管理上の決定を下すことができるでしょう。

　また本書では、第1版で評判の良かったレイアウトを保持しつつ、改良を加え、3つの新しいセクション（スポーツ傷害、しこりと瘤、多肢選択問題を組み込んだセクション）を追加しまし

た。100 枚以上の図を追加し、参考文献を全面的に更新しました。また、何らかの形のアセスメントによって知識を確認すべきであると考え、本書の最後に、この教科書から選んだ題材を網羅する多肢選択問題を取り入れました。問題は、最もあてはまる答えを一つ選択する形式になっています。

　必ずしも、セルフアセスメント用の教科書としてだけ利用する必要はありません。幅広い足の疾患に対する簡潔な手引きとしても利用できます。本書を読み終わる頃には、読者のみなさんはきっと"足の専門家"になっていることでしょう。

MF マクニコルによる序文

　正常な足は、歩くこと、支えること、ごくわずかな力や刺激を感じることを可能にしてくれます。けれども、臨床診療においてしばしば見過ごされるために、疾患が深刻な状態になることがあります。足病の問題には専門的な注意を払う価値があると認められたことで、臨床サービスは最近急速に拡大し、足の解剖学、生理学、病理過程に精通した熟練の医療従事者も増えてきました。これは歓迎すべき傾向です。

　著者コリン・トムソンとアラステア・ギブソンは協力して、この急激に高まりつつある関心に応える総合的な携帯参考書を作りあげることに成功しました。

　第1版では小児期の先天的、後天的な足の疾患を含め、内科的疾患と外科的疾患を扱いました。外科医や臨床医が遭遇する多種多様な足の問題をカラーの写真と図で示しており、第2版でもその特徴を継承しています。

　本文は、簡潔で実用指向、そして、関連する文献の紹介もしています。特筆すべきは、一つのセクションが"危険な状態にある足"に割り当てられており、潜在的に危険な外科的処置については慎重な評価を行っていることです。

　この改訂増補の第2版の出版を歓迎します。経験の浅い人も経験豊かな人も同様に、コンパクトな本書から多くの興味深い見識、足の痛みへの徹底的で実用的なアプローチを得ることでしょう。

MF マクニコル

優良理学士・王立内科医協会特別会員（BSc (hons) MC h　FRCP）学位（スポーツ医学）

写真・図版提供者への謝辞

エジンバラ王立病院の臨床写真部、マイク・デブリン、スティーブ・スタントン、フランシス・ギレスの各氏に感謝します。彼らは、本書に掲載された臨床写真の大部分を専門的に撮影してくれました。作図を担当してくれたジュディス・ワトソン氏、臨床写真を提供してくれたマルコム・マクニコル氏（図 1.1 – 1.6）とドナルド・ソルター氏（図 11.3 と 44.3）にも感謝します。図 22.1 は、エジンバラ王立病院整形外科医、ステファン・ブルーシュ教授が、親切にもご提供くださいました。図 34.1 は、英国シャーンフォードのディメンション・フォトグラフィー社から、図 34.2 は、デレク・ロック氏 (www.geocities.com/braguk)、図 34.3 は、マイケル・ダイ氏（www.floridaback@yardsnakes.com）、図 52.1 は、オクスフォード・ナフィールド整形外科センターの整形外科医、ティム・テオロジス氏から提供していただきました。

略語一覧

ABPI	足関節上腕血圧比	**MTP**	中足趾節
BJHS	良性関節過剰運動性症候群	**MRI**	磁気共鳴画像法
CRP	C反応性タンパク	**MRSA**	メシチリン耐性黄色ブドウ球菌
DEXA	二重エネルギーX線吸収法	**PTT**	後脛骨筋腱
ESR	赤血球沈降速度	**PVNS**	色素性絨毛結節性滑膜炎
ESWT	体外衝撃波療法	**PUVA**	ソラレン長波長紫外線(波長A)
FDL	長趾屈筋	**RCT**	ランダム化比較試験
GCTTS	腱鞘巨細胞腫	**SACH**	ソリッドアンクルクッションヒール（サッチ足部）
HPV	ヒトパピローマウイルス		
IP	趾節間	**UVA**	紫外線(波長A)

Section 1
小児科

症例 1

若い女性が真夏に女の子を出産しました。すぐに、子どもには両足に深刻な変形があることが明らかになりました（図 1.1）。

1. この疾患のおおよその発生率と、考えられる原因は何でしょうか。
2. X 線像ではどのような特徴が見られますか。
3. 初期治療としてどのような治療が適切でしょうか。
4. どの段階で外科的処置を検討しますか。

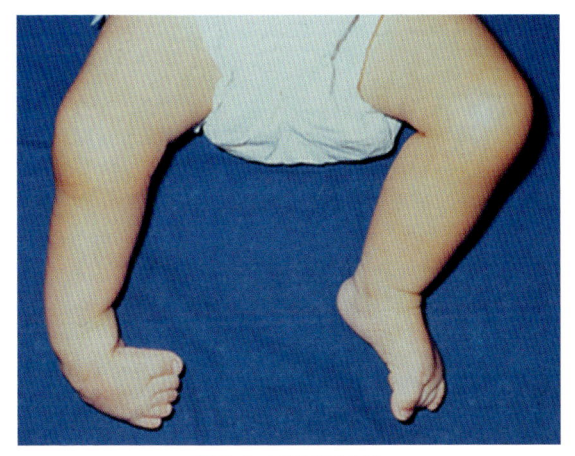

図 1.2　両側性足変形

症例 1

先天性内反尖足

1. 内反足は、ほぼ1000人に1人の割合で発生します。たいていの場合、この疾患は"特発性"と分類されていますが、脊髄髄膜瘤、羊膜索症候群（ストリーター発育不全〈Streeter's dysplasia〉）、関節拘縮症に合併します。集団調査や双子の研究からは、遺伝的要素が示唆されますが、この疾患の遺伝様式は、典型的なパターンには従いません。メチレンテトラヒドロ葉酸還元酵素遺伝子（MTHFR）多型などの遺伝子変異の存在下で、他の要因がはたらくと、子どもは足部の軟組織の収縮および距骨発達の異常に罹りやすくなります。変形は、母体の羊水の減少（羊水過少）によって悪化するため、夏の間に生まれた子供におけるこの疾患の有病率が高く、また、同側性腓腹筋形成不全を生じる神経筋機能の阻害によっても悪化します。

2. 主な変形は、後足部の尖足および内反であり、前足部の内転および回外を伴います。こうした配置は、距骨頸の内側偏位および足底偏位、踵骨の内旋、舟状骨および立方骨の内側変位に続発します。これにより、図1.2aおよびbに示すように、踵骨上に距骨が平行に重なり（距踵角＜20°）、距骨と第1中足骨が負の角度をとります。背屈側面像では、距踵角が小さくなっています（＜正常値35°；図1.2cおよびd）。

3. 連続的な牽引によって、解剖学的アライメントを段階的に改善します。ポンセッティによれば、鍵となるのは、治療の初期段階で第1中足骨を背屈させることによって、凹足を矯正することです。回外と尖足の矯正の前に、中足骨を十分に背屈させます。凹足が整復されると、中足部が解放されます。次に、突出した距骨頭部を外側の支点にして矯正を行います。前足部が外転すると、踵が外側に回転して背屈し、尖足が矯正されます。この位置は、図1.3に示すように、動的副子を適用することによって、もしくは、少なくとも70°の角度に膝を曲げた状態でギプス包帯を用いることによって保持されます。副子固定によって足が矯正位置に保持されていることを確かめるために、医師または訓練を受けた療法士が、週に1回、患児の様子を見る必要があります。2、3ヶ月後に、十分に矯正されていた場合には、動的副子に代えて、靴に外転バーを取り付けてもかまいません。この装具は、3ヶ月間は1日中使用し、3歳か4歳になるまでは夜間に装着する必要があります。（図1.4）

4. 外科的処置の最適なタイミングと的確な処置法については、まだ議論の

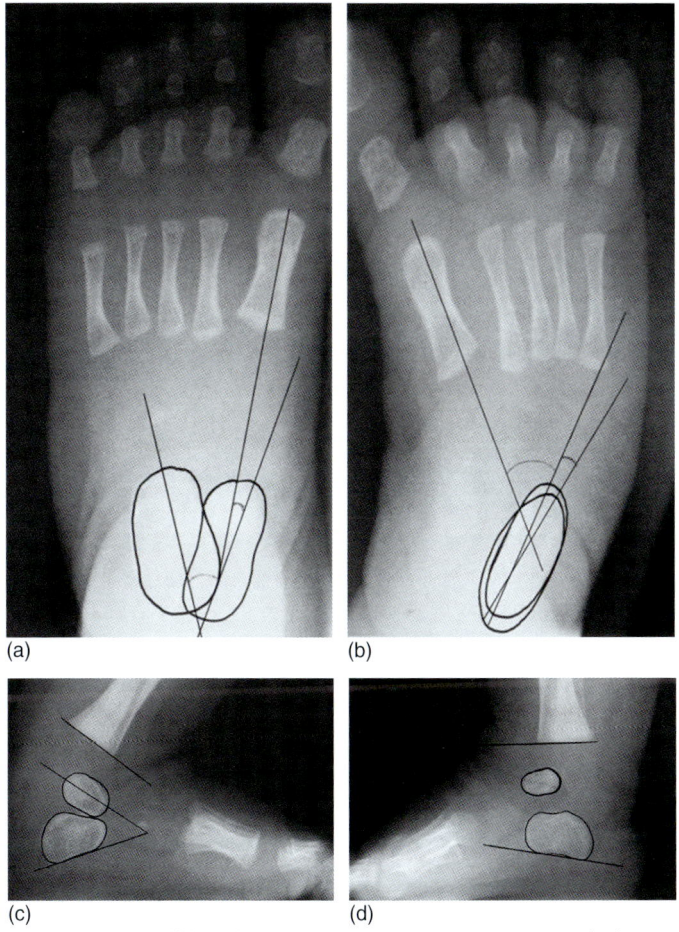

図 1.2　内反足の X 線像:正常なアライメント (a) と比較して、距骨と踵骨が平行になっている (b)。ストレス側面 X 線像:正常 (c) と比較して、背屈位で平行が認められる (d)

余地があります。大半の外科医は、おそらく、3ヶ月経過しても保存的療法での矯正が成功しなかった場合、少なくともアキレス腱の延長術を検討すべきであるとの意見に同意するでしょう。エジンバラ王立病院では、シンシナティ横切開 (transverse Cincinnati incision) による後内方解離術が難治性の足の症例 (図 1.5) によく用いられており、足部の可動性と蹠行性を生みだします。

症例 1　先天性内反尖足

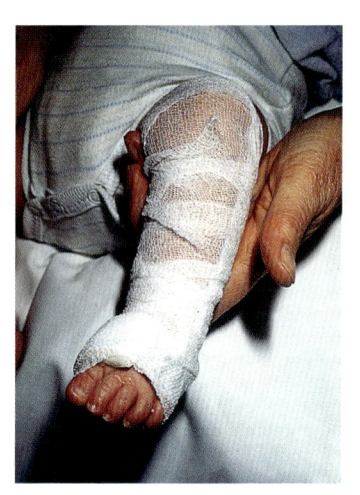

図 1.3　ストラップ付きの動的副子

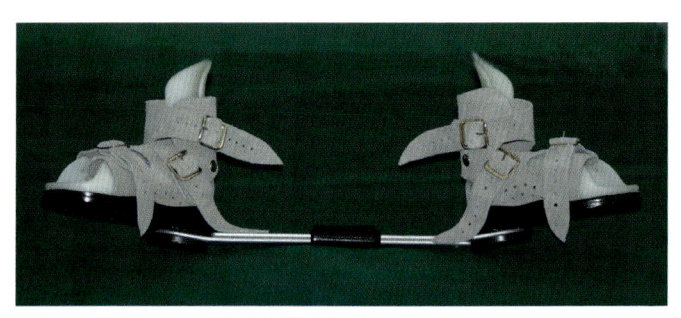

図 1.4　ポンセッティの短下肢整形外転ブレース (www.c-prodirect.co.uk)

手術後には足部をギプスで固定して、矯正された位置を維持します。手術の成功は、ブレース装着へのコンプライアンス（訳註：治療方法を理解して受け容れること）と関連しています。ニューヨークのポンセッティ内反足センター（Ponseti Clubfoot Center）の研究では、ブレース装着のノンコンプライアンス集団の3分の2で変形が再発し、そのうちの3分の1でアキレス腱切除術および前頸骨腱筋移行術よりも大規模な手術が必要である、ということが示唆されています。一方で、ブレース装着のコンプライアンスが高い集団では、再発は14％にすぎず、大規模な手術の必要もありませんでした。

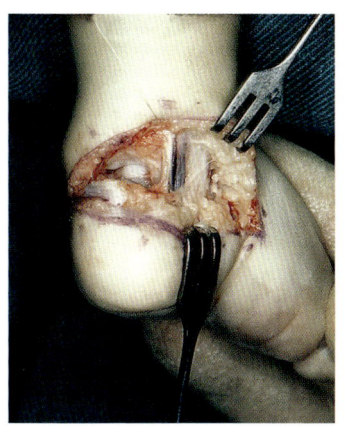

図 1.5　後内方解離術

キーポイント

- 内反足は、出生時に最もよく見られる整形外科的変形であり、早期の入念な管理が必要です。
- 多くの場合には、副子固定とアキレス腱皮下切腱術を併用すれば十分です。
- 3ヶ月の間に保存的療法での矯正に成功しなかった場合、外科的処置を検討すべきです。

参考文献

- Abdelgawad AA, Lehman WB, van Bosse HJ, Scher DM, Sala DA (2007) Treatment of idiopathic clubfoot using the Ponseti method: minimum 2-year follow-up. Journal of Pediatric Orthopedics 16(2):98–105.
- Dobbs MT, Nunley R, Schoenecker PL (2006) Long-term follow-up of patients with clubfeet treated with extensive soft-tissue release. Journal of Bone and Joint Surgery 88-A:986–96.
- Macnicol MF (2003) The management of club foot: issues for debate. Journal of Bone and Joint Surgery 85-B:167–70.
- Macnicol MF, Nadeem RD (2000) Evaluation of the deformity in club foot by somatosensory evoked potentials. Journal of Bone and Joint Surgery 82-B:731–5.
- Ponseti IV, Zhivkov M, Davis N, Sinclair M, Dobbs MB, Morcuende JA (2006) Treatment of the complex idiopathic clubfoot. Clinical Orthopaedics and Related Research 451:171–6.

症例 2

　その少女は、長期間立っていると痛みが悪化してくると言います。彼女は、図 2.1 に示すように、触ると痛い"しこり"が足の甲にあることに気がつきました。

1. この腫れの原因は何でしょうか。
2. どのような疾患を合併しますか。
3. 外科的切除は有効でしょうか。

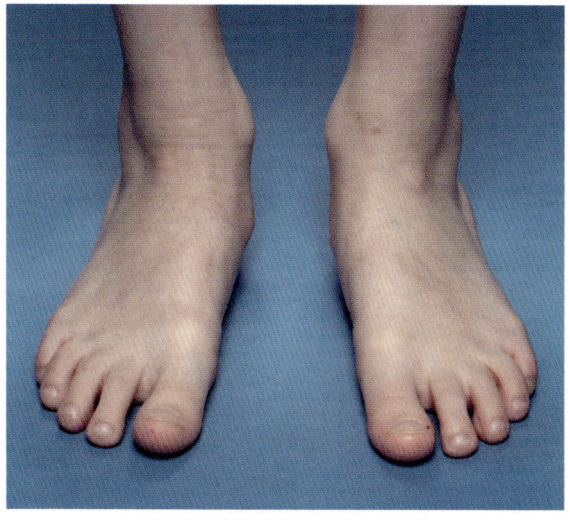

図 2.1　足部の側面にある内側突起

症例 2

副舟状骨

1. この患者には、副舟状骨（外脛骨）が認められます。副舟状骨は、通常は舟状骨結節の後内方に位置し、ほとんどの場合、後脛骨筋停止部の少なくとも一部がそこに付着しています。通常は、舟状骨と発達性の小骨の間に小さな関節がありますが、線維性の結合が認められる場合もあります。実際には、副舟状骨には2つのタイプがあります。

- タイプ1は、腱自体の中の小さな種子骨であり、解剖学的には舟状骨から離れています。
- タイプ2（図2.2）は、舟状骨自体の主な軟骨塊内で別の骨化中心から発達した骨です。

2. 患者は、図2.1から明らかなように、軽度の扁平足を患っている場合もありますが、片足でつま先立ちできないほどの扁平足であることはめったにありません。

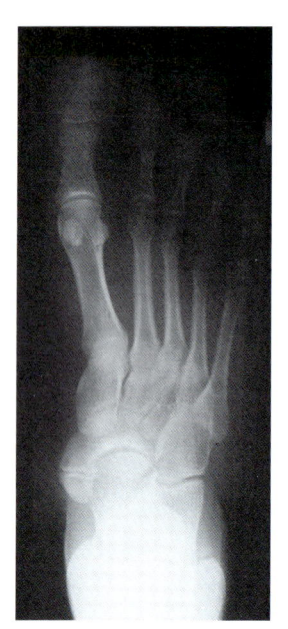

図2.2 大きい副舟状骨

3. 英国では人口の約 5%が、副舟状骨を持っており、ほとんどはうまく管理されています。外科的処置が必要な患者はわずかです。外科的処置が必要な例では、たいてい、骨を覆う滑液包の炎症か、間にある関節の軟骨軟化症に続発して生じる痛みが原因となっています。多くの症例では、小骨を直接切除できるため、後脛骨筋腱を傷つけないですみます。この処置が不可能な場合には、腱の主な停止部を移行する必要があります。腱は、骨の小片とともに副骨から腱を切り離し、小骨の残りを切除した後に、腱を骨縫合か縫合糸アンカーを使って主骨の足底表面に腱を再付着させます。

キーポイント

- 副舟状骨は、正常な解剖学的変異です。
- 副骨の重症度が不確かな場合には、99m テクネチウム骨スキャンが有効な場合があります。
- 小骨の切除が必要になる場合があります。

参考文献

・Kopp FJ, Marcus RE (2004) Clinical outcomes of surgical treatment of the symptomatic accessory navicular. Foot and Ankle International 25:27-30.
・Macnicol MF, Voutsinas S (1984) Surgical treatment of the symptomatic accessory navicular. Journal of Bone and Joint Surgery 66:218-26.
・Nakayama S, Sugimoto K, Takakura Y et al (2005) Percutaneous drilling of symptomatic accessory navicular in young athletes. American Journal of Sports Medicine 33:531-5.

症例 3

少女の母親は、娘の扁平足を心配しています（図 3.1a、b）。母親は、娘の靴の甲の内側が不自然に膨らんでくると言っています。他の症状はなく、"この子の足はいつもこんなふうです"とのことです。図 3.2 に踵上げテストの様子を示します。

1. 図 3.1 に見られる臨床的特徴を述べなさい。これらの特徴は、何を示していますか。

2. 踵上げテスト(図 3.2)とは何ですか。そのテストでは、どのような機能を検査し、何を明らかにしますか。

3. 小児期の扁平足と合併する疾患は何でしょうか。

4. この親は娘が扁平足であることをなぜ心配しているのでしょうか。

症例 3

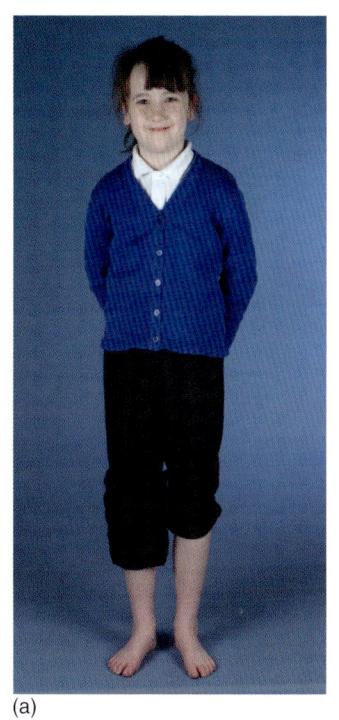

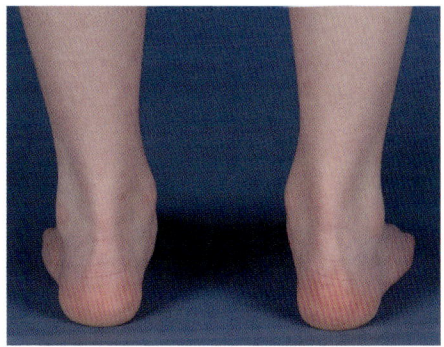

図 3.1 扁平足、(a) 立位図、(b) 後面図

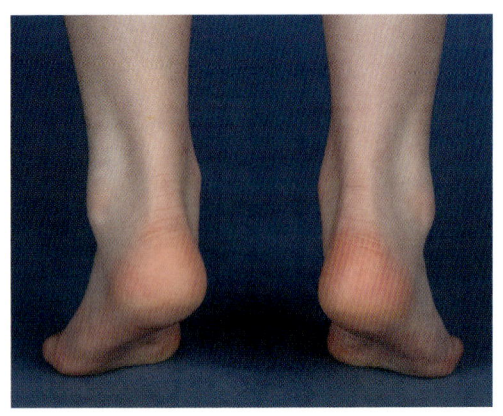

図 3.2　踵上げテスト

扁平足

1. 扁平足（Flat foot ／ pes planus）は、単に足部の内側アーチ部が低下しているものです。これに加えて、後足部が外反アライメントの状態にあります。図 3.1 においては、ヘルビング徴候（Helbing's sign：アキレス腱の弯曲）、内踝の突出、および、前足部の外転のエビデンスもあります。この組み合わせで、扁平外反足が起こります。

2. 踵上げテストでは、つま先立ちを患者に求めます。通常は、内足縦足弓の高さが高くなり、踵骨が内反するでしょう（図 7.2 を参照）。硬直している場合、つま先立ちをしてもアーチが上昇せず、踵骨の内反も見られません。このテストは、足趾の背屈で足底腱膜に緊張が生じて前足部と後足部が引き寄せられる機構であるヒックスの巻き上げ機構（Hick's windlass mechanism）を利用したものです。その際、足部のアーチが増し、距骨下関節が内反されます。踵上げテストに代わるものとしては、ジャックテスト（Jack's test）があります。ジャックテストでは、立位の状態で患者の母趾を中足趾節関節で背屈させます（図 3.3）。これによって、上述の方法と同様の効果が得られます。テストにおいて、アーチが形成されれば、診断から足根骨癒合などの病態が認められる場合を除き、扁平足の屈曲性があることを意味します（第 7 章）。

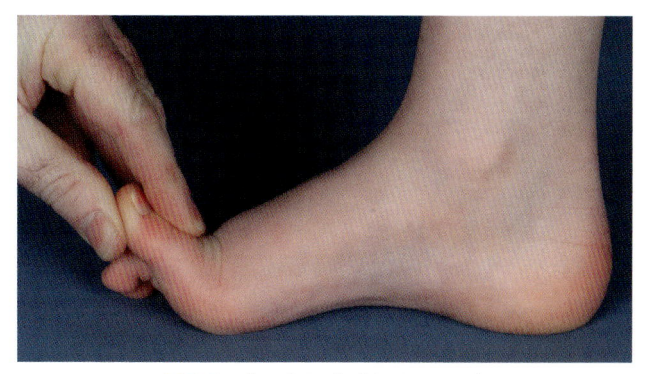

図 3.3　ジャックテスト (Jack's test)

3. 扁平足は、良性関節過剰運動性症候群、マルファン症候群（Marfan's syndrome）、エーラス・ダンロス症候群（Ehlers-Danlos syndrome）などの結合組織病と合併します。脳性麻痺や急性灰白髄炎（ポリオ）などによる神経筋の疾患、後頸骨筋腱の断裂や若年性慢性関節炎も、内側縦足弓の低下の原因になります。先天的な要因としては、距骨の骨癒合や先天性垂直距骨があります。垂直距骨は稀な例ですが、変形の強い扁平足を引き起こします（図 3.4）。

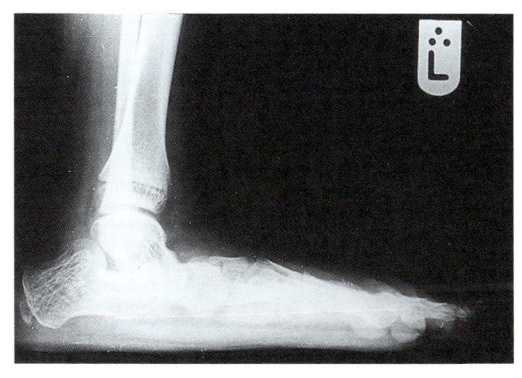

図 3.4　先天性垂直距骨の側面 X 線像

4. 扁平足は、親の心配の種になります。なぜなら、扁平足が成人してからの痛みと関連しているという見方があるからです。幼児の足は、足底に脂肪がついていて関節が柔らかいため、扁平です。この状態は、1、2年続きますが、たいていの場合内側縦足弓は小児期に高さを増してきます。約15％の成人が扁平足で、足部のアーチが低い人種もありますし、足の形はある程度は遺伝します。小児期と思春期の両側性扁平足は、たいていの場合、症状がなく、スポーツ活動にも支障はありません。成人期の身体障害の原因になるとも限りません。

5. 無痛の屈曲性扁平足には、外科的処置は必要ありません。子どもと親には、扁平足が正常な変異であることを伝えて、安心させるべきです。もしも疼痛があり、足の機能と関連するなら、後足部をより中立なアライメントに保持し安定性を回復するために、オーダーメイドの矯正装具を施すべきです（図3.5）。しかし、矯正装具は足部の機能を改善することはできますが、変形の矯正に永続的な効果をもたらすと示唆するようなエビデンスはありません。

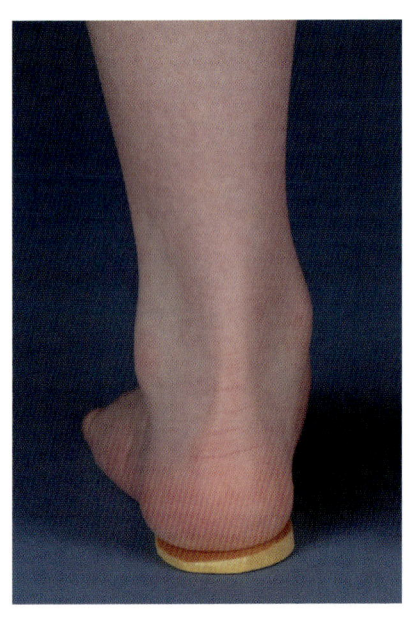

図3.5　内側のウェッジで後足部の位置を調整する

キーポイント

- 踵上げテストは、硬直性扁平足と屈曲性扁平足を識別します。
- 小児期の屈曲性扁平足は、一般的で、しばしば親の心配の種になりますが、たいていの場合、治療は必要ありません。
- オーダーメイドの矯正装具は、個々の症例に応じて検討すべきです。
- 手術を適用すべきではなく、親を安心させるべきです。

参考文献

- Harris EJ, Vanore JV, Thomas JL et al (2004) Clinical practice guideline pediatric flatfoot panel of the American College of Foot and Ankle Surgeons. Journal of Foot and Ankle Surgery 43(6):341-73.
- Kitaoka HB, Lou ZP, An KN (1998) Three dimensional analysis of flat foot deformity: cadaver study. Foot and Ankle International 19(7):447-50.
- Staheli LT (1999) Planovalgus foot deformity. Journal of the American Podiatric Medical Association 89:94-9.

症例 4

小児に最もよく見られる足部の異常の一つが、図 4.1 に示されています。

1. このよく見られる足趾の異常は、一般的には何と呼ばれていますか。どのような管理でアプローチすべきでしょうか。手術の適用はありますか。

2. 図 4.2 に示すような足趾の騎乗(overriding toe)は、原因論的にどのように異なりますか。どちらのエポニム（訳註：医学冠名）が、この変形の矯正と一般的に関連しており、手術が成功するでしょうか。

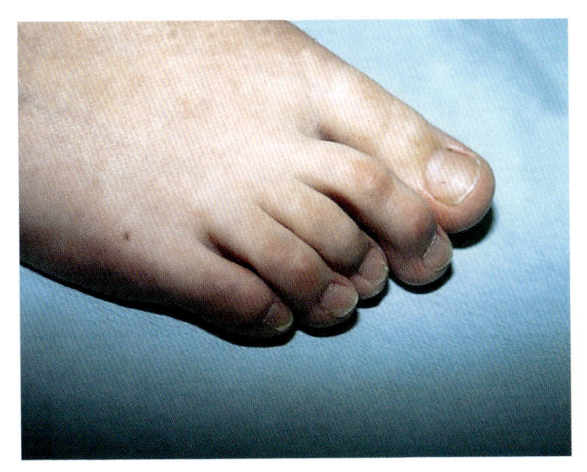

図 4.1 14 歳の少年の母趾以外の足趾に見られる変形

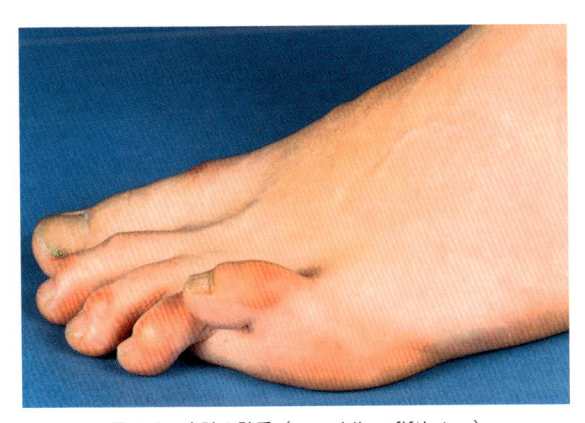

図 4.2 小趾の騎乗 (overriding fifth toe)

症例 4

鷲趾と内反小趾

1. 小児期によく見られる足趾異常は、鷲趾です。これは、屈筋と伸筋間の筋力の不均衡および、または虫様筋の筋力低下に原因があります。脚筋の筋力低下の明らかな証拠につながる神経学的欠損がない場合には、対象となる小児に定期的な運動をさせることで鷲趾の矯正を試みる価値があるでしょう。しかし、この方法はしばしば有効ではないことが多いため、より根治的な手術が必要です。ガードルストーン（Girdlestone）によって記載された古典的な手術（Taylor 1951 を参照）では、屈筋腱を趾節骨から切り離し、背側方に移動させ、伸筋腱に繋ぎます。

2. 内反小趾すなわち小趾の先天性拘縮は、一般的に家族性の変形です。初期の変形は、おそらく足趾節骨の外旋で、これが背側伸筋腱の動きのベクトルを変化させます。小趾は、第 4 趾を越えて背側に引っ張られ、時間とともに、背側の中足趾節関節包が収縮します。この変形の矯正のためには、さまざまな外科的処置法が記載されています。ラピダス（Lapidus）によって 1942 年に記載されたように、長趾伸筋腱の遠位端を取り内側から外側へ足趾の下を通すという方法から、基節骨底の切除および第 4 趾と小趾の間の合趾の形成まで、さまざまです。最も一般的な処置の方法は、図 4.3 に示したように、おそらくバトラー手術（Butler's operation）でしょう。著者の経験からは、この手術は幼児には効果的でしたが、対象者の年齢が上がると足趾を正常位置に維持できることはめったにありません。たいていの場合、足趾を減捻するため

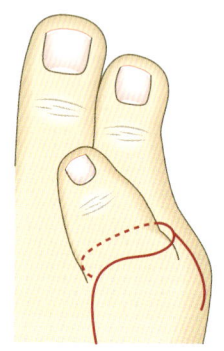

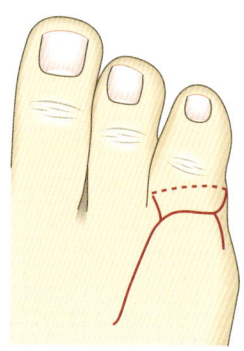

図 4.3　バトラー手術（Butler's operation）

に、小趾中足骨の骨切除が必要になります。

キーポイント

- 鷲趾は、一般的に家族性で両側性です。
- 手術が必要な場合もありますが、15 歳までに行うべきです。
- 小趾の騎乗の矯正は容易ではありません。特に基節骨の一部を切除した場合には、しばしば、足趾が短く見えるようになります。
- 長期的転帰は、特に良好ではないため、さらに手術が必要になる場合があることを患者に知らせておくべきです。

参考文献

- Cockin J (1968) Butler's operation for an overriding fifth toe. Journal of Bone and Joint Surgery 50-B:78–81.
- Coughlin MJ (2002) Lesser toe abnormalities. Journal of Bone and Joint Surgery 84-A:1446–69.
- Taylor RG (1951) The treatment of claw toes by multiple transfers of the flexor into extensor tendons. Journal of Bone and Joint Surgery 33:539–42.

症例5

7歳の男の子が、3週間にわたる右足疼痛の病歴を示しています。彼には、外傷を負った覚えがありません。しかし、彼が足を引きずり右足に体重をかけないことに気づき、検査したところ、内側縦足に沿って触診すると圧痛を示す部位があることがわかりました。男の子の左足は正常に見えます。

X線撮影を依頼しました。その結果の画像を図5.1に示しています。

1. この疾患は何という疾患で、誰によって記載されましたか。
2. 原因はなんでしょうか。
3. この男の子にはどのような治療をすべきでしょうか。
4. この疾患は成人にも起こりえますか。

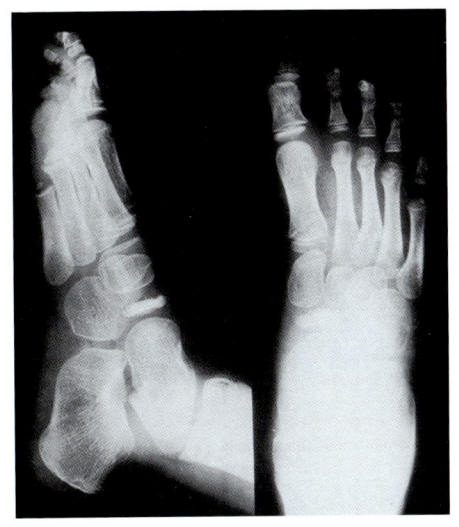

図 5.1　舟状骨壊死

症例 5

第 1 ケーラー病

1. X 線像は、足根舟状骨の無血管状態を示しています。この疾患は、1908 年にドイツの医師、アルバン・ケーラー（Alban Kohler、1874-1947）によって記載されました。

2. 正確な原因はわかっていませんが、X 線像から骨の扁平化と硬化が認められることに基づいて、いくつかの仮説が立てられています。ウォー（Waugh）は、舟状骨の血管パターンを詳細に調べ、その結果を 1958 年に報告しています。ウォーは、ほとんどの 5 歳児では、5、6 本の動脈が骨核に血液を供給しているが、そのうちの 1 本によって骨が発達することを発見しました。そこでウォーは、初期の段階で血管が 1 本しか存在しない時に、血液供給が途絶すると虚血や舟状骨の分裂を引き起こすのだろうとの仮説を立てました。

3. 治療は、一般的に保存的療法で、ギプス固定をする場合もしない場合もあります。診察時に舟状骨が不正な硬化を伴った扁平化を示していても、一般に、ほぼ 12 ヶ月以内に正常に戻ります。この病気の初期の段階で、骨スキャンはトレーサの集積の減少（集積低下領域）が見られますが、その後、"修復"に伴って血管が増加することにより、集積増加領域が認められます。長期的な追跡調査を行った報告のほとんどで、ほぼすべての患者が無症状になったと報告されています。

4. 成人発症型の舟状骨壊死（ミューラー・バイス；Müller-Weiss）病またはブレールスフォード（Brailsford）病は、40 代から 50 代の患者に最もよく発症します。外反扁平足が典型的で、距骨頭の側方への定位によるものです。治療は、距骨と舟状骨の間を局所的に融合することによって行い、楔状骨を一緒に癒合する場合と癒合しない場合とがあります。

キーポイント

- 第 1 ケーラー病は、おそらく骨の虚血壊死です。
- たいてい、この疾患は小児期の自己限定的な疾患です。
- 成人型は、外反扁平足を特徴とします。

参考文献

- DiGiovanni CW, Patel A, Calfee R, Nickisch F (2007) Osteonecrosis in the foot. Journal of the American Academy of Orthopedic Surgeons 15:208-17.
- Waugh W (1958) The ossification and vascularization of the tarsal navicular and their relation to Kohler's disease. Journal of Bone and Joint Surgery 40-B:765-77.
- Williams GA, Cowell HR (1981) Kohler's disease of the tarsal navicular. Clinical Orthopaedics and Related Research 158:53-8.

症例6

9ヶ月の乳児を、母親がとても心配して小児科医に連れてきました。この乳児の足部の検査から、重大な変形があることがわかりました（図 6.1）。

1. この変形はかなり一般的です。主な異常とは何で、この変形に合併する他の疾患は何でしょうか。
2. 何らかの保存療法が適切でしょうか。
3. 手術が必要になる時期はいつで、どのような手術が記載されていますか。
4. 良好な長期転帰は期待できますか。

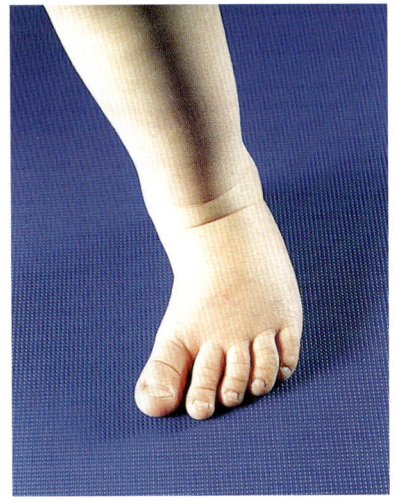

図 6.1　9ヶ月の乳児の重度の内旋

症例 6

内転足

1. 写真は、内転足を示しています。軽症の場合には、軟組織は弛緩したままで、一般的には足部を中立位に保持することができます。この症例では、実質的には外転することができません。この事例における変形は、単一の変形として生じていますが、内転足は内反足や先天性股関節脱臼と合併することもあります。

2. 小児整形外科医に意見を求めたところ、時間をかけてこの変形を矯正するよう推奨されました。その後の数ヶ月間、理学療法士が、軟組織を徐々に牽引する治療を定期的に行いました。

3. 前足部の内転は、中足部が固定し硬直する場合や、前脛骨筋が比較的に過度に緊張する場合に、内反足（第1章）と合併する場合があります。もっとも簡単な外科手術は、おそらく、第1中足骨頸部の高さで母趾外転筋腱を解離することですが、この手術は保存療法の期間を短縮する程度の有効性しかありません。前脛骨筋腱を側方へ分離または完全に転移することによって、筋肉の不均衡に直接的な対処を行う必要があります。より硬直した足部では、特に年長の小児で、足根中足関節および中足間節を動かすための包の解離や、正常位へ戻すための中足根底の骨切り術が必要になることもあります。

4. 保存療法の転帰は、一般的に、ごく軽い残存変形を残すもののきわめて良好です。この症例の小児は、3歳までに完全に正常な足になりました。

キーポイント

- 内転足は、内反足と合併することがあります。
- 連続的な牽引とギプス固定で、一般的に再造形が可能です。

参考文献

- Berman A, Gartland JJ (1971) Metatarsal osteotomy for the correction of adduction of the fore part of the foot in children. Journal of Bone and Joint Surgery 53-A:498–506.
- Heyman CH, Herndon CH, Strong JM (1958) Mobilization of the tarsometatarsal and intermetatarsal joints for the correction of resistant adduction of the fore part of the foot in congenital club-foot or congenital metatarsus varus. Journal of Bone and Joint Surgery 40-A:299–310.
- Wan SC (2006) Metatarsus adductus and skewfoot deformity. Clinical Podiatry Medicine and Surgery 23:23–40.

症例 7

この男性が左足の有痛性の扁平足を治療するために最初に受診したのは、12歳でした。このときには、治療を施されませんでした。しかし、今17歳になり、ここ数年の間に痛みが次第に悪化していました。彼は、テニスができなくなり、体重がかかるのを避けるために、デスクワークを選びました。検査の結果、後足部の外反と扁平足が見つかり（図 7.1a、b）、踵上げテストでは左側に異常が見つかりました（図 7.2）。

1. この若い男性の足部の病訴を診断しましょう。

2. 図 7.3 に見られる特徴的な放射線学的特徴は何でしょうか。また、それがこの疾患に伴って起きるのはなぜですか。

3. さらに検査すべきだと思いますか。

4. 治療の選択肢を挙げてみましょう。

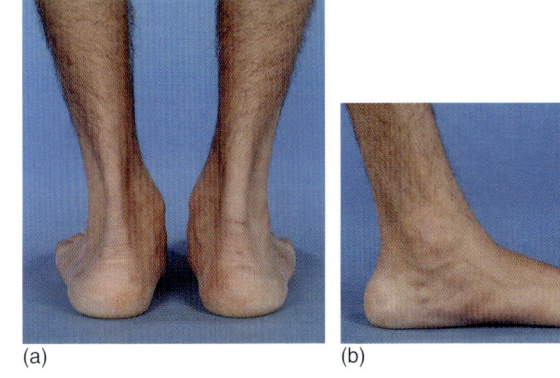

図7.1　(a)両足の後面像、(b)左足の内側像

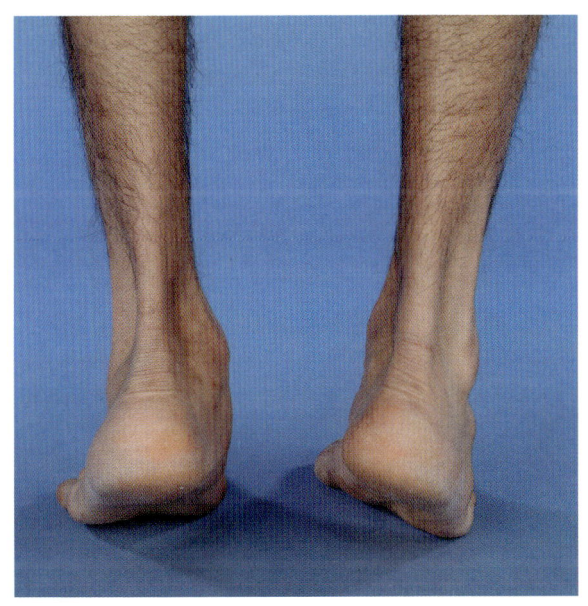

図 7.2　踵上げテスト。右踵は内反（正常）するが、左踵は外反のまま（異常）

症例 7

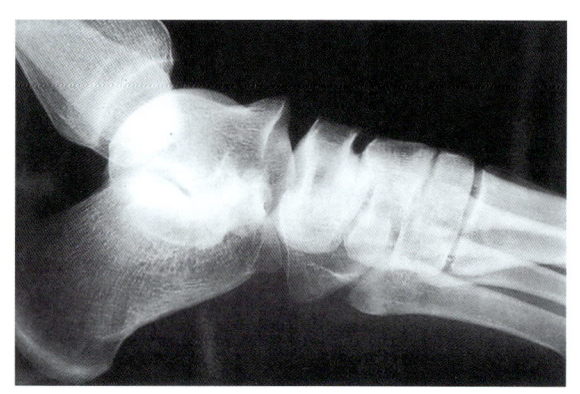

図7.3　左足の側面X線像

距踵骨癒合症

1. 距踵骨癒合（腓骨筋痙直性扁平足、足根骨癒合）が、すべての足根骨癒合症の48%を占めています。癒合は、たいていの場合、内側の小関節面（載距突起）に見られますが、後方の小関節面の関与も報告されています。この疾患は、軟骨稜が骨化するにつれて、10代に痛みを生じるようになります。検査によって、距骨下関節の動きが失われていることがわかります。つま先立ちで後足部の外反が戻らない場合には、硬直性扁平足と診断します。

2. X線の有効性は限られていますが、距骨頭の扁平化（"嘴状突出"）が特徴的であり、これは、前額面内運動のために距舟関節へ異常な要求がされた結果です。距骨下と距骨中央の運動の欠如は、楔状骨中足骨間関節での遠位側への運動の増加によって補われるでしょう。これらによって、変性性関節炎を発症する危険があり、痛みの原因となるでしょう。

3. ハリス法（Harris view：スキー・ジャンプ法。訳註：Harris Beath View ともいう。斜め45°の角度から撮影する方法）の像は、距骨下関節を示しますが、CTスキャンの方がおそらく解釈しやすいでしょう（図7.4）。この症例では、ラジオアイソトープ骨スキャンも撮影されて、横足根関節にホットスポットを認めました（図7.5）。

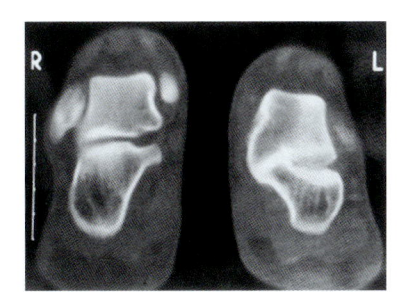

図7.4　左載距突起の中央小関節面での距骨と踵骨の癒合を示す距骨下関節のCT画像

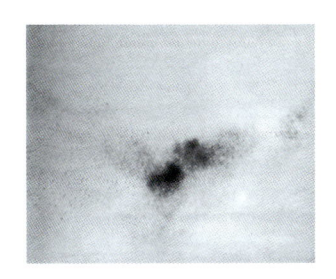

図7.5　ラジオアイソトープ骨スキャン像。横足根関節にホットスポットが認められる。

4. 内側アーチサポートなどの靴の改良が役に立つ場合もありますが、保存的治療が常に有効であるとは限りません。14歳以下の患者で、変性変化の見られない場合には、稜切除が症状を軽減し、二次的な関節炎を和らげるでしょう。関節を正常位に復元するために、距骨下関節へインプラントを挿入することも可能です。この患者の年齢では、この処置を施すことができませんでした。三関節固定術が短期的には成功する可能性がありますが、図7.6に示す年長の患者のX線像における証拠のように、楔状骨中足骨関節炎が続発するでしょう。

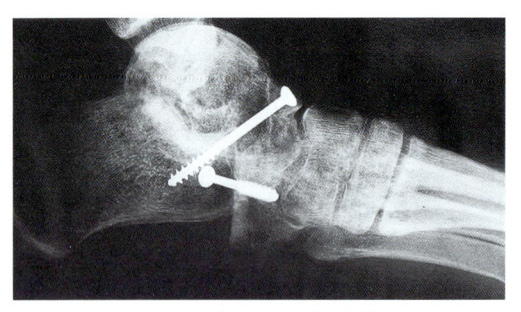

図 7.6　左足の三関節固定術

キーポイント

- 距踵骨癒合は、小児や青年期に有痛性扁平足を呈します。
- 踵上げテストによって、硬直性扁平足か屈曲性扁平足かを診断します。
- 距骨の"嘴状突出"が、この疾患に特徴的で、側面 X 線像で明らかになります。
- CT スキャンによって、足根骨癒合の程度がわかります。
- 早期の稜切除が推奨されます。

参考文献

- Giannini S, Ceccarelli F, Vannini F, Baldi E (2003) Operative treatment of flatfoot with talocalcaneal coalition. Clinical Orthopaedics and Related Research 411:178–87.
- Mann RA, Beaman DN, Horton G (1998) Isolated subtalar arthrodesis. Foot and Ankle International 19:511–19.
- Varner KE, Michelson JD (2000) Tarsal coalition in adults. Foot and Ankle International 21:669–72.

症例 8

これらの 2 枚の写真は、非常に異なる外観を持った足部を示しています。(図 8.1、8.2)

1. 図 8.1 に示された異常を記述するのに用いられる用語を挙げましょう。

2. この家族性症候群の他の特徴は何ですか。

3. 図 8.2 に示したような中足骨の短縮を記述するのに用いられる用語を挙げましょう。

4. どの中足骨が最も罹患しやすいでしょうか。手術は適切でしょうか。

症例 8

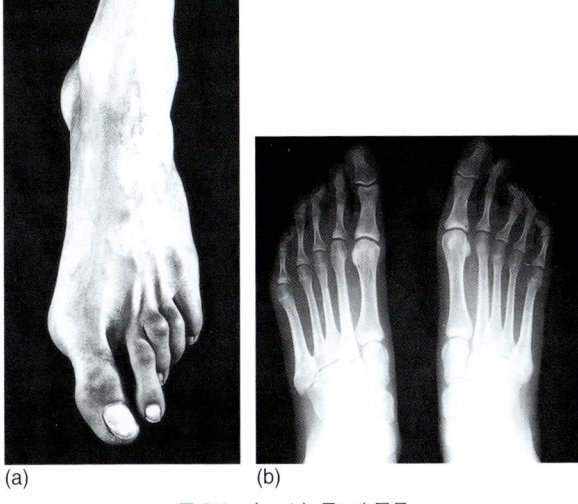

図 8.1 (a、b) 長い中足骨

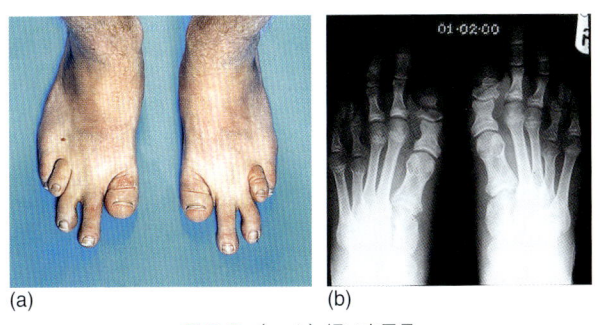

図 8.2 (a、b) 短い中足骨

先天性中足骨異常

1. 図 8.1 は、クモ指症（spider digits）の患者の足を示しており、これはマルファン症候群（Marfan's syndrome）の特徴です。この疾患は、フィブリリン 1 をコードしている FBN1 遺伝子の突然変異に起因します。この疾患は常染色体優性遺伝します。

2. この疾患は、長い四肢、水晶体転位症、脊柱側弯症、ヘルニアといった身体的不均衡、晩年の大動脈瘤によって特徴づけられます。これらの異常のほとんどは、基本的にこの疾患が結合組織病であることから、少なくとも部分的に靱帯弛緩に起因します。扁平外反足が、患者の約 25％ に見られます。距骨は、たいていの場合、垂直に傾きます。

   クモ指症は、先天性拘縮性クモ指症として知られる別の常染色体優性疾患でも起こります。マルファン症候群と同様の不均衡な身体発育が見られますが、顕著な他の特徴は現れません。関節拘縮が生下時から見られます。

3. この中足骨の短縮は、短中足症（中足骨短縮症）と呼ばれています。図 8.2 に示した患者は、遅延性脊椎骨端異形成を患っていますが、この疾患は、軟骨形成不全症、軟骨外胚葉性形成異常（エリス・ファン・クレフェルト症候群：Ellis-van Creveld syndrome）、偽副甲状腺機能低下など、いくつかの他の骨の発育不全にも見られます。これらの疾患は、新たな突然変異として生じることもありますが、常染色体優性遺伝で起こることが多いです。第 2 中足骨体と第 3 中足骨体を 1.5 ㎝切除することで、この男性の外観は大幅に改善しました（図 8.3a、b）。短中足骨の延長術は、完全に無症状の患者にとっては、たいへんなことでしょう。

4. 図 8.4a と b に見られるように、第 4 趾列だけが短い例も起こりえます。この疾患は日本人によく見られ、罹患した中足骨の骨端板の早期閉鎖が原因です。中足骨の接触する点は近位にずれ、つま先へ荷重しなくなっています（図 8.5）。

   治療はかなり困難な場合があります。骨移植による一段階の延長術は、創外固定器を必要としないので、迅速かつ経済的です。しかし、実現可能な長さに限界があり、MTP 関節亜脱臼、血管不全による足趾の壊死、移植片の再吸収による短縮の再発の可能性などの合併症

(a) (b)

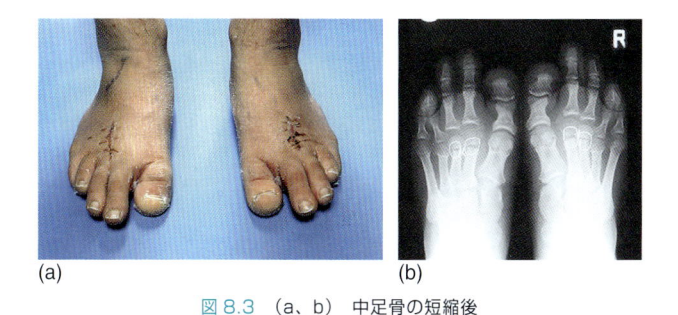

図 8.3 （a、b） 中足骨の短縮後

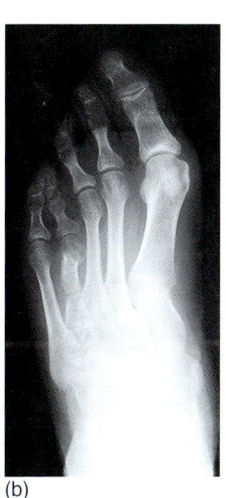

(a) (b)

図 8.4 （a、b） 先天性第 4 趾列短縮の延長術後

が、よく起こります。これらの理由から、現在は、中足骨体骨切除術後の仮骨延長法がよく用いられるでしょう。

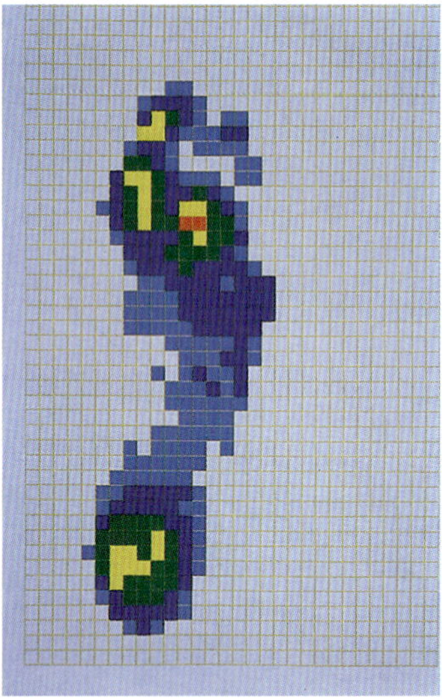

図 8.5 靴の中の接触圧分布の改変図（Musgrave® システム）

キーポイント

- 先天性足変形は、たいていの場合全身性の症候群の一部です。
- 手術的介入は、足部の生体力学を改変するため、単に変形した部分だけでなく足部全体を考慮することが重要です。
- 中足骨延長術は、関連する神経筋構造の抵抗と長さによって制限されます。

参考文献

- Lindsey JM, Michelson JD, MacWilliams BA, Sponseller PD, Miller NH (1998) The foot in Marfan syndrome: clinical findings and weight-distribution patterns. Journal of Pediatric Orthopedics 18:755–9.
- Shim JS, Park SJ (2006) Treatment of brachymetatarsia by distraction osteogenesis. Journal of Pediatric Orthopedics 26:250–4.

Section 2
しこりと瘤

症例 9

この中年男性には、足の甲に瘤があり、靴を履くと痛みます（図 9.1a、b）。瘤を取り除くことができるかどうか、知りたがっています。

1. この疾患の原因は何ですか。

2. なぜ、X 線像が実際の状態を映し出さないのはなぜでしょうか。

3. 適切な治療法は何でしょうか。

症例 9

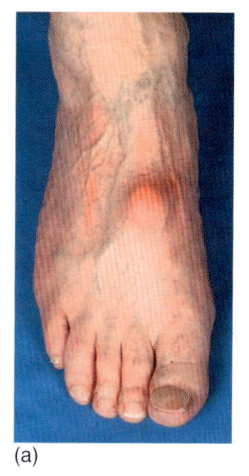

図 9.1 中足部の (a) 背面像と (b) 側面像

足根中足関節炎（足根骨瘤）

1. この疾患は、第 1 中足骨の過剰運動性と底屈に合併します。内側楔状骨に対する第 1 中足骨基底部の衝突が繰り返し起こり、最終的に関節の変性につながります。隣接した軟骨表面が侵食し、骨棘稜が関節縁に形成されます。この男性では、靴に対する圧力によって、皮膚の炎症と有痛性の滑液包炎の形成が起きていました。

2. 病変部は、しばしば X 線所見よりも臨床的にかなり大きいことがあります。これは、骨の突出を覆う軟骨が X 線像にははっきりと映らないからです（図 9.2）。

3. 特に問題がない限りは、たいていは患者に手術をしないように勧めます。再発の可能性が高く、どんな靴を履いても手術痕に当たって圧痛を生じることがあります。軟組織の隆起だけを手術で取り除いても、根本的な問題の解決にならないため、意味がありません。その下にある骨の"胚形成"が重要であり、場合によっては関節の癒合が必要です。

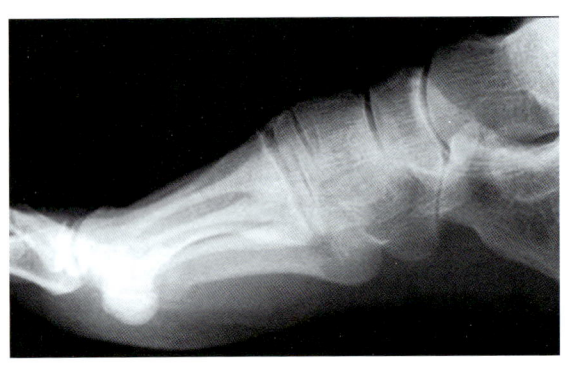

図 9.2 ごく小さい骨棘形成の側面 X 線像

キーポイント

- 足根骨瘤は中足部の疼痛の一般的な原因です。
- 軽微な症例は、靴に注配慮することで管理できます。
- 大きな瘤は重大な問題の原因になることがあり、瘤の下にある骨の切除手術が必要になる場合もあります。
- 手術中には、注意深く内側足背皮神経を避ける必要があります。

参考文献

・Parker RG (2005) Dorsal foot pain due to compression of the deep peroneal nerve by exostosis of the metatarsocuneiform joint. Journal of the American Podiatric Association 95:455-8.

症例 10

50歳男性の右足の外側に腫脹ができました。時々、その腫脹は"ゴルフボール大"になることがありました（図10.1）。ふつう、そのくらいのサイズになると、足に不快感を感じるようになり、靴を合わせるのが難しくなると言います。そうなると、ピンで腫脹に穴を開けるという手段で、"卵の白身"のようなゼラチン状の液体を絞り出しています。男性は、根治できる方法があるかどうかを知りたがっています。

1. 腫脹から絞り出された"卵の白身"のような液体は何でしょうか。その結果、何と診断しますか。
2. この疾患の原因は何ですか。
3. この患者にはどのような治療をすべきでしょうか。

症例 10

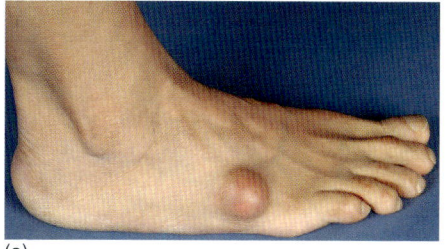

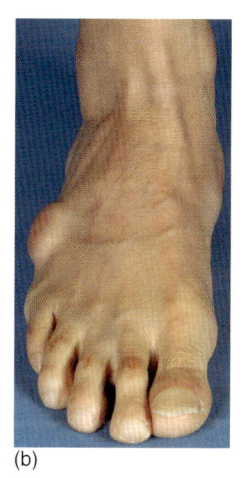

図10.1 (a、b)右足の側面の腫脹

ガングリオン

1. この液体の説明は、滑液の特徴であり、ガングリオン嚢胞が示唆されます。ガングリオンは、柔らかく波打つ圧縮性の腫脹を呈します。病変のサイズは、変化します。

2. ガングリオンは、結合組織の粘液変性から生じるゼラチン状の液体を含む膿疱性病変です。ガングリオンは関節包や滑液鞘のヘルニア形成から生じます。足関節の周りに多数の滑液鞘が通っているため、普通は足の甲に生じます。また、足趾の屈筋腱鞘に豆粒状の腫脹が生じます。光を当てると、この液体の詰まった腫瘍は、不透明な固体の塊とは違って、光を分散させます。ガングリオン嚢胞は、超音波検査では見え方が変動しますが、MRIでは、水等価信号強度（T2強調画像の高信号）を伴ったはっきりした病変を示します。

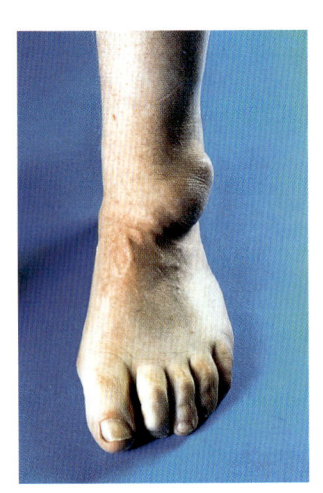

図10.2 足関節前面部の圧縮性腫脹

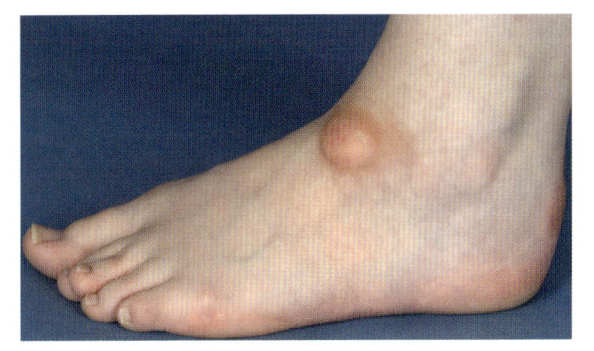

図 10.3　足関節前面部の堅い腫脹

　図 10.3 の病変は、上に示したものと同じように見えますが、この症例では、病変は堅く皮膚に付着していて、圧縮性ではありません。この病変は光を通さず、T1 および T2 強調 MRI シーケンスでは、低信号を呈しました。その後良性線維腫と診断されましたが、一般的に、堅い腫脹は悪性の疑いを考慮すべきです。

3. 無症状で小さければ、ガングリオンはそのままにしておくのが最良です。先に示した症例のように、大きくなり不快感を伴うようになったガングリオンは、少なくとも症状の一時的な緩和のために吸引すべきです。しかし、患者には、吸引だけでは再発率が 70％を越えることを告知すべきです。多少の皮膚変色と皮下脂肪萎縮の可能性がありますが、コルチコステロイド注射で再発の可能性を低くすることができます。病変部の切除（図10.4）はより確実な結果を与えるでしょう。ただし、嚢胞壁全体を除去し、骨膜の外傷や関節の変性に起因する嚢胞壁下の骨の隆起をすべて確実に摘出するよう気をつけます。

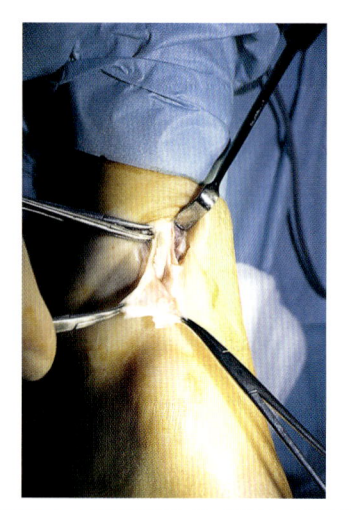

図 10.4　足関節背面のガングリオンの切除術

> **エビデンス**
>
> 観察研究からの低レベルのエビデンスから、吸引単独とステロイド注射を併用した吸引からなる保存療法の再発率（63％）に比べて、ガングリオンの外科的処置で再発率が低くなる（11％）ことが示唆されています。

キーポイント

- ガングリオンは、一般に足の甲にできます。
- ガングリオンは、ゼラチン状の液体を含む良性の病変で、間接包や腱鞘のヘルニア形成から生じます。
- 無症状の病変には、治療介入は必要ありません。
- 大きくて不快な腫脹は、吸引も可能ですが、しばしば切除が必要になるでしょう。

参考文献

- Foo LF, Raby N (2005) Tumours and tumour-like lesions of the foot and ankle. Clinical Radiology 60(3):308–32.
- Kirby EJ, Shereff MJ, Lewis MM (1989) Soft-tissue tumors and tumor-like lesions of the foot. An analysis of eighty-three cases. Journal of Bone and Joint Surgery 71:459–65.
- Pontious J, Good J, Maxian SH (1999) Ganglions of the foot and ankle: a retrospective analysis of 63 procedures. Journal of the American Podiatric Medical Association 89(4):163–8.

症例 11

中年の女性が、母趾の足底面に長期にわたる病変を患っています（図 11.1a および b）。この病変は数年間でゆっくりと大きくなり、その大きさにもかかわらず、特に問題もありませんでした。最近、女性はこの病変部を外傷し、痛みが出たので、病変部を除去する治療法を探すことにしたのです。2 × 1.2 × 1.2cmの病変部は、硬くて、触ると痛みがありました。周辺の正常組織とともに病変部を切除しました。図 11.3 は、顕微鏡像を示しています。足底のこの病変は、かなり異常な像を有していました。

1. この病変を同僚にどのように説明しますか。
2. これは何でしょうか。
3. 図 11.2 に示された組織構造について論じましょう。

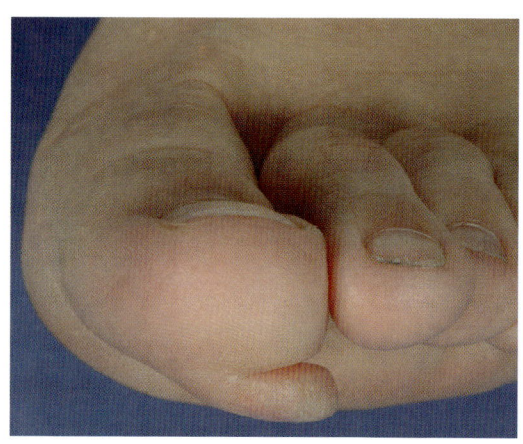

図 11.1 （a）母趾を前から見た写真

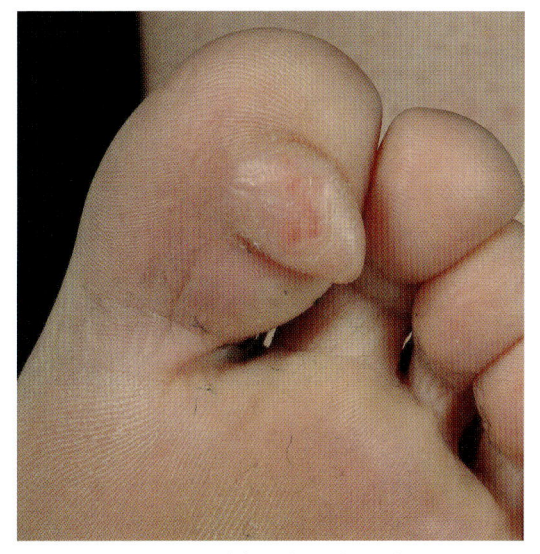

図 11.1 （b）母趾の足底の写真

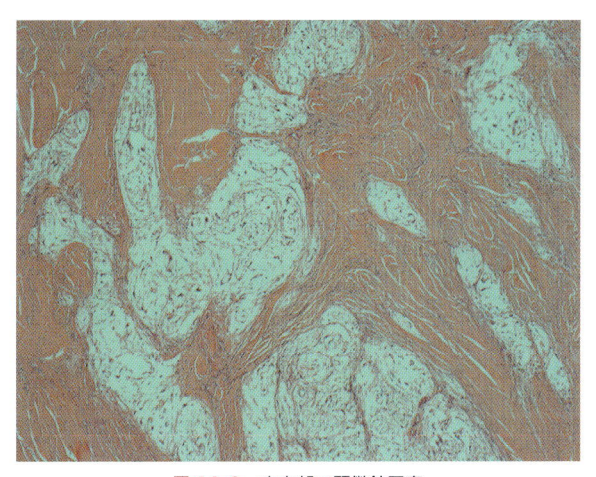

図 11.2 病変部の顕微鏡写真

症例 11

神経莢腫（神経鞘粘液腫）

1. 検査では、肌色で明らかに限局性のドーム型の丘疹を示しています（図 11.1b 参照）。病変は血管に富んでおり、図 11.1a からそれが有茎であることがわかります。

2. 鑑別診断には以下の疾患が含まれます。
- 皮膚封入嚢胞
- 類表皮嚢胞
- 神経鞘腫
- 神経線維腫症
- 皮膚線維腫
- スピッツ母斑
- 線維角化腫（ニンニク片腫瘍）

   この病変の実際の診断は、神経莢腫の粘液型（神経鞘粘液腫）、つまり、神経鞘細胞から生じる真皮の良性軟組織腫瘍でした。下肢にはほとんど見られない珍しい疾患です。神経莢腫は、盛り上がった肌色の病変を呈し、平均的な直径は 1cm です。この病変は非浸潤性で、転移の傾向もありません。

3. 顕微鏡では、細胞の少ない結節を限局的に含む中程度の密度の線維腫結合組織が認められました。粘液の中に、比較的特徴のない核を持った紡錘形の細胞と星細胞が散在しています。これらの細胞は、S100 タンパクに対する抗体や上皮膜抗原（EMA）と陽性反応を示しますが、CD57 抗原、平滑筋アクチン、デスミン、CD10 抗原とは反応しません。これらの特徴は、神経莢腫の粘液型に典型的なものです。

キーポイント

- 神経莢腫は、神経鞘細胞に由来する真皮の良性軟組織腫瘍です。
- 病変部の切除と組織構造の確認が必要です。

参考文献

- Papadopoulos EJ, Cohen PR, Hebert AA (2004) Neurothekeoma: report of a case in an infant and review of the literature. Journal of the American Academy of Dermatology 50(1):129-34.
- Persich G, Portela M (2004) Neurothekeoma in the foot: a rare occurrence. Journal of the American Podiatric Medicine Association 94(1):59-60.

症例 12

40歳のイベントマネージャーが、6ヶ月前から、足部のアーチの下に痛みがあり、スキーブーツを履いたときに痛い、と訴えていました。彼女の父親と兄弟には、手のひらに結節があると言っています。検査によって、図12.1に示す病変が明らかになりました。

1. この瘤は有痛性です。適切な鑑別診断は何でしょうか。

2. この種の病変には、いくつかの素因があります。それは何でしょうか。

3. この瘤を切除したとすると、最終的な結果はどのようになるでしょうか。

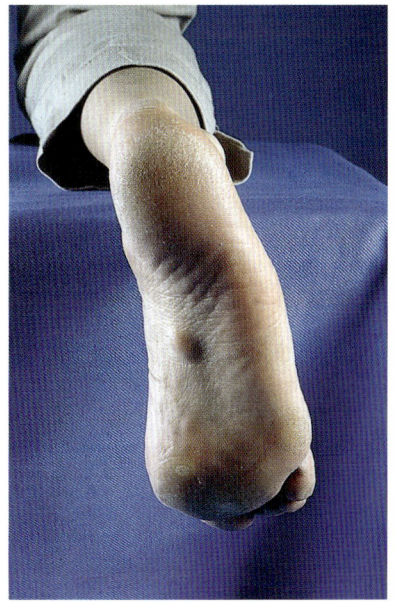

図 12.1　左足の裏の病変部

症例 12

足底線維腫

1. この病変は、足底腱膜内に生じる結節に特有のものです（図12.2）。実際には、これと同じように圧痛のある結節を生じうる疾患はほとんどありません。肉芽種が異物の周辺に生じる可能性がありますが、患者はたいてい先行する外傷に気づいています。原因となる骨の異常がないと仮定すると、注目すべき他の病変は、図12.3に示したように、神経鞘腫（シュワン細胞腫：末梢神経鞘の腫瘍）だけです。

2. 足底線維腫症は、手掌線維腫症（デュピュイトラン病：Dupuytren's disease）と類似しており、それらは同じ一つの疾患であると一般的には認められています。初期段階の組織構造の分析では、筋線維芽細胞の列を認め、これは、かなり柔らかい傾向にあり触ると非常に痛い場合がある病変を生じます。この段階では、病変を線維肉腫と間違えないように注意が必要です。進行に伴って、こうした特徴は変化し、結節は、細胞密度の減少とコラーゲンの蓄積により、ずっと堅くなります。

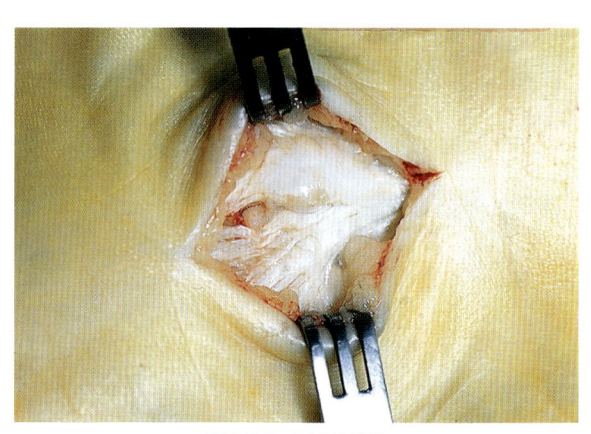

図12.2　足底線維腫

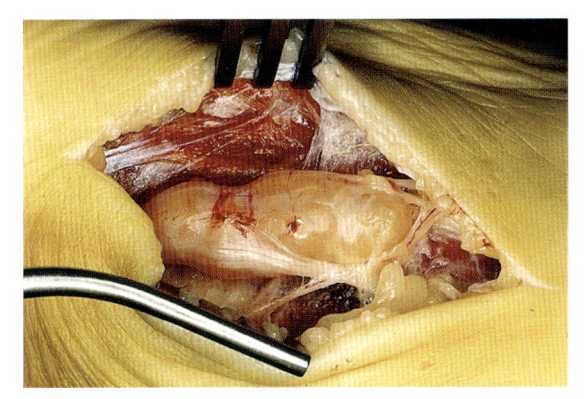

図12.3 足底神経鞘腫

足底の病変について、最も一般的で特定可能な素因は、おそらく外傷です。単に、足底腱膜炎の原因と同様に、靱帯の繊維細胞が裂けること、つまり、直接の裂傷が素因になった可能性もあります。直接の外傷が必ずしも線維腫形成を引き起こすわけでない場合、その患者は、この疾患に罹りやすいことが示唆されます。デュピュイトラン手掌拘縮（Dupuytren's palmar contracture）の患者では、遺伝的連関がかなりよく証明されています。罹患した対象患者は、しばしば、この疾患に対する家族性傾向があります。特発性てんかんやアルコールの過剰摂取とも関連があります。

3. 治療に対しては保存療法が一般的に推奨されます。時間の経過とともに、大きさが著しく変化することはありませんが、圧痛は和らぎます。ステロイド浸潤で、結節周囲の炎症を鎮めることが可能ですが、病変そのものが縮小することはありません。病変部が大きくなる場合には、手術による切除が必要になる場合もあります。患者には、特に、結節が複数、両側性である場合や、強い家族歴のある患者の場合には、再発の可能性が高いことを告知すべきです。病変はたいていの場合真皮に浸潤するので、皮膚移植が必要となる場合があります。

症例12　足底線維腫

キーポイント

- 足底線維腫は、白色人種では一般的です。
- 病変部は、細胞外の繊維とつながった筋線維芽細胞からなります。
- 可能であれば治療は保存療法にすべきです。
- 外科的に切除しても、再発の可能性は高いです。

参考文献

- De Palma L, Santucci A, Gigante A, Di Giulio A, Carloni S (1999) Plantar fibromatosis: an immunohistochemical and ultrastructural study. Foot and Ankle International 20:253-7.
- Fetsch JF, Laskin WB, Miettinen M (2005) Palmar-plantar fibromatosis in children and pre-adolescents: a clinicopathologic study of 56 cases with newly recognized demographics and extended follow-up information. American Journal of Surgical Pathology 29(8):1095-105.
- Sammarco GJ, Mangone PG (2000) Classification and treatment of plantar fibromatosis. Foot and Ankle International 21:563-9.

症例 13

10代の少女が母趾爪に痛みを訴えています。痛みは、靴を履いたり爪甲を直接押したりすると強くなります。爪甲は、爪床から分離しており、病変がしみ出ています（図 13.1a、b）。結果的に、彼女は抗生物質投与を2回受けました。この少女の母親は、これが陥入爪だと確信して、足病医に意見を求めました。

1. 少女の母親がこの趾爪の問題についてのアセスメントを誤ったのはなぜでしょうか。また、鑑別診断は何ですか。
2. この趾爪の疾患の原因は何ですか。
3. その診断はどのように裏付けられますか。
4. この疾患の正しい管理方法は何ですか。

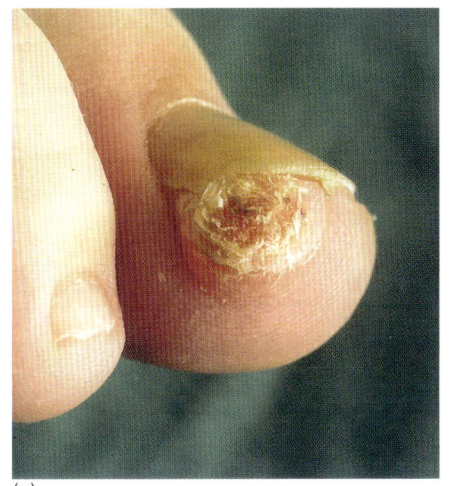

症例 13

(a)

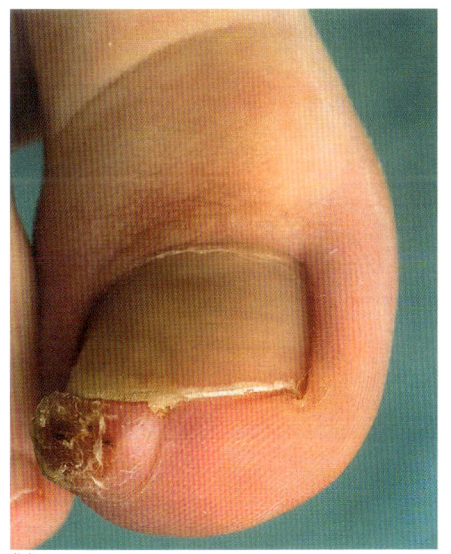

(b)

図 13.1 （a、b） 押し上げられた爪甲

爪下外骨腫

1. 堅い隆起が爪甲の下から現れ、爪甲を爪床から押し上げています。これを図 28.1 の陥入爪と比較してみましょう。過剰肉芽組織が爪郭に形成されているのがわかります。したがって、これは爪下外骨腫です。爪下疣贅、鶏眼、悪性黒色腫または爪周囲線維腫という他の鑑別診断もあるでしょう（図 13.2）。

2. 爪下外骨腫は、線維軟骨キャップを伴う骨梁の良性腫瘍です。10 代から青年にかけて最もよく見られます。外骨症は外傷に起因すると見なされていますが、これには確固たるエビデンスはなく、大部分の患者は、外傷を負ったできごとを報告していません。症例の 70% が、母趾に生じます。

3. 診断は、X 線像によって確定されます。組織構造は、線維軟骨で覆われた正常な骨梁の柄を示しています（図 13.3）。

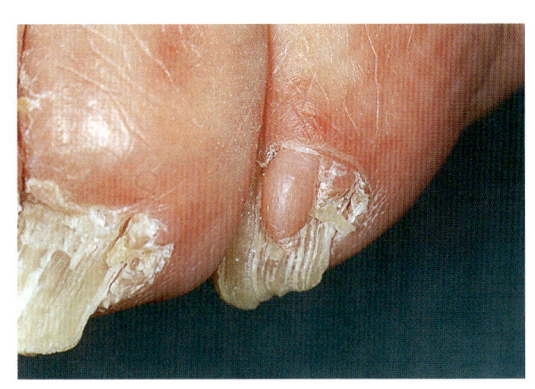

図 13.2　第 5 基節爪郭の爪周囲線維腫

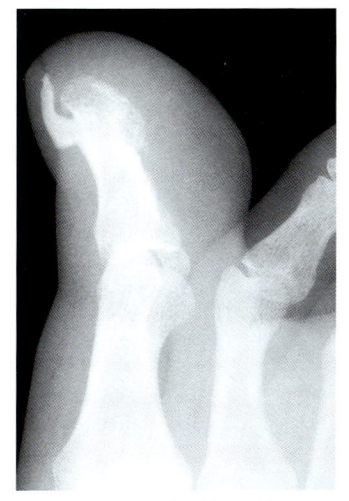

図 13.3　母趾の側面 X 線像

4. 完全な外科的切除が最適な治療法です。これは、環神経麻酔薬（ring block anaesthetic）を用いて足趾の周囲に止血帯を巻く日帰り入院方式で行うことができます。趾爪を完全に取り除きますが、できる限り爪母を傷つけないようにします。外骨症の柄は、骨鉗子か小さい骨刀で除去し、その結果、正常な骨膜のレベルより下で骨が除去されます。再発を防ぐために、十分な骨を除去しなければなりません（1 年以内の再発率は、約 15％ と報告されています）。創は縫合せず、二次性治癒により塞がるようにすべきです。

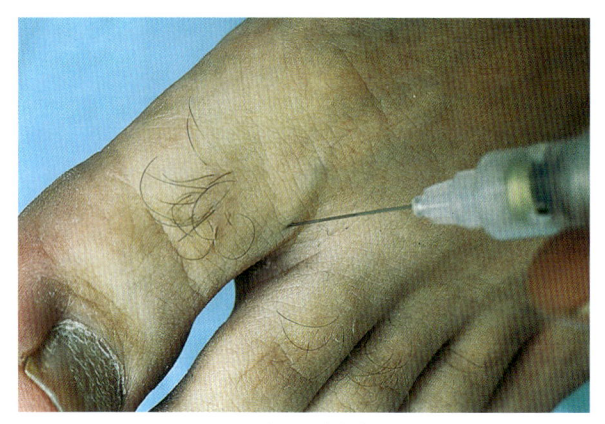

図 13.4　母趾の局所麻酔注射の方法

臨床治療のヒント：母趾注射の方法

1％または2％塩酸リグノカイン溶液2-4mℓ（または、0.5％塩酸ブピバカイン1-2mℓ）を用います。歯科用注射針（図13.4を参照）が理想的ですが、これがなければ、小径注射針（カラーコード：ブルー）を用いるべきでしょう。中足趾節関節と趾節間関節を確認し、基節骨の中間点を探します。必ず足趾の外側からまず注射します。こうするとあまり痛くありません。注射針を肌に対して60°の角度で刺入し、足趾の足底側に挿入していきます。麻酔薬を足底側に0.5-1mℓ注射し、同じことを背側でも行います。内側も同様に繰り返します。

キーポイント

- この症例の70％は母趾爪に見られます。
- 爪甲が押し上げられて変形してくると疼痛を生じます。
- X線像によって診断を確定します。
- 完全な外科的切除が最適な治療法です。

参考文献

- David D, Cohen P (1996) Subungual exostosis: case report and review of the literature. Paediatric Dermatology 13:212-18.
- De Berker D, Langtry J (1999) Treatment of subungual exostoses by elective day case surgery. British Journal of Dermatology 140:915-18.

Section 3
整形外科

症例 14

かつてバレリーナだった45歳の女性が、母趾の痛みと図14.1に示したような母趾背側の腫れを訴えています。

1. この患者のMTP関節（中足趾節関節）は実質的にはまったく動きませんでした。母趾MTP関節の可動域が制限されている状態を記述するのにどんな用語を用いますか。

2. この疾患の若い患者は、しばしば、競技スポーツをしていると言います。どのようなスポーツが足趾に特に悪影響を及ぼしますか。また、他の疾患で図14.2に示したX線像所見につながる疾患は何でしょうか。

3. この疾患に罹りやすくさせるような機能的変化は何ですか。

4. 適切な重症度診断システムの要点を述べましょう。

5. どういった保存療法がこの患者の疼痛を軽減するでしょうか。

症例 14

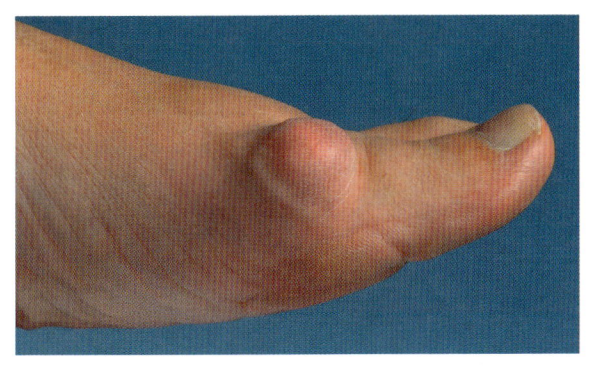

図 14.1　母趾 MTP 関節を覆う背側バニオン

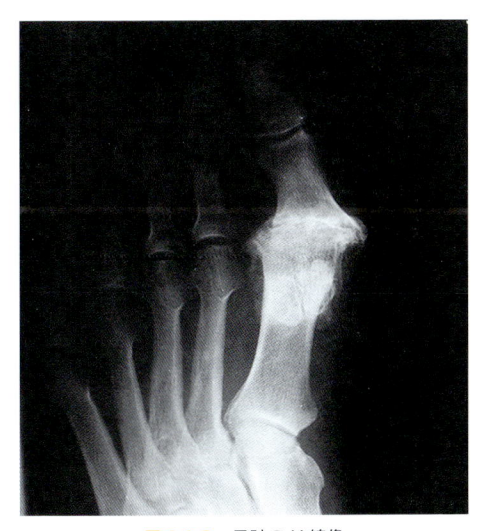

図 14.2　母趾の X 線像

制限母趾／強剛母趾（原因と保存的治療）

1. 写真に見られる背側の突起は、その下に変性変形性関節症および骨棘形成があることを示しています。母趾の動きの制限および欠如は、それぞれ順に"制限 (limitus)"母趾および"強剛 (rigidus)"母趾と呼ばれます。

2. 変性関節炎は、直接的な軟骨の損傷によって生じ、繰り返しボールを蹴るあらゆるスポーツの競技者は、強剛母趾になりやすい傾向にあります。アメリカンフットボールの選手は、この疾患を"芝生趾(タフ・トー)"と呼んでいます。敗血症、炎症性関節炎、あるいは体重移動の過度の繰り返し（第 2 中足骨頭部の骨軟骨炎と同様の要因）のすべてが、潜在的に同じ結果をもたらします。

3. 立脚期の異常な回内に続発して起こる、中足の挙上および第 1 趾列の過剰運動性で、強剛母趾に罹る危険が増すと報告されていますが、こうした理論を裏付ける経験的データは不足しています。

4. 多くの重症度の診断システムが、強剛母趾に利用できます。5 段階の採点システムを表 14.1 に示しました。

5. 2 つの要因が症状を引き起こしており、そのうちの一方または両方に対処することが重要でしょう。まず第一に、MTP 関節の変形性関節症が進行するにつれ関節腔が狭くなり、腱と靱帯の拘縮とそれに関連したこわばりを引き起こします。次に、関節縁周辺、特に背側と外側に骨棘が形成され、伸展を機械的に阻害し、時に屈曲母趾を引き起こします。一時的には、簡単な保存療法が有効な場合があります。足趾が特に痛む場合には、非ステロイド抗炎症薬、休息、足の挙上が有効です。関節内へのステロイド注射によって、短期間痛みから解放されますが、堅いインソールを用いて、痛みを軽減するのに十分な程度関節の動きを制限すべきです。ロッカーソールは、離地時の関節の伸展を減らすことで、第 1 中足骨頭に荷重しないようにはたらきます。これらの処置が上手くいかない場合には、一般的には手術を検討することになるでしょう。

表 14.1 強剛母趾の5段階重症度の診断システム (Coughlin & Shurnas 2003 による)

等級	背屈の程度	X線像所見	臨床所見
0	40-60°および/または正常側と比較して10-20%減少	正常	疼痛なし。検査すると、硬さと可動域の制限がわかる。
1	30-40°および/または正常側と比較して20-50%減少	背側の骨棘が主な所見。関節腔のわずかな狭小化、関節周囲のわずかな硬化、中足骨頭のわずかな平坦化が認められる。	軽度または不定期の疼痛と硬さを自覚。検査で強く背屈したり底屈すると痛みが出る。
2	10-30°および/または正常側と比較して50-75%減少	背側、外側、時に内側に骨棘があり、中足骨頭が平坦に見えるが、側面X線像では、背側関節の4分の1以下に病変か硬化が認められる。また軽度から中程度の関節腔狭小化と硬化が認められる。通常は種子骨には病変が認められない。	中程度から重度の疼痛と硬さを常に自覚。検査で最大背屈および最大底屈させる直前に痛みが出る。
3	≦10°および/または正常側と比較して75-100%減少 MTP関節の底屈も減少 (多くは底屈 ≦10°)	グレード2と同様だが、かなりの狭小化、ようには関節周囲の嚢胞性変化、側面X線像では、背側関節腔の4分の1以上の変化が認められる。種子骨には、拡大および/または嚢胞および/または不正が認められる。	中間域を除く可動域の全域で疼痛とかなりの硬さをほぼ常に自覚。
4	グレード3と同様	グレード3と同様	グレード3と同様の基準だが、受動運動の中間域でも疼痛を自覚。

症例 14 制限母趾／強剛母趾 (原因と保存的治療)

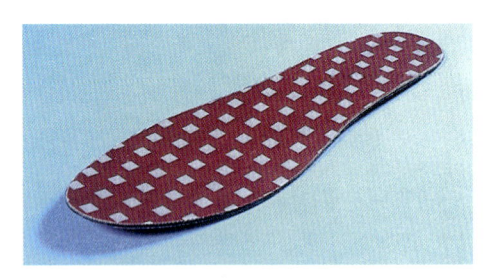

図 14.3 カーボンフレックスインソール

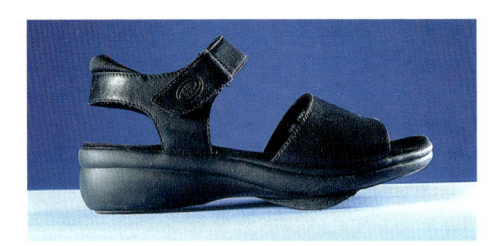

図 14.4 ロッカーソール

エビデンス

軽度（グレード１）の強剛母趾の患者は、ステロイド注射および関節のマニピュレーション後、６ヶ月間（中央値）で症状が軽減しました。

キーポイント

- 制限母趾／強剛母趾は変性疾患です。
- 有痛性の関節伸展で正常な歩行が疎外されます。
- 評価システムが診断を決定するのに役立ちます。
- グレード１および２の制限母趾／強剛母趾では、靴での整形を検討すべきです。
- ロッカーソールも有効でしょう。

参考文献

- Coughlin MJ, Shurnas PS (2003) Hallux rigidus. Grading and long term results of operative treatment. Journal of Bone and Joint Surgery 85-A(11):2072–88.
- Horton GA, Park Y-W, Myerson MS (1999) Role of metatarsus primus elevatus in the pathogenesis of hallux rigidus. Foot and Ankle International 20:777–80.
- Smith RW, Katchis SD, Ayson LC (2000) Outcomes in hallux rigidus patients treated nonoperatively: a long-term follow-up study. Foot and Ankle International 21:906–13.
- Solan MC, Calder JD, Bendall SP (2001) Manipulation and injection for hallux rigidus. Is it worthwhile? Journal of Bone and Joint Surgery 83-B(5):706–8.

症例 15

独特の骨の突出が、この女性の第2中足骨頭部に発達してきました（図 15.1）。彼女は現在 61 歳で、右足に長期にわたる疼痛歴がありました。検査によって、MTP 関節の動きが大幅に制限されていることがわかりました。

1. 他覚症状を前提に、この背側突起の存在を説明しなさい。

2. この疾患は思春期にだけ発生するものですか。

3. この疾患の病態を述べなさい。

4. この患者に対して保存的療法は有効ですか。

5. 外科的選択肢は何ですか。

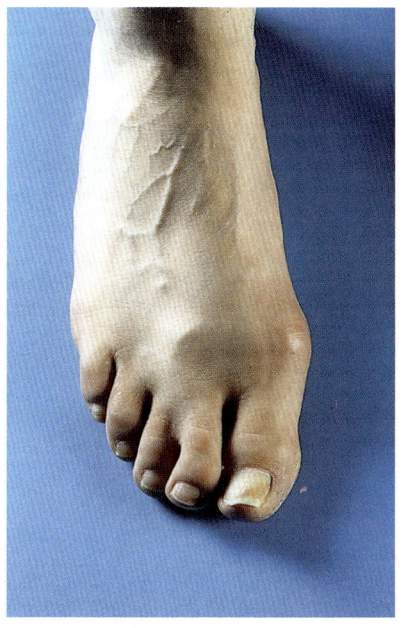

図 15.1 独特な背側突起のある足の臨床所見

症例 15

フライバーグ病

1. 第2中足骨頭部の骨軟骨炎であるフライバーグ病は、よく見られる病気で、虚血壊死につながる挫滅型の骨軟骨炎です。思春期の少女に最もよく発症しますが、少年にも発症する可能性があります。この患者は若い頃に足が痛かったという話を思い出しましたが、後に、第2MTP関節の痛みがひどくなった時にはじめて受診しました。

2. 思春期だけではありません。ほとんどの文献は、中足骨頭部の骨端への血流供給の阻害が原因だと述べています。図15.2aおよび15.2bは、4年前に偶然怪我をして今年になって前足部の疼痛を訴えている64歳の男性のX線像を示しています。明らかにこれは、"新たなフライバーグ病"の発症を示しており、中足骨頭の虚血壊死が思春期以降にも生じうることのエビデンスでもあります。

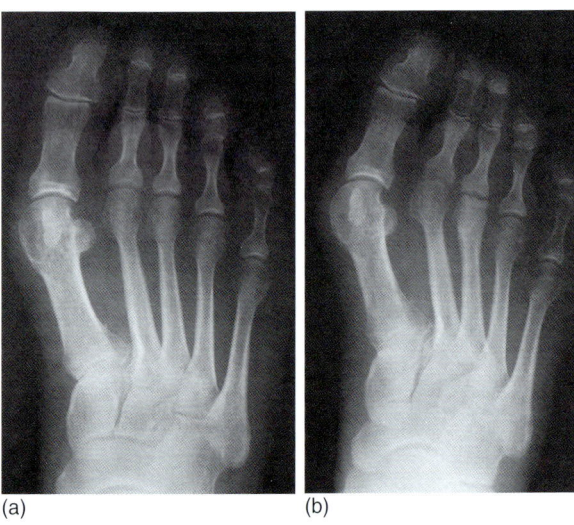

図15.2 （a、b）64歳男性のX線像。第3MTP関節は正常

症例 15 フライバーグ病

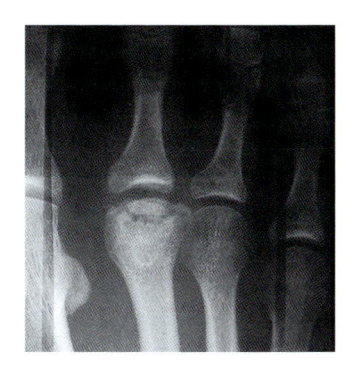

図 15.3　前後 X 線像。第 2 中足骨頭部の不完全骨折

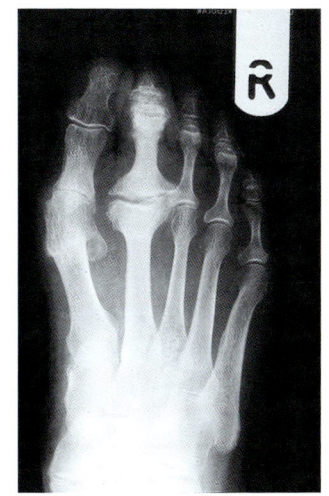

図 15.4　第 2MTP 関節の置換関節形成術を示す前後 X 線像

3. 中足骨の骨頭は、徐々に壊死または"不完全骨折"し、無血管部分になります（図 15.3）。これは、中足骨関節表面の平坦化、骨頭の圧縮、関節腔の縮小につながります。この後に起こる変化は、二次的変形性関節症の症状です (図 15.4)。フライバーグ病の病理に関する古典的な記述は、スマイリー (Smillie) によって 1967 年になされ、その 5 段階のステージ（病期）を表 15.1 に示してあります。

4. ロッカーソール（図 14.4）が、足の背屈を補助するものとして有効でしょう。コルチコステロイドの局部注射は、短期間だけ症状を軽減します。

5. 年長の患者で変性変化が不快症状の原因となっている場合には、近位半節骨切り術（proximal hemiphalangectomy）または、この症例のように、関節置換形成術が必要になるでしょう（図 15.5）。若年の患者では、ゴーチエ法（Gauthier's procedure）で"正常な"背側軟骨を関節表面上に回転させることによって、関節の適合性を回復させます (図 15.6)。

81

表 15.1　フライバーグ病のステージ（病期）の分類（Smillie 1967 による）

ステージ	
ステージ 1	虚血骨端に亀裂骨折が生じる。
ステージ 2	骨の吸収が起こり、中央部分が骨頭に沈みはじめ、関節の軟骨の外形が変化する。
ステージ 3	さらに吸収が進み、中央部分が骨頭に沈み込んで、両側に突出部が残る。足底関節の軟骨はそのまま残る。
ステージ 4	関節の軟骨の足底峡部が崩壊し、遊離体が分離。外側と背側の突出した部分の骨折が起きる。解剖学的復元はもはや不可能である。骨端はおそらくこの段階で閉じている。
ステージ 5	平坦化、変形および関節症の最終段階である。

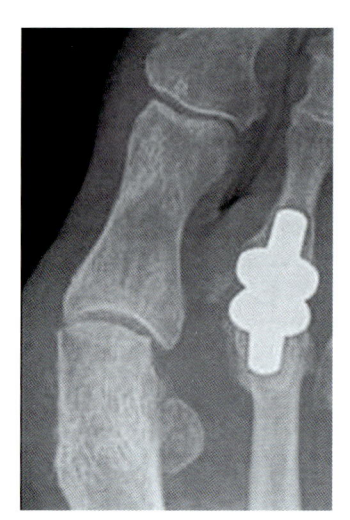

図 15.5　関節置換形成術

(a)

(b)

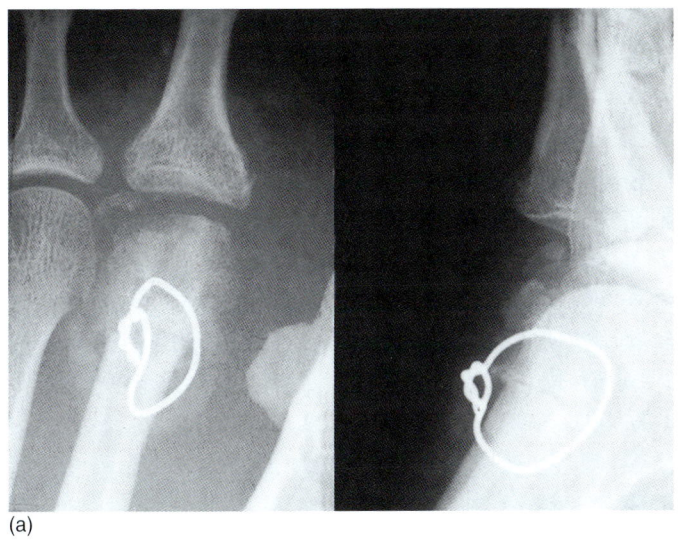

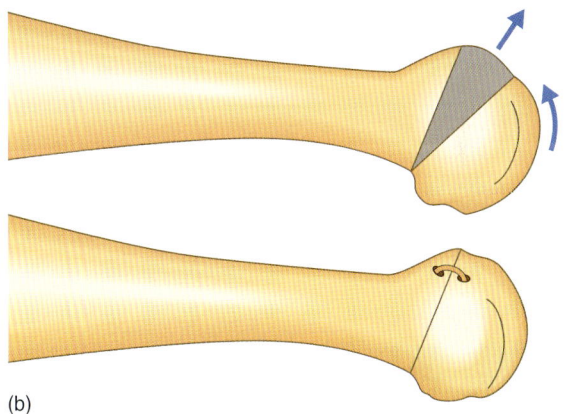

図 15.6 (a) ゴーチエ法（Gauthier's procedure）の前後および側面 X 線像
　　　　(b) ゴーチエ法の略図（側面図）

症例 15　フライバーグ病

キーポイント

- フライバーグ病は主に思春期に発症しますが、思春期に限りません。
- この疾患は、中足骨頭の虚血壊死です。
- 二次的変形性関節症を必ず発症します。
- 年長の患者では、関節置換形成術または関節切除形成術が必要になる場合があります。

参考文献

- Hay SM, Smith TWD (1992) Freiberg's disease: an unusual presentation at the age of 50 years. The Foot 2:176–8.
- Smillie IS (1967) Treatment of Freiberg's infraction. Proceedings of the Royal Society of Medicine 60:29–31.
- Smith TWD, Stanley D, Rowley DI (1991) Treatment of Freiberg's disease: a new operative technique. Journal of Bone and Joint Surgery 73-B:129–30.
- Townshend DN, Greiss M (2007) Total ceramic arthroplasty for painful, destructive disorders of the lesser metatarso-phalangeal joints. The Foot 17(2):73–5.

症例 16

中年の女性が、歩くと第2足趾が痛むと訴えています。彼女は何年にもわたってつま先を締め付ける靴を履いていました。

1. この症例（図16.1）ではどの趾の変形が起きていて、その原因は何ですか。
2. 足趾の背側への圧力を取り除くにはどの治療を選択しますか。
3. MTP関節の不安定性を示すための臨床検査は何ですか。関節亜脱臼にはどのように対処しますか。
4. 手術後に変形の再発を防ぐ特別な療法がありますか。

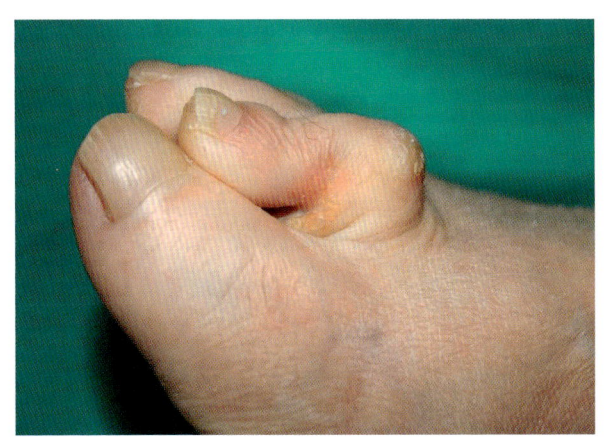

図 16.1 第 2 趾変形

症例 16

槌状足趾

1. この写真は、第2趾の槌状変化の典型例を表しています。図16.2に示すように特に治療が上手くいかない場合には、重症化する可能性があります。この疾患は、鷲趾（図16.3）とは区別することができます。鷲趾では、末端の趾節間（IP）関節が大きく屈曲し、MTP関節の背側亜脱臼が認められます。マレット趾では、末端のIP関節の屈曲のみが認められます（図16.4）。

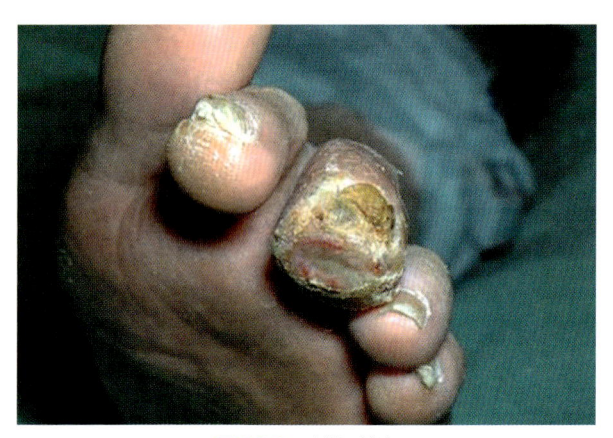

図16.2　末端の潰瘍

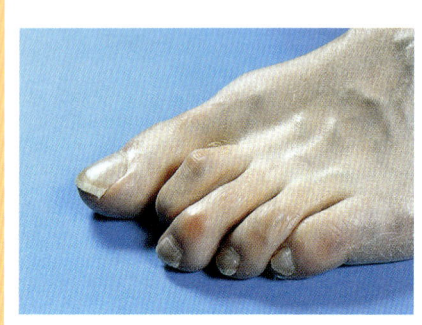

図16.3　鷲趾

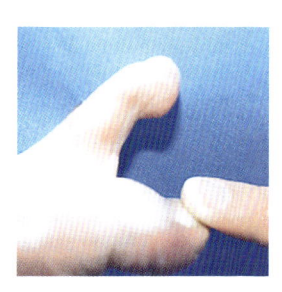

図16.4　マレット趾

槌状足趾は、家族性であることが多く、たいていは若年期から徐々に進行します。しばしば、第2足趾および／または第2中足骨が異常に長い、"中足骨インデックスマイナス"型、"ギリシア"型と呼ばれるタイプで、こうした変形は少なくとも足底腱膜の内側面において緊張の増加を招きます。MTP関節のレベルで、足底線維軟骨板(plantar plate)と屈筋腱鞘が直接の引き延ばされることが関節伸展の原因です。年長者では、腱膜が年齢とともに伸びるので、PIP関節の屈曲が起きる前に基節骨の背屈がある程度起こるはずです。

2. 槌状足趾の外科手術では、PIP関節固定術がおそらく最もよく行われています。基節骨頭と中節骨の基部から関節の軟骨を除去し、それらの表面の位置をあわせます。

 癒合は、細いキルシュナー鋼線または生分解性のピンで行います。ホーマン(Hohman)は、基節骨頭を切除して、背側の伸筋腱のみを縫縮することを推奨しています。私たちは、一般にこれが癒合にとって良くない結果をもたらし、可動関節に不快感を感じ続ける患者がいることを見いだしました。趾節骨の部分切除(hemiphalangectomy)(図16.5)は、足趾を短縮する場合があり、切断術はギャップを生じ、例えば第2足趾の場合では、母趾がそのギャップの方に外反します(図16.6)。

3. 足趾を中足骨上背側に"引いた"時にMTP関節に疼痛が生じると、関節の不安定性が示唆されます。IP関節の切除によって、基節骨が中足部背側に亜脱臼しないようにするのに十分なだけ、背側の伸筋腱を相対的に延長します。そうでなければ、MTP関節の背面嚢切開を行い、可能ならば背側伸筋腱を中足骨頭下の屈筋に移行させる価値があります。この方法も不適切な場合には、ウェイルの滑り骨切り術(Weil's sliding osteotomy)が必要になるでしょう(図16.7、16.8)。

4. PIP関節固定術後には、第2中足骨頭部を支持するために、中足骨ドームインソールを処方する価値があります(図16.9)。

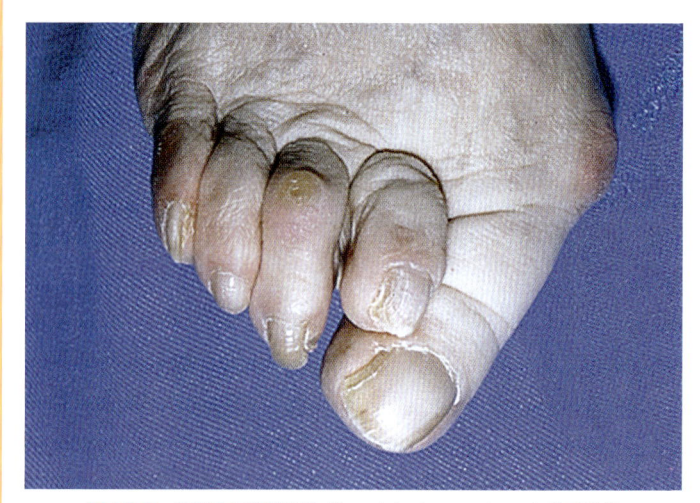

図 16.5　趾節骨の部分切除（hemiphalangectomy）後の外観

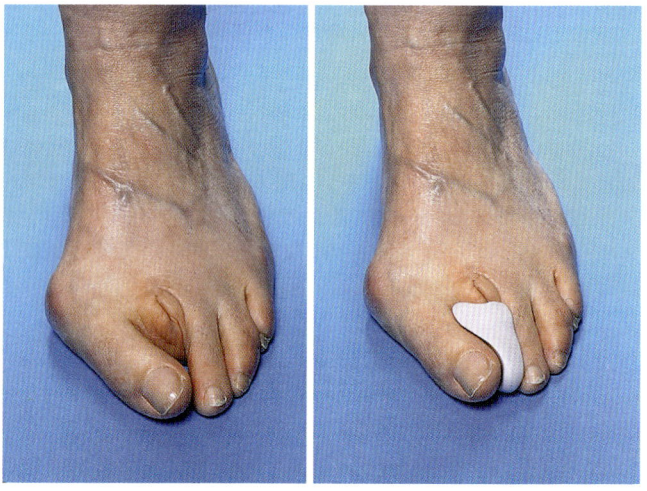

図 16.6　第 2 趾切断後の外反母趾。スペーサを装着した場合と装着しない場合

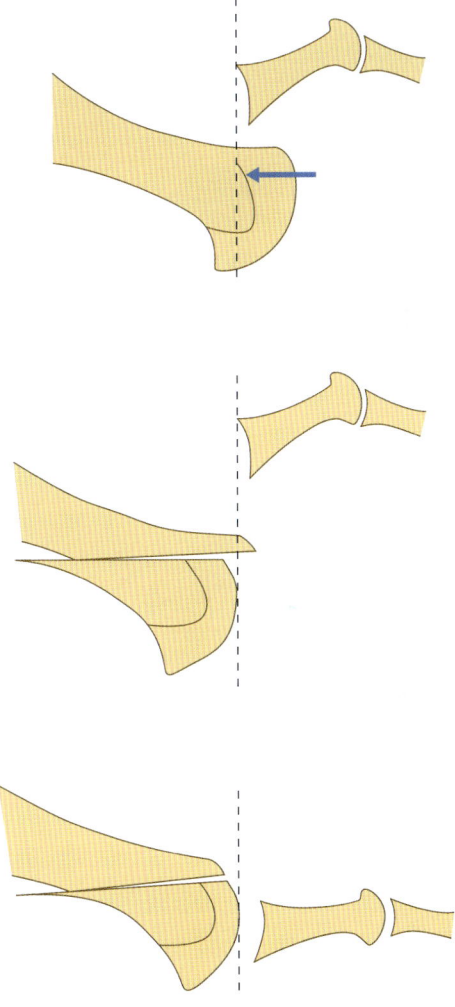

図 16.7　ウェイル骨切り術（Weil's osteotomy）

症例 16　槌状足趾

整形外科

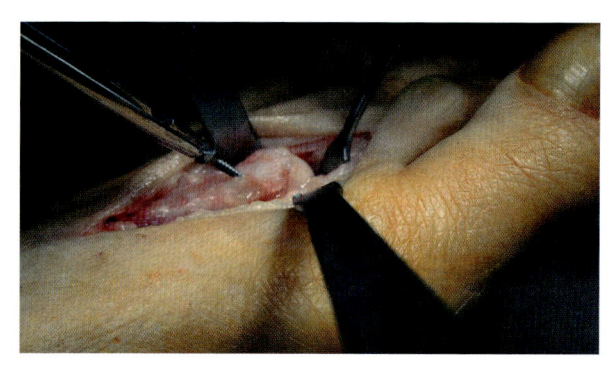

図 16.8 "スナップオフ"ネジで固定したウェイル骨切り術（Weil's osteotomy）

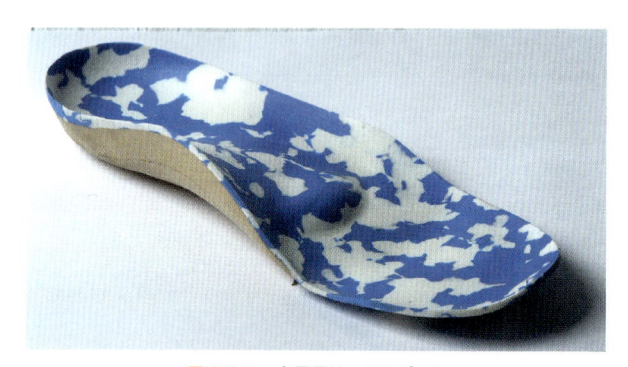

図 16.9 中足骨ドームサポート

キーポイント

- PIP 趾関節の屈曲が固まると、背面や先端に鶏眼（うおのめ）が生じます。
- 手術が一般的に有効です。
- PIP 関節固定術がおそらく最もよく行われる方法です。
- 中足骨ドームサポートも有効でしょう。

参考文献

- American College of Foot and Ankle Surgeons (1999) Hammer toe syndrome. Journal of Foot and Ankle Surgery 38:166–78.
- Harmonson JK, Harkless LB (1996) Operative procedures for the correction of hammer toe, claw toe, and mallet toe: a literature review. Clinics in Podiatric Medicine and Surgery 13:211–20.
- Trnka H-J, Gebhard C, Muhlbauer M, Ivanic G, Ritschl P (2002) The Weil osteotomy for treatment of dislocated lesser metatarsophalangeal joints: good outcome in 21 patients with 42 osteotomies. Acta Orthopaedica Scandinavica 73:190–4.

症例 17

76歳の元少佐が、新しい靴を求めています。彼の足の幅は常に広かったが、兵役を妨げることはなかったと言います（図 17.1）。それ以前にも同じ診療所で、45歳の患者が同様に広い足の幅を呈して受診していました（図 17.2）。

1. 多趾症の原因は何ですか。また共通したパターンはありますか。
2. さまざまなタイプの変形に対してどのように治療しますか。
3. この年長の男性では手術の適応がありますか。
4. 写真に示す肥大化した足趾を記述する用語は何ですか。また、どのような治療の選択肢が考えられますか。

症例17

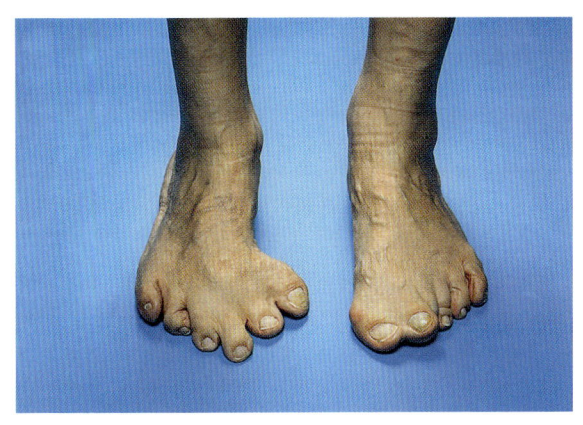

図17.1　先天性の前足部変形

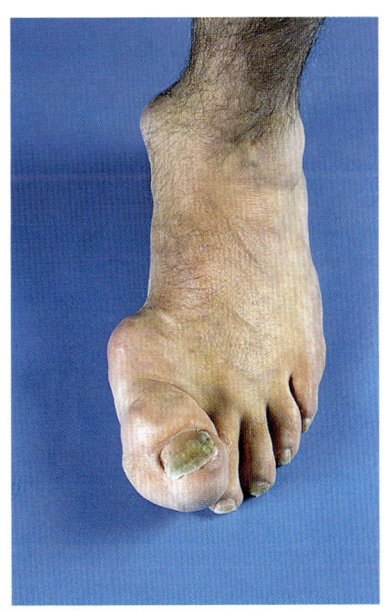

図17.2　母趾の肥大

多趾症および巨指症

1. 多趾症は、単一の遺伝子の常染色体優性突然変異として、または、複数の遺伝子変異から生じる先天性異常の症候群の一部として生じます。最も頻度の高いのは、第5趾の重複（80％まで）か、この症例のように母趾列の重複です。第3趾の重複はずっと少ない頻度です。重複部には、発症している足趾または中足骨のあらゆる部分が含まれる場合があります。この症例では、趾節骨が重複しています（図17.3）。

2. 多趾症の治療は一般的には容易です。未発達である最も小さい足趾を切除し、皮膚を直接縫合か必要に応じて回転皮弁により注意深く閉じます。軸前(母趾)重複は、内反母趾を合併する可能性があり、この問題は別個に対処しなければなりません。

3. この年長の男性は、幅の広い前足部による足部の機能的障害に苦しんだことはありませんでした。実際、彼はあらゆる体力テストを通過して、戦争の間中軍隊に仕官していたのです。現在のところ、オーダーメイドの靴以外には何も治療の提案をする必要は全くないでしょう。

4. 中足骨または趾節骨の重複は、巨人症につながる場合がありますが、巨人症の場合には、通常は足趾列全体が巨大化します（図17.4）。観察された軟組織の腫れは、神経線維腫症による古典的巨人症と、動静脈奇形に続発する局所的過剰動的循環の患者の両方で見られる典型的な特徴です。実際、この症例では髄内の過剰脂肪沈着の証拠があり、患者は脂肪腫性巨大症を患っているとの診断を受けました。線維脂肪組織の不均衡な増加は、過誤腫の一形態です。

キーポイント

- 軸後趾過剰症が最も一般的です。
- 手術の適応は、機能または外見の問題です。
- 最も機能的に劣っている足趾を切除します。
- 足趾の巨人症は、神経線維腫症と合併して起こることがあります。

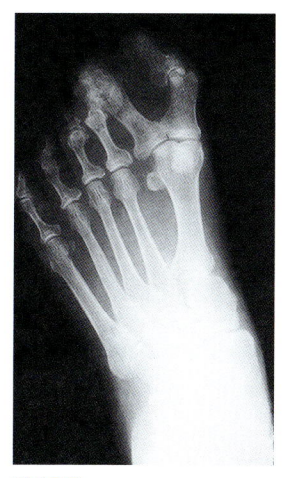

図 17.3
多趾症左足の前後 X 線像

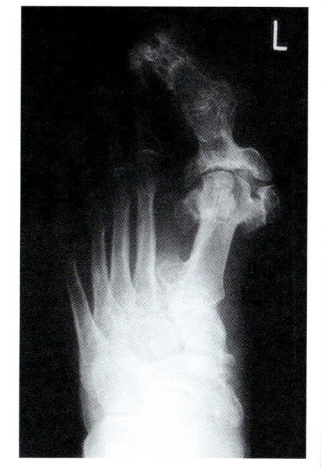

図 17.4　巨人症前後 X 線像では母趾列の肥大化がわかる

症例 17　多趾症および巨指症

参考文献

- Chang CH, Kumar SJ, Riddle EC, Glutting J (2002) Macrodactyly of the foot. Journal of Bone and Joint Surgery 84-A:1189–94.
- Phelps DA, Grogan DP (1985) Polydactyly of the foot. Journal of Pediatric Orthopedics 5:446–51.

症例 18

66歳の女性が、圧痛性のバニオンの症状を示しています。検査の結果、大きな滑液包の腫れと母趾以外の足趾の槌趾化がわかりました。彼女は、バニオンがここ数年の間に徐々に大きくなってきたと言いました。

1. この女性の外反母趾の背後にある原因は何ですか。

2. この女性の母趾以外の足趾の槌趾化を引き起こしている要素は何ですか。第2趾が騎乗している（overriding）場合、切除は有効でしょうか。

3. この症例では患者が心臓発作から回復したばかりで、どんな手術も考えたくないと言っています。足の不快症状を軽減するのにどのような保存的療法が有効でしょうか。

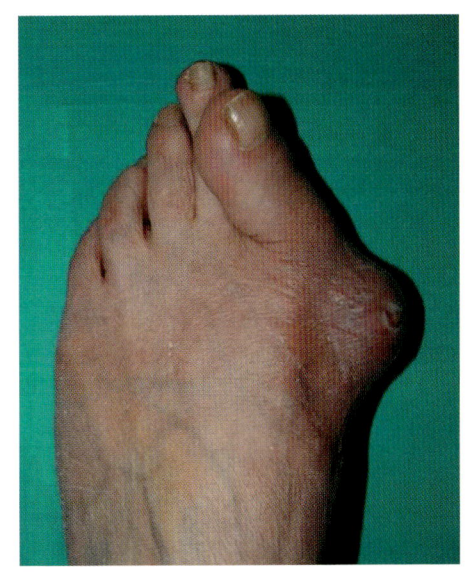

図 18.1 肥大化した母趾滑液包

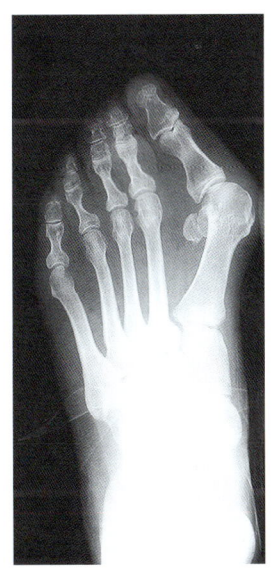

図 18.2 立位前後 X 線像

症例 18

外反母趾の原因

1. 多くの要因が外反母趾の原因となると考えられています。おそらく、重要性が最も低い要因は、"きつい靴を履くこと"です。第1中足骨内反を伴う足部の回内は、一般的に"バニオン"を呈する患者のほとんどに見られます。比較的重要でない要因には、ほぼ確実に、楔状骨と第1中足骨の角度が異常に鋭角になることと、第1中足骨頭部と第2中足骨頭部の間の中足骨間帯の機能不全が含まれます。

   一旦母趾が外側方に偏位すると、MTP関節の内側の包が伸び、種子骨が正常な位置である第1中足骨頭部の下側の足底関節から外側方に引き出されます。母趾の偏位は、長屈筋腱と長伸筋腱の引っ張りによって悪化し、生じた関節反力で中足骨頭部がさらに内側へ押されます。

2. 大部分の例では、足趾の槌趾化が隣接した足趾の長さの相対的な不均衡が原因になっていることがあります。患者の足が過度に長い第2中足骨を持つ"ギリシャ"型の足である場合、それは特に顕著です。

   第2趾が母趾に騎乗している(overriding)場合でも、切断術は禁忌です。第2足趾の除去は外反母趾をより進行させ、種子骨をさらに外側方にずらすだけです。患者は、足の外側方により荷重するようになり母趾列への荷重を軽くしがちです。

3. 多くの年長の患者は、長年の間足変形とともに生きてきました。快適な靴を提供することが重要で、そうした靴はたいてい測定して作らなければなりません。騎乗している(overriding)足趾を収めるのに十分な高さを持つ先芯が必要で、シラスティック・トゥスペーサーが有効でしょう(図18.3)。

エビデンス

3例のランダム化試験によって、外反母趾の保存療法を考察しました。これらのエビデンスによると、整形術および夜間副子固定は、外反母趾角の悪化を防いだり、機能的転帰スコアの改善につながったりすることはないと示唆されました。

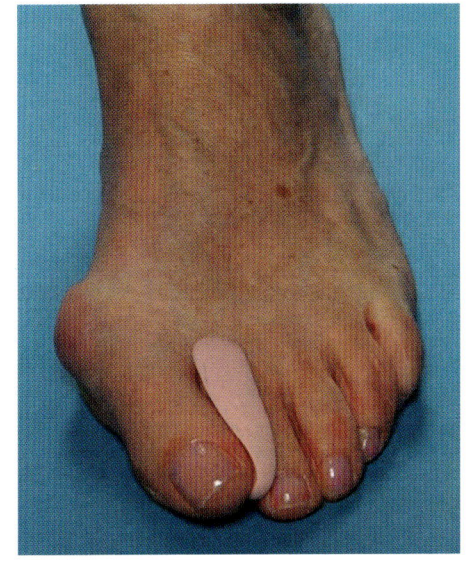

図 18.3 シラスティック・トゥスペーサー

キーポイント

- 外反母趾の手術が必須であることはめったにありません。
- 必要なのは、足趾を収めるのに十分なスペースのある幅広の靴だけです。
- 足趾を整えるには、中足骨切除が必要です。

参考文献

- Bryant A, Tinley P, Singer K (2000) A comparison of radiographic measurements in normal, hallux valgus, and hallux limitus feet. Journal of Foot and Ankle Surgery 39:39–43.
- Ferrari J, Higgins JPT, Prior TD (2007) Interventions for treating hallux valgus (abductovalgus) and bunions. Cochrane Database of Systematic Reviews, Issue 4. www.cochrane.org

症例 18 外反母趾の原因

症例 19

　ランナーは、さまざまな足の問題に悩まされることがありますが、ここに述べる疾患は特に苦痛なものです。32歳の長距離ランナーが、ここ数ヶ月、左の踵痛に悩んでいます。特にけがをした覚えもありませんが、刺すような痛みがあり、たいてい朝一番の痛みがひどいそうです。経験から、運動すると痛みは和らぎますが、休むとぶり返します。検査から足蹠軟部組織の中央部に圧痛があり（図19.1）、側方X線像を撮影しました（図19.2）。

1. ここに示したような症状があることを考えると、この運動選手の疼痛の原因で最もあり得るものは何でしょうか。
2. 朝一番に疼痛が悪化するのはなぜですか。
3. 図19.1で行った検査について述べなさい。
4. 図19.2のX線像に見られるものは何ですか。またその意義は何ですか。
5. この患者に対する治療計画の要点を述べなさい。

症例 19

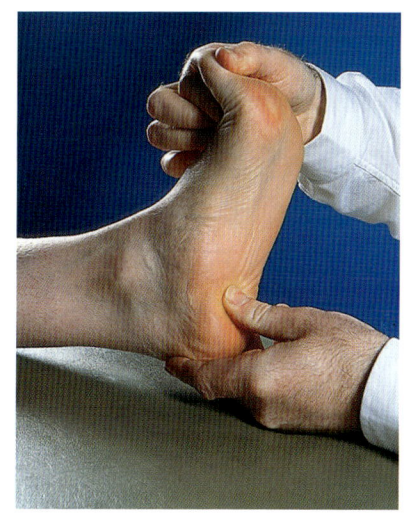

図 19.1　踵骨痛の検査

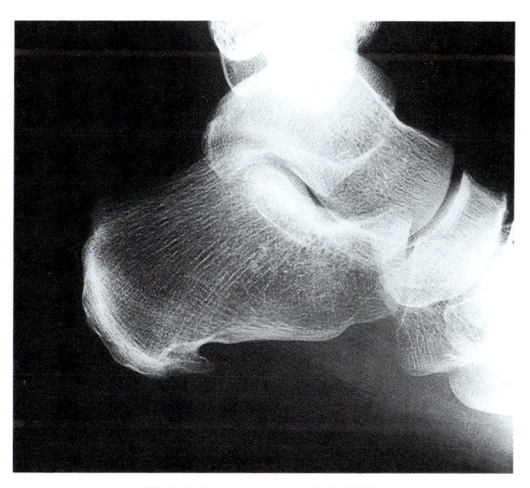

図 19.2　左踵の側方 X 線像

足底筋膜炎

1. 足底腱膜炎（足底踵痛症候群や踵骨棘としても知られています）は、年齢を問わず発症するよく見られる疾患です。ランナーに見られますが、あまり活動的でない患者にも見られる疾患です。40代から60代で最もよく発症しますが、この疾患は肥満した人での有病率が高い傾向にあります。

2. 睡眠や休息後の疼痛は、足関節を曲げている間に収縮していた足底腱膜が、突然引き延ばされて加重されることによって説明できます。

3. 圧痛の正確な場所を特定するために、まず足底腱膜に張力をかけます。これは、母趾の背屈（ヒックスの巻き上げ効果：Hicks' windlass effect）によって行うのが最もよく、次に、親指を足底腱膜の中央部分の内側に沿って遠位から近位に向かって走らせることによって行います（図19.1参照）。そして、内側踵骨隆起上に親指で強く圧力をかけ、その時に生じた疼痛がこの疾患の診断になります。

4. 図19.2に示すような足底骨棘の重要性は、明らかになっていません。こうした骨棘は、一般集団でよく見られ、年齢とともに頻度が増加します（50歳以上の16％に見られます）。踵骨棘は、修復過程の一部であるようです。これはおそらく、踵骨への足底腱膜の付着部に出血と異所性骨化を引き起こすような微小な損傷が起こった後に発生します。一般に、踵骨棘は正常な変異であり、小さく、はっきりしていて、なめらかな通常の皮質の輪郭を有しているうちは重要でない所見であると考えられています。足底腱膜炎の診断を確定するためのX線撮影は、通常は行われません。超音波スキャンがより有効であり、足底腱膜の肥厚（＞5mm）や浮腫をはっきりと示します。

5. 足底踵痛症候群は自己限定的です。つまり、症例の80％が12ヶ月以内に消散しますが、疼痛期には多くの療法が推奨されます。

エビデンス

コクラン・ライブラリーからの 19 例のランダム化比較試験の系統的レビューによると、臨床診療の基礎とすべきエビデンスは限られていると結論づけています。この系統的レビューは、ステロイド注射が短期間的にはわずかながら有効であることを証明しました。牽引運動やヒールパッドは、1 日 8 時間以上立っている患者に対しては、オーダーメイドの整形術よりもよい転帰と関連している、という限られたエビデンスがありました。手術や放射線療法を評価しているランダム化比較試験はありません。

近年、体外衝撃波砕石術（ESWT）が、慢性の足底腱膜炎患者に対して、手術に代わる一般的な代替療法として、使われるようになりました（図 19.3）。衝撃波療法とプラセボ療法を比較するランダム化比較試験には、治療を支持するものもありますが、11 例にこのようなメタ分析を行った結果は、はっきりしないものでした。

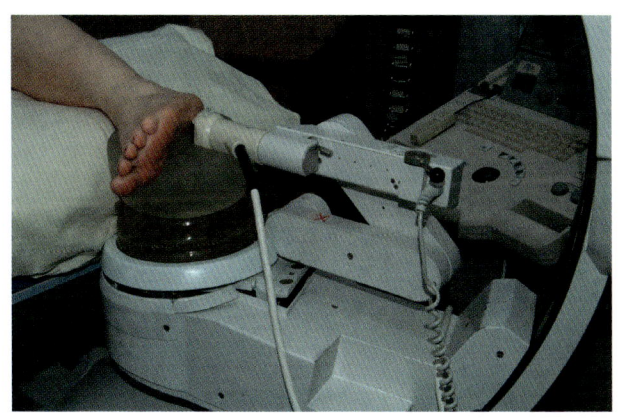

図 19.3　踵への ESWT の適用

臨床治療のヒント

圧痛の最も強い部位を特定し、肌に対して斜めに針を挿入し、骨に到達させます。それから、針をわずかに引いてから、シリンジを吸引して薬品を注入します。薬品の組成は、メチルプレドニゾロン 0.5mℓ（40mg）、リグノカイン塩酸塩 1mℓ 2%（図19.4）です。

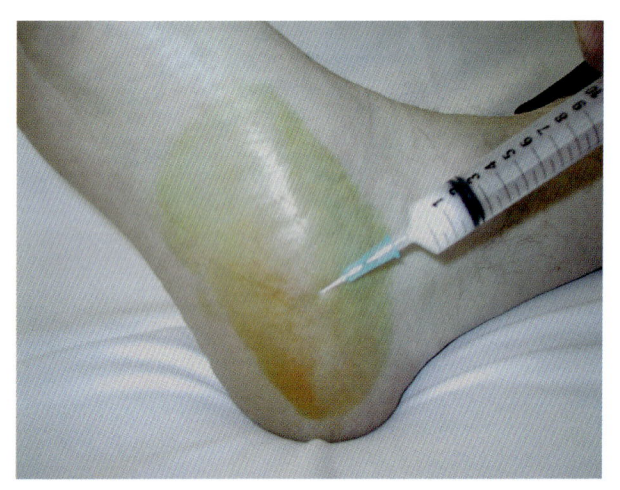

図19.4　足底腱膜炎に対するコルチコステロイド注射

キーポイント

- 足底踵痛症候群は、一般的には、ランナーや、中年のがっしりした体型の患者の足の使いすぎによる傷害です。
- 踵骨棘がよく見られますが、足底踵痛症候群の結果であり、原因ではありません。
- コルチコステロイド注射は、少なくとも短期的には有効であるようです。
- さまざまな整形術も、この自己限定的疾患の疼痛期には有効でしょう。

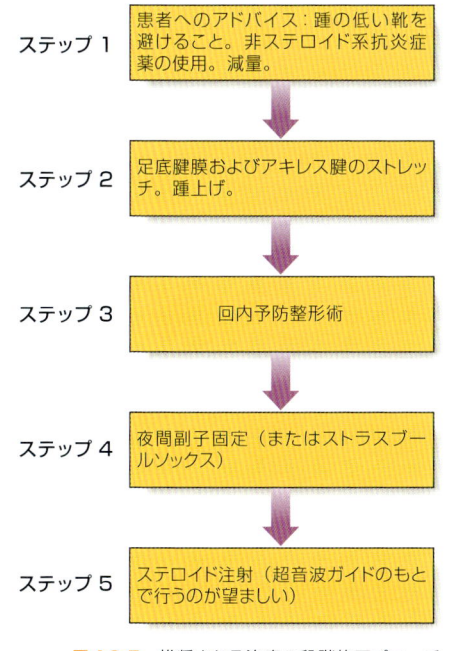

```
ステップ1 → 患者へのアドバイス：踵の低い靴を避けること。非ステロイド系抗炎症薬の使用。減量。

ステップ2 → 足底腱膜およびアキレス腱のストレッチ。踵上げ。

ステップ3 → 回内予防整形術

ステップ4 → 夜間副子固定（またはストラスブールソックス）

ステップ5 → ステロイド注射（超音波ガイドのもとで行うのが望ましい）
```

図19.5 推奨される治療の段階的アプローチ

参考文献

- Buchbinder R (2004) Plantar fasciitis. New England Journal of Medicine 351:834.
- Buchbinder R, Ptasznik R, Gordon J, Buchanan J, Prabaharan V, Forbes A (2002) Ultrasound guided extracorporeal shockwave therapy for plantar fasciitis: a randomized controlled trial. Journal of the American Medical Association 288:1364-72.
- Crawford F, Thomson C (2003) Interventions for treating plantar heel pain. Cochrane Database of Systematic Reviews, Issue 2.
- Gibbon W, Long G (1999) Ultrasound of the plantar aponeurosis (fascia). Skeletal Radiology 28: 21-6.
- Thomson CE, Crawford F, Murray G (2005) The effectiveness of extra corporeal shock wave therapy for plantar heel pain: a systematic review and meta-analysis. BMC Musculoskeletal Disorders 6: 19.

症例 20

45歳の女性がカントリーダンスの後で踵の後ろに痛みを感じると言います。視診によって踵の腫れが見つかりました（図 20.1）。

1. この腫れの鑑別診断は何ですか。また、関連する素因は何ですか。この部位の腫れを記述するために用いられる一般的な異名は何ですか。
2. 靴の中に単にヒールリフトを入れることは有効でしょうか。
3. この疾患は中年女性にだけ発症するものか、あるいは子どもも発症するものでしょうか。
4. どのような手術的介入が適切でしょうか。

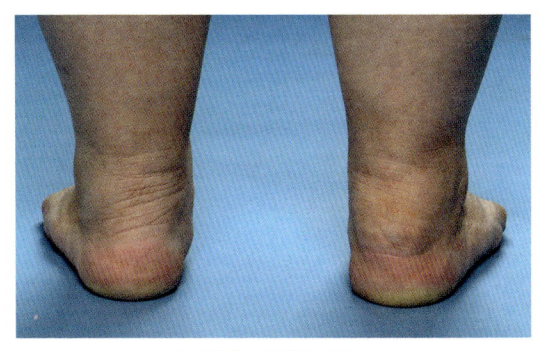

図 20.1 踵後部の腫れ

症例 20

整形外科

ハグルンド症候群（アキレス腱下滑液包炎）

1. もともと、ハグルンドによって、骨の突起と靴の背（踵）の低い靴の組み合わせによって起こる踵骨痛が報告されていました。現在では、"ハグルンド病"は、踵骨後部滑液包炎（踵骨とアキレス腱の間の滑液包炎）と踵骨上部の滑液包炎（皮下滑液包炎）を含みます。アキレス腱停止部の傷害は、機械的外傷の繰り返しによって生じますが、踵骨後部滑液包炎との識別が難しいかもしれません。3つの疾患はすべて、踵骨の突出した後上縁部と関連していて、靴によって機械的に誘発された炎症で悪化します。この症例では、踵の後外部の骨の突起上で疼痛と炎症が認められ、体表に滑液包炎が生じています（図20.2から20.3）。この後者の疾患は、しばしば"パンプバンプ"とも呼ばれます。場合によっては、踵の後外部の炎症は、炎症性関節症が原因で起こります。

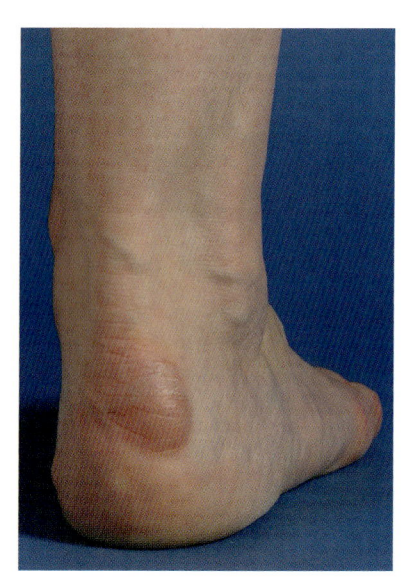

図20.2　体表のアキレス腱滑液包炎

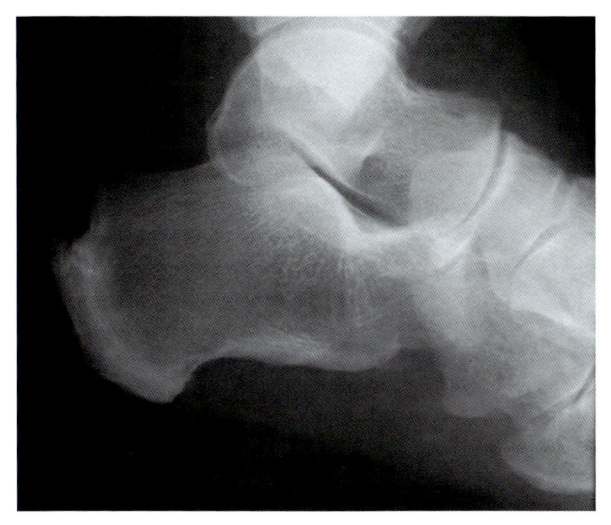

図 20.3　後部の踵骨後部の大きい突起と停止部の骨棘の緩みを呈する踵 X 線側面像

症例 20　ハグルンド症候群（アキレス腱下滑液包炎）

2. 踵の挙上はアキレス腱停止部の傷害に対して適切でしょう。この症例では、滑液包炎が患者の靴によって悪化しています。そのため、彼女はどのようなタイプの靴を履けばいいのかというアドバイスを求めています。ヒールカップと柔らかいパッドを踵か靴に張りつければ不快感の軽減になるでしょう。

3. 小児期にこの疾患にかかることは普通はありません。踵骨骨端炎（シーバー病）は、牽引性の骨端炎で、ヒールリフトと休息で治療します。

4. ステロイド注射は、表面の滑液包炎には推奨されません。保存的療法を行っても症状が持続する場合には、この突起を切除するか、距骨に向かって楔状に切除して距骨に向かって回転させる必要があります（図20.4）。

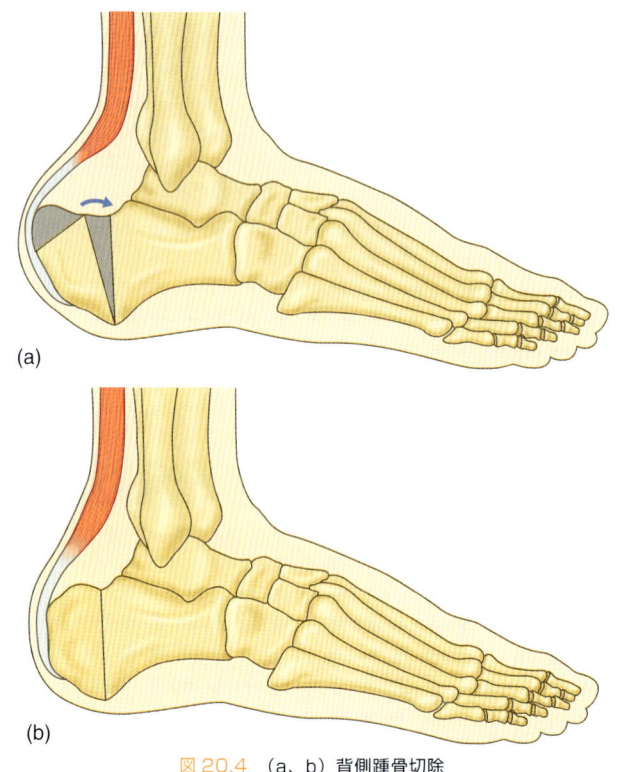

図 20.4 （a、b）背側踵骨切除

キーポイント

- ハグルンド症候群には、アキレス腱停止部の傷害、踵骨後部滑液包炎、表面の滑液包炎（"パンプバンプ"）が含まれます。
- 吸引とステロイド注射が踵骨後部滑液包炎に有効な場合もありますが、体表の滑液包炎の治療に使われることはありません。患者には、腱断裂が続発するリスクがあることを伝えなければなりません。
- 踵の腫れの切除は、一般的に直接側方進入法の適用が可能です。

参考文献

- Aldridge T (2004) Diagnosing heel pain in adults. American Family Physician 70(2):332-8.
- Leitze Z, Sella EJ, Aversa JM (2003) Endoscopic decompression of the retrocalcaneal space. Journal of Bone and Joint Surgery 85-A:1488-96.
- Mazzone M, McCue T (2002) Common conditions of the Achilles tendon. American Family Physician 65(9):1805-10.

症例21

症例14で紹介した患者が、制限母趾用のインソールを使用しても、重度の疼痛があると訴え続けています。骨棘切除が有効かもしれないと提案しました（図21.1）。

1. この手術はなんと呼ばれますか。
2. これに代わる簡単な手術法がほかにありますか。
3. 関節固定術の最適角は何度ですか。癒合に対する禁忌はありますか。
4. 関節形成術を行う場合はありますか。

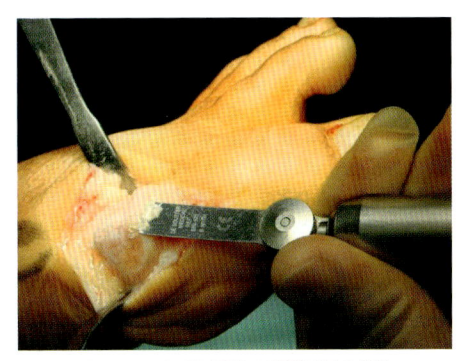

図21.1　MTP関節の背側骨棘の切除

症例21

強剛母趾の手術

1. 背側骨棘縁の切除は、背側関節唇切除術（dorsal cheilectomy）と呼ばれます。理論的には、伸長的に基節骨が中足骨頭よりも上に持ち上がるようにする手術です。私たちの経験では、この手術では、短期間の効果しか得ることができません。

2. 関節炎が軽微で MTP 関節腔の狭小化がごくわずかである場合（3 段階のグレード 1）、ウェイル法かシェブロン変法で十分でしょう（表 21.1）。これらにより、中足骨頭を近位にずらすことで関節への圧力が軽減されます。1958 年に、ケッセル（Kessel）とボニー（Bonney）は、基節骨の基部で背屈骨切り術を行い、思春期の強剛母趾の疼痛を軽減したことを報告しています。彼らの患者は足趾の底屈を保持していましたが背屈を失っていました。これは、おそらく第 1 中足骨の発達性の挙上によるものです。手術により、可動範囲を背側にずらすことで、足趾の機能を改善します（図 21.1）。この疾患は普通は思春期には見られず、手術はほとんど行われません。

3. 関節固定術は、今でも強剛母趾の手術法として最も一般的です。理想的には、足底に対して 10-15°背屈し、20-25°の骨 MTP 角を示すように、足趾を癒合すべきです。ハイヒールを履きたいと思っている女性にはこの範囲の上限の屈曲角が必要です。痛みから解放されることは、多くの患者にとってありがたいことですが、結果的に関節の可動性が完全に失われ、長期的には、足部の外側に過度に加重するようになる傾向があります。

表 21.1　X 線像に基づくグレードに応じた治療の選択肢

グレード 0	グレード 1	グレード 2	グレード 3
骨棘なし	わずかに関節腔が狭小化：背面骨棘	中足骨頭部の平坦化：種子骨傷害は認められない	かなり関節腔が狭小化：種子骨炎
足底線維軟骨板（plantar plate）の解放	ウェイル骨切り術、シェブロン変法骨切り術	背側関節唇切除術	MTP癒合：MTP関節形成術

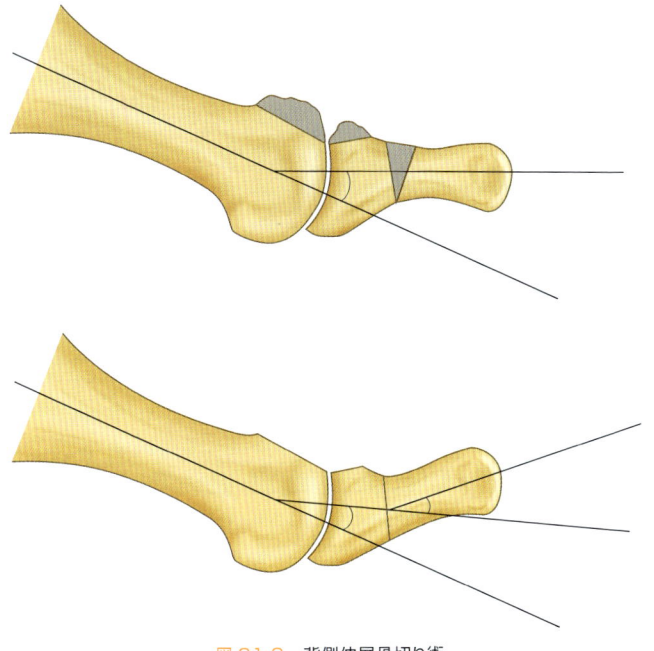

図 21.2　背側伸展骨切り術

IP 関節の関節炎は MTP 癒合に対して禁忌です。遠位側の関節からの疼痛が耐えられないほどになるからです。両関節の癒合は、固有受容感覚もつま先把握も損なわれるため、すすめられません。結合するまで関節固定術を安定化させるためには、さまざまな方法が一般的に用いられていますが、一部の患者、特に抹消循環が悪い患者に対しては、どの方法も上手くいかないことがわかってきました。実際、第二次手術を行わなければならない率は、10% 程度であることを、患者に予め告知しておくべきです。プレート固定（図 21.3）および周囲のワイヤによる癒合は、ともに効果的で、単一の皮質骨ネジの挿入よりもより回転の安定性が良好です。

整形外科

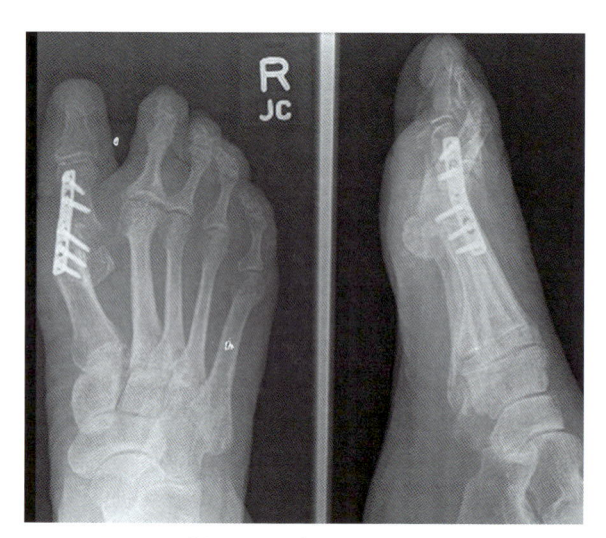

図 21.3　輪郭に沿ったプレートを用いた MTP 癒合

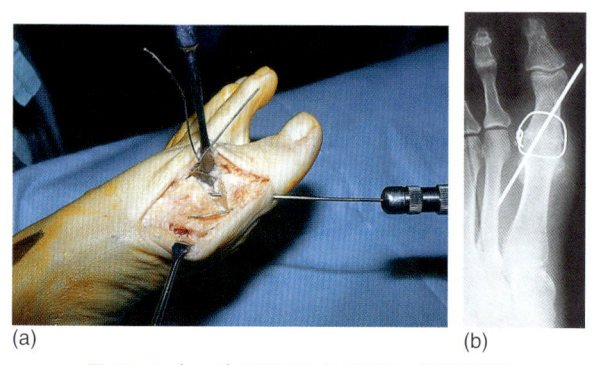

(a)　(b)
図 21.4　(a、b) 周囲のワイヤを用いた関節固定術

4. 第1MTP関節の癒合に代わる最も一般的な方法は、依然として切除関節形成術（ケラー（Keller）法）です。術後の機能は、年長者においては許容できるものですが、多くの若年の患者は、短縮された足趾がだらりとして、正常な母趾によって提供される安定性を著しく欠くことで不自由します。この数年間では、関節癒合術よりも関節置換術が行われる傾向になってきました。ヒンジ付インプラントと趾節骨ペグによるシラスティックインプラントを併用すると、長期にわたってかなり良好な結果がもたらされたという報告がでています。残念なことに、シラスティック破片に対して重度の肉芽腫反応性を示す患者もおり、その装具の緩みや最終的には不具合の原因になることもあります（図21.5）。関節全置換術は、さらに魅力的な提案です。市販のさまざまなインプラントが、機能的に妥当な結果をもたらしていることが報告されています（図21.6）。癒合術と同様に、患者が正常な歩行を取り戻すまでには、手術から少なくとも9ヶ月かかるだろうということがわかってきました。

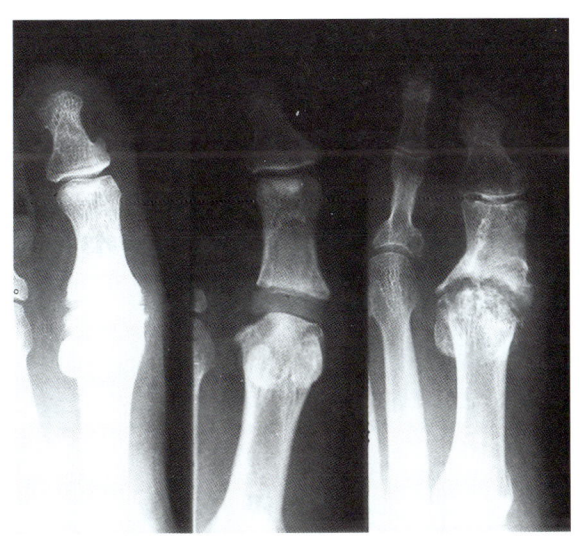

図21.5 インプラントされたシラスティックヒンジプロテーゼとその15年後の様子

(a)　(b)

(c)

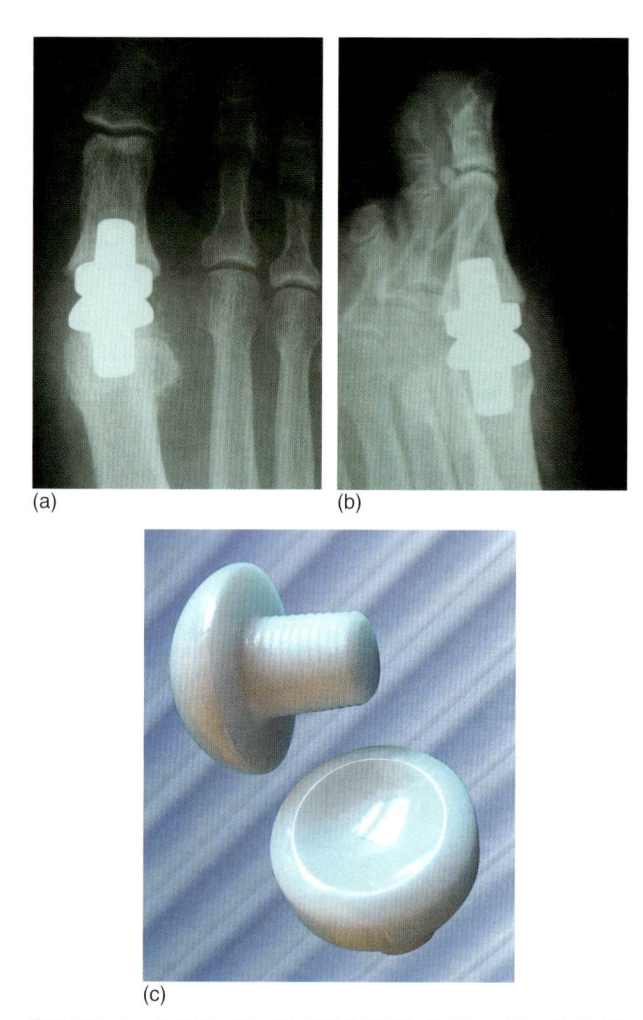

図 21.6　(a-c) モジェ (Mojé) 関節全置換術（セラマックス、ドイツ製）

キーポイント

- 癒合術は、最も信頼できる治療法です。
- IP 関節炎は、MTP 癒合術に対して絶対に禁忌です。
- 関節全置換術は、有効な代替案です。

エビデンス

ランダム化比較試験の一例で、MTP 関節形成術と癒合術を比較しました。2 年目の追跡調査の時点で、両方のグループの患者が手術を受けていましたが、癒合術を受けた患者は、関節形成術よりも有意に軽度の疼痛を示しました。コスト比が 2:1 になると、関節形成術が選ばれる傾向にありました。

参考文献

- Gibson JNA, Thomson CE (2005) Arthrodesis or total replacement arthroplasty for hallux rigidus: a randomized controlled trial. Foot and Ankle 26:680-90.
- Kessel L, Bonney G (1958) Hallux rigidus in the adolescent. Journal of Bone and Joint Surgery 40-B:668-73.
- O'Doherty DP, Lowrie IG, Magnussen PA et al (1990) The management of the painful first metatarsophalangeal joint in the older patient: arthrodesis or Keller's arthroplasty? Journal of Bone and Joint Surgery 72-B:839-42.
- Phillips JE, Hooper G (1986) A simple technique for arthrodesis of the first metatarsophalangeal joint. Journal of Bone and Joint Surgery 68-B: 774-5.
- Swanson AB (1972) Implant arthroplasty in disabilities of the great toe. In: Cacausland WR (ed) American Academy of Orthopaedic Surgeons Instructional Course Lectures XXI. St Louis, MO: CV Mosby, 227-35.

症例 22

前足部の疼痛を訴える患者には、しばしば中足骨頭下に胼胝（たこ）が見られることがあります。70歳の男性が、"小石の上を歩いている"ような感じがするとの症状を訴えています（図 22.1）。

1. この疾患の進行に寄与する要素は何ですか。
2. なぜ、胼胝ができるのですか。また、疼痛の実際の原因は何ですか。
3. あらゆる保存療法が上手くいかなかった場合、患者の症状の軽減のためにどのような外科的努力が可能ですか。
4. 手術から期待される長期的な転帰はどのようなものですか。

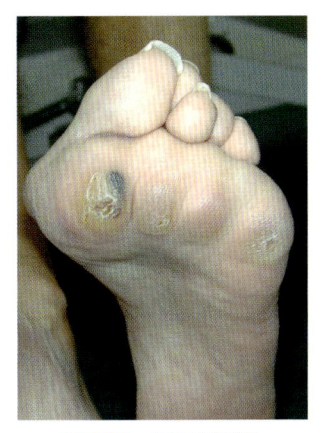

図 22.1　前足部の胼胝

症例 22

中足骨痛

1. この患者は、まず足趾が槌趾になっていることで開業医を受診しました。MTP 関節亜脱臼（図 22.2）の重大さが認識されず、インソールは何の利点もなく、着用されませんでした。圧迫による胼胝ができるのは時間の問題でしかありませんでした。実際、足趾の槌趾化は、加齢とともに中足骨頭の間隔が広がって、前足部への正常な体重分散が変化することによってだけ生じるものとの主張もあります。同様の進行性変形が、慢性関節リウマチを患う患者にも進行するようです。

2. 胼胝は、皮下組織として発達し、中足骨頭萎縮の原因となります。これらの変化は、足底脂肪組織が遠位にずれることによって悪化します。疼痛は、足底への直接の加圧、中足骨滑液包炎、関節滑膜炎の影響から生じます。

3. どのような手術でも基本的な目的は、中節骨床に滑らかな"アーチ"を作ることです。これは、第 2 趾から第 5 趾の中足骨を選択的に短縮することによって実現することができ、中足骨頭が近位に向かって滑ることを許容します。

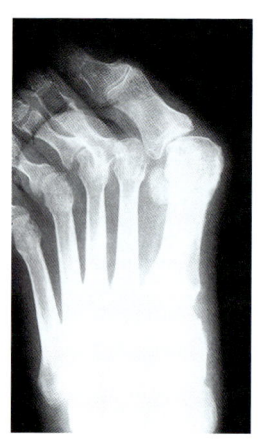

図 22.2　関節亜脱臼

ウェイル骨切り術（Weil's osteotomy）（図16.7を参照）の臨床結果は、ヘラル（Helal）によって記述されたように中足骨頭の背側置換の結果よりも良好でした。しかし、たいていは、何らかの方法で足底脂肪組織を正しい位置に戻す必要があります。この例では、中足骨顆および基節骨を、背側進入法で切除しました（図22.3）。ファウラー（Fowler）によって最初に記述されたように、皮膚を楕円形に切除できるほどは、足底の皮膚の活力が、十分でないと思われました。ケイト法（Kate's procedure）（図22.4）は、足趾の槌趾化に対してあまり矯正効果がなく、リプスコム（Lipscomb）基節骨切除術に顆切除術を併用（図22.5）したものでは、第2中足骨が長いまま残ります。

4. 患者の大部分は、手術の初期の結果に満足しています。彼らは、たいていは以前より良好に歩行でき、何年越しで通常の靴を履くことができるのです。しかし、時間が経つにつれ問題が生じてきます。特に、母趾のアライメント不良の進行を訴える場合があり、母趾MTP癒合術、関節形成術、ケラー切除術（Keller's resection）の相対的メリットがはっきりしなくなってきます。

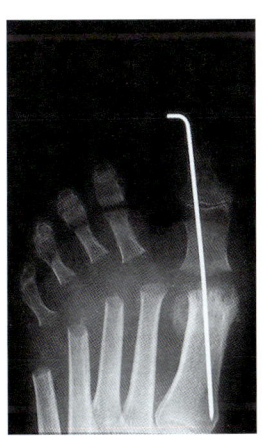

図22.3　ファウラー変法（Modified Fowler's procedure）（Claytonによる）

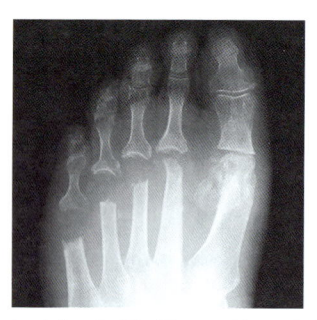

図22.4　ケイト、ケッセル、ケイ法（Kates, Kessel, Kay procedure）

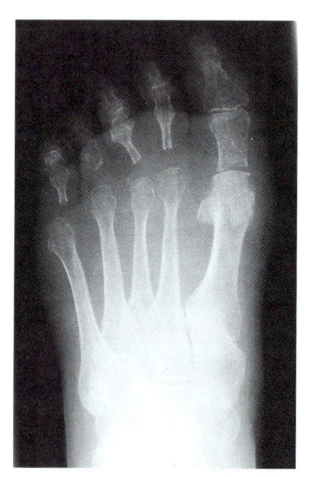

図22.5　リプスコム法（Lipscomb's procedure）

足底アーチでの胼胝の再発を訴える患者もおり、X線像では中足骨の端部が"とがって"いるのがわかるでしょう。さらに局所的な切除を行うことが、しばしば有効です。

キーポイント

- 足底脂肪組織が遠位にずれると胼胝が生じます。
- 慢性関節リウマチでは、足底の皮膚が萎縮するでしょう。
- 外科医は、滑らかな中足骨"アーチ"を提供しなくてはなりません。
- 足趾が曲がっている場合には、部分的な趾節骨切除が必要になるかもしれません。

参考文献

- Fowler AW (1959) A method of forefoot reconstruction. Journal of Bone and Joint Surgery 41-B:507–13.
- Karbowski A, Schwitalle M, Eckhardt A (1998) Arthroplasty of the forefoot in rheumatoid arthritis: long-term results after Clayton procedure. Acta Orthopaedica Belgica 64:401–5.
- Kates A, Kessel L, Kay A (1967) Arthroplasty of the forefoot. Journal of Bone and Joint Surgery 49-B:552–7.
- Lipscomb RR, Benson GM, Sones DA (1972) Resection of proximal phalanges and metatarsal condyles for deformities of the forefoot due to rheumatoid arthritis. Clinical Orthopedics 82:24–31.
- Sharma DK, Roy N, Shenolikar A (2005) Weil osteotomy of lesser metatarsals for metatarsalgia: a clinical and radiological follow-up. The Foot 15:202–5.

症例 23

患者は、一般的には、症例 18 に示すよりも変形が進んでいない状態で臨床医のもとを訪れます。隣のページの X 線像は、46 歳の事務職の女性の足を撮影したものです（図 23.1）。彼女はきつい靴を履いたときに痛みを感じるだけで、他の時には痛みはありません。

1. 外反母趾を治療する場合、どのタイプのリアライメントを行うべきでしょうか。
2. ケラー切除関節形成術（Keller's resection arthroplasty）を行う場合がありますか。
3. X 線像に映っている種子骨のずれは、考慮に入れなくてよいでしょうか。
4. 手術後、この女性はいつ頃症状から解放されると予測するのが妥当でしょうか。

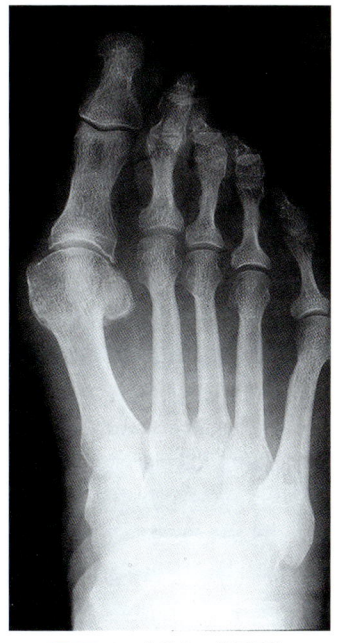

図 23.1　中程度の外反母趾

外反母趾の手術

1. 中足骨切除術を行う際には、"関節の高さ"を維持することが欠かせないと確信しています。したがって、第1中足骨がすでに短い場合にさらに短縮を行うのは賢明ではありません。圧倒的多数の人においては、中足骨間の角度は15°以下になり、変形は、長さを保ちつつ末端の骨切除によって変形を矯正することができます。同様の最終結果が得られるシェブロン法、スカーフ法またはミッチェル法（Mitchell's displacement）（図23.2）で切除することもできます。重度の内転足には、ラピダス法（Lapidus procedure：中足骨と楔状骨の間の関節の切除）または基部切除術（図23.3）による治療がより良好です。アキンの（Akin）趾節骨骨切り術も、趾節骨の角度の矯正に必要な場合があります（図23.4）。

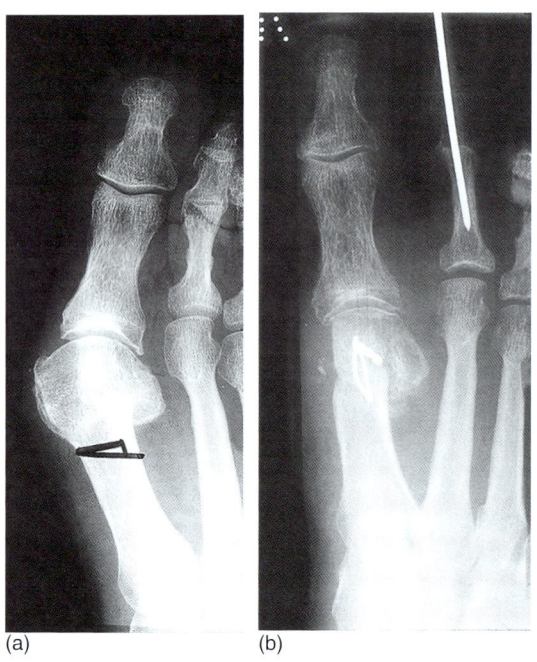

(a)　　　　(b)

図23.2　（a、b）ミッチェルの骨切り術（Mitchell's osteotomy）

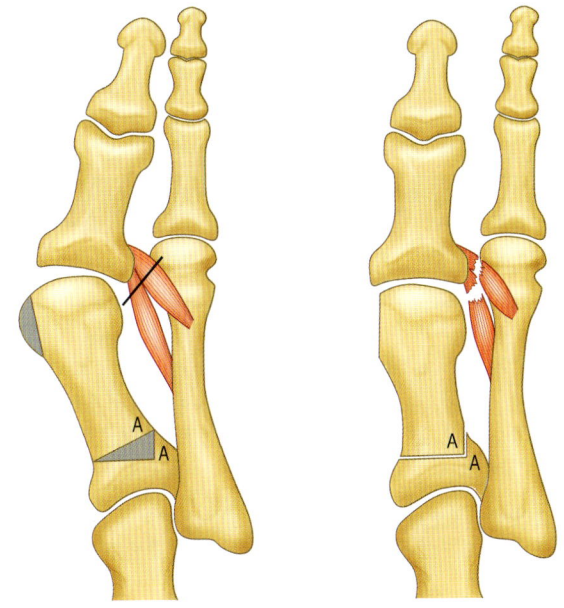

図 23.3 基部を閉鎖する楔状骨切り術

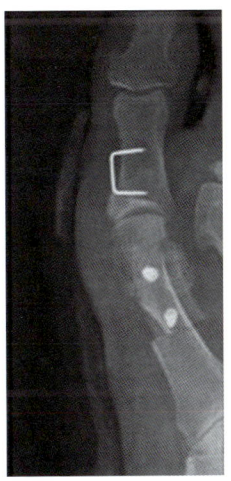

図 23.4 アキン（Akin）趾節骨骨切り術

整形外科

2. ケラー切除関節形成術（Keller's resection arthroplasty：基節骨の第3基節の除去）後には、母趾は短縮され"だらりとした"ままになります。足趾が"上に向く"ことは珍しいことではなく、足趾の安定性の喪失は、足底腱膜および足固有筋の付着部の断絶によって中足骨痛を引き起こします。若い患者の大部分は、手術によって"蹴り出し"が喪失することを受け容れないでしょう。私たちは、この方法を、重度のMTP関節の関節炎を患う、中年の後期のあまり活動的でない患者に対してだけ検討することにしました。

3. 短母趾屈筋に結合した種子骨は、母趾が内側に偏位する時、その位置を保持する傾向にあります。中足骨頭の下側の中央稜は、内側の種子骨が位置を変える時に平坦化した可能性があるので、単に中足骨をリアライメントするだけでは、種子骨を元の位置に復元するのに十分ではないでしょう。たいていの場合、内側の関節包と種子骨靱帯の縫縮が必要です。

4. 第1中足骨の長さが保持されるなら、ほとんどの患者は矯正手術の結果に満足するでしょう。骨切り術後の結合には、最短で6週間、しばしば12週間かかるでしょう。私たちは、固定がしっかりしていても、ファイバーグラス製の木靴型のギプスで、足を6週間は動かないようにすることをすすめています（図23.5）。骨切り術後の不正な結合が起こる可能性は低く、患者の症状はより安定し、その結果、一般的により患者が動きやすいことがわかりました。

エビデンス

14例のランダム化試験のエビデンスは、シェブロン法による骨切り術が、整形術を行った場合や治療をしない場合に比べて、外反母趾の治療に有効であると示唆しています。さまざまな骨切り術の比較から、これにまさる技術はありませんでした。外反母趾角と疼痛が改善されても、一部の試験では追跡調査の時点で満足していない患者の数が一貫して高かった（25-33%）ことに注目すべきです。

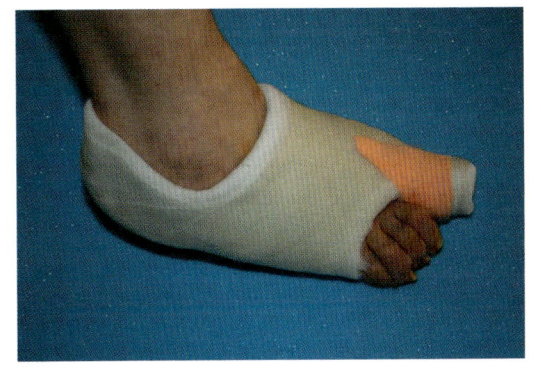

図 23.5　ファイバーグラス製の木靴型ギプス

キーポイント

- 第1中足骨の短縮は避けるべきです。
- 種子骨を、中足骨頭の下の位置に戻すための努力をすべきです。
- 手術の長期的転帰は、概して良好です。

参考文献

- Ferrari J, Higgins JPT, Prior TD (2007) Interventions for treating hallux valgus (abductovalgus) and bunions. Cochrane Database of Systematic Reviews 2007, Issue 4. www. cochrane.org/reviews
- Fokter SK, Podobnik J, Vengust V (1999) Late results of modified Mitchell procedure for the treatment of hallux valgus. Foot and Ankle International 20:296–300.
- Judge MS, LaPointe S, Yu GV, Shook JE, Taylor RP (1999) The effect of hallux abducto-valgus surgery on the sesamoid apparatus position. Journal of the American Podiatric Medicine Association 89:551–9.
- Pinney SJ, Song KR, Chou LB (2006) Surgical treatment of severe hallux valgus: the state of practice among academic foot and ankle surgeons. Foot and Ankle International 27:1024–9.
- Trnka HJ, Zembsch A, Easley ME, Salzer M, Ritschl P, Myerson MS (2000) The chevron osteotomy for correction of hallux valgus. Comparison of findings after two and five years of follow-up. Journal of Bone and Joint Surgery 82-A:1373–8.
- Zembsch A, Trnka HJ, Ritschl P (2000) Correction of hallux valgus. Metatarsal osteotomy versus excision arthroplasty. Clinical Orthopedics 376:183–94.

Section 4
皮膚科

症例 24

この 50 歳の女性は、足と手に斑状色素欠落を呈しています（図 24.1、24.2）。

1. 足および手の色素脱失について、最も可能性の高い原因は何ですか。
2. 色素脱失を合併する基礎疾患はありますか。
3. 他の疾患で皮膚の色素欠落を引き起こしうるものは何ですか。また、一部の国で、それが悩みの種となっているのはなぜですか。
4. この女性が知っておくべき予防策は何ですか。
5. 治療は可能ですか。

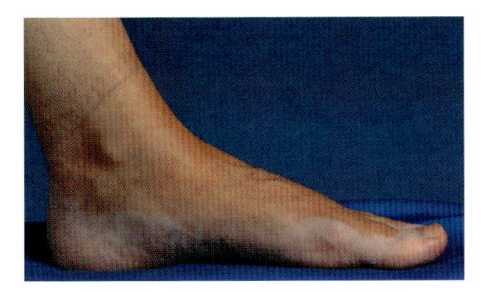

図 24.1 左足の足底の皮膚色素の脱失

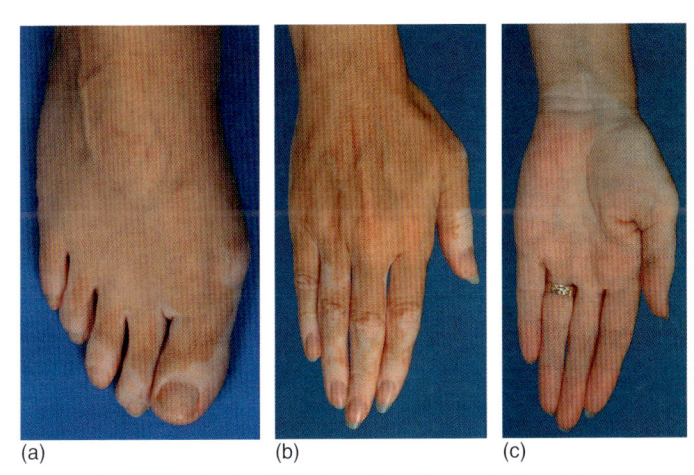

図 24.2 皮膚色素の脱失（a）足趾の背面、（b）手指、（c）左掌

症例 24

白斑

1. 白斑です。白斑は、よく見られる後天性特発性疾患で、境界明瞭で不規則な形の白い領域（色素脱失）を示します。白斑はしばしば左右対称に発症します。

2. 原因は、抗メラノサイト抗体を伴う自己免疫疾患であると考えられています。橋本病やアジソン病、悪性貧血や糖尿病などの臓器特異的自己免疫疾患が白斑を合併します。組織構造における白色の病変部では、メラノサイト（メラニン形成細胞）が消失しています。

3. 色素欠乏症とフェニルケトン尿症は、全身性色素脱失を引き起こし、一方、ハンセン病、癜風、硬化性苔癬は、皮膚色素の斑状脱失を引き起こします。白斑は、ハンセン病による脱色素斑と間違われることがあり、患者はしばしば差別を受けます。

4. 白斑部位は、日焼けしやすく、夏の間、日焼け止め指数の高い日焼け止めが必要になります。

5. 十分な治療効果は期待できません。ソラレンと長波長紫外線と長波長紫外線（UVA）への曝露を併用すること（PUVA療法）で、色素の再沈着が可能です。最近のエビデンスでは、狭帯域UVA（NB-UVA）が、PUVAよりも効果的であることが示されています。強力なステロイドを塗布して、色素再沈着を誘導することも可能です。日焼け止めは色素の残っている部分の日焼けを防ぐので、肌の色合いの違いを目立たなくします。化粧で隠したり、セルフタンニング剤を用いたりするのも有効です。

エビデンス

19例のランダム化比較試験の系統的レビューでは、強力な局所ステロイドを用いると、プラセボよりも色素再沈着の結果がよくなることが示されました。また、別の研究では、経口ソラレンと日光による日焼けを組み合わせた療法よりも良好な結果を示すことが明らかになりました。局所カルシポトリオールは、プラセボと比較して、PUVA-SOLとPUVAによる色素再沈着率を高めることが、2例の研究で示唆されました。

キーポイント

- 白斑は、よく見られる後天性疾患で、境界明瞭で不規則な形の色素脱失を呈します。
- 原因は、抗メラノサイト抗体を伴う自己免疫疾患であると考えられています。
- 白斑領域は日焼けしやすくなります。
  ソラレンと長波長紫外線と長波長紫外線(UVA)への曝露を併用すること(PUVA療法)で、色素の再沈着が可能です。

参考文献

- Lim HW, Hexsel CL (2007) Vitiligo: to treat or not to treat. Archives of Dermatology 143:643-6.
- Whitton ME, Ashcroft DM, Barrett CW, Gonzalez U (2006) Interventions for vitiligo. Cochrane Database of Systematic Reviews, Issue 1.
- Yones S, Palmer R, Garibaldinos T, Hawk J (2007) Randomized double-blind trial of treatment of vitiligo: efficacy of psoralen-UV-A therapy vs narrowband-UV-B therapy. Archives of Dermatology 143:578-84.

症例 25

65歳の男性が、下肢から足関節の内側にかけて皮膚の変色を呈しています（図 25.1）。彼は、この部分の再発性潰瘍に悩まされています（図 25.2）。

1. 基礎病理は何ですか。
2. この変色の原因を説明しなさい。
3. どのような管理が適切でしょうか。

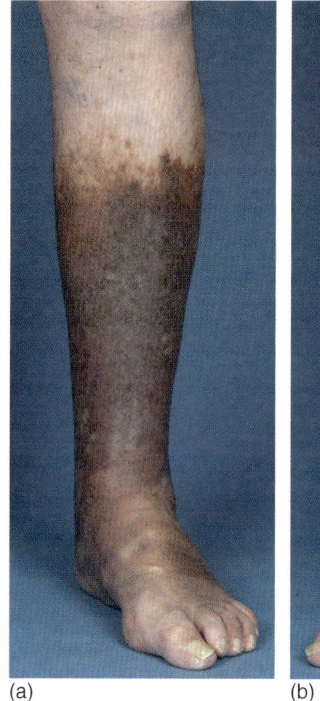

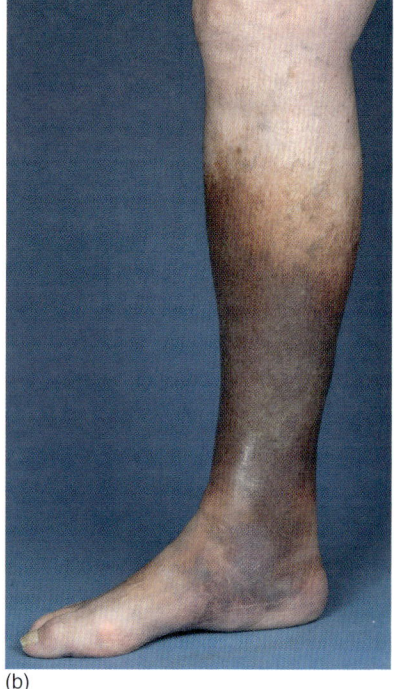

図 25.1　皮膚の変色 (a) 左下肢、(b) 右下肢

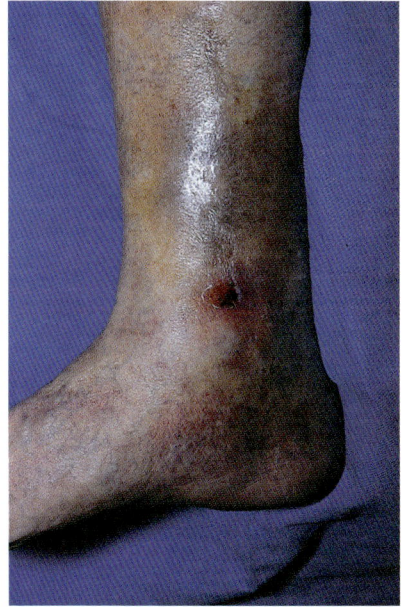

図 25.1　下腿潰瘍

静脈性潰瘍

1. 静脈瘤性湿疹および潰瘍（鬱滞性湿疹）は、静脈性高血圧の年長の患者に見られます。深部静脈弁の不全で、血液の環流が起こり、表在静脈系が拡張します。その結果、毛細血管の静水圧および透過性が高くなって、栄養の拡散が阻害され、組織壊死につながります。フィブリンが、足首で毛細血管周囲カフとして沈着します。これは、皮膚脂肪硬化症と呼ばれます。

2. 足首から膝にかけての部位に見られる広範な変色は、慢性炎症に続発するメラニン沈着によるものです。それよりも狭い範囲で（赤血球の溢出による）褐色のヘモデリン沈着、毛細血管拡張症および白色萎縮（図25.3）が併発することもあります。

3. 萎縮と湿疹を呈した皮膚では、軽度の外傷でも潰瘍が起きることが多いので、治療では、下肢挙上と圧縮包帯によって静脈性高血圧を抑制することが最も重要です。明らかにこの治療は、動脈機能不全がある場合には危険ですから、治療をはじめる前に、患者の循環器系をドップラースキャンによって検査しておくべきです。

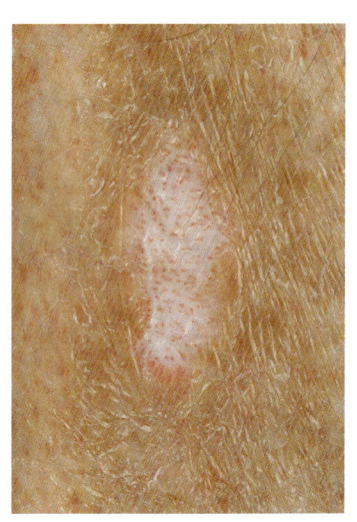

図25.3　白色萎縮症

血圧、心拍数、体格指数（BMI）も測定して、糖尿病を診断から除外すべきです。一旦治療をはじめたら、脚の"筋肉ポンプ"によって鬱血を減らすために歩くことを奨励し、長時間立ちっぱなしにならないように指導します。潰瘍の治癒には、長い時間がかかり、おそらく、定期的に傷口の包帯を替え、利尿薬と抗生物質などを経口投与する必要があるでしょう。

エビデンス

コクラン・ライブラリーの系統的レビューでは、圧迫包帯法で、単純な包帯以外のものを用いた場合に、付加的な利点のエビデンスはありませんでした。患者の要望など、他に優先すべき要素がなければ、安価な非接着性の包帯を圧迫治療に用いるべきであると結論づけていました。

キーポイント

- 除外診断によって、動脈不全を除外すべきです。
- 静脈不全は、下肢の変色と静脈瘤性湿疹によって特徴づけられます。
- 軽度の外傷でも、潰瘍が起こります。
- 静脈性潰瘍の治療には時間がかかります。

参考文献

・Anderson I (2006) Aetiology, assessment and management of leg ulcers. Wound Essentials 1:20–38.
・Moffat C (2001) Leg ulcers. In: Murray S (ed) Vascular disease: nursing and management. London: Whurr, 200–37.
・Nelson EA, Bell-Syer SEM, Cullum NA (2000) Compression for preventing recurrence of venous ulcers. Cochrane Database of Systematic Reviews 2000, Issue 4.
・Palfreyman SJ, Nelson EA, Lochiel R, Michaels JA (2006) Dressings for healing venous leg ulcers. Cochrane Database of Systematic Reviews 2006, Issue 3.

症例 26

中年の女性が、足の表面に持続性の赤い鱗状発疹を呈しています（図 26.1）。図からわかるように、黄色膿疱が認められます。長期にわたり、手にも同様の病変を呈しています。彼女は喫煙者です。

若年の患者にもしばしば同様の紅斑性病変が見られます。図 26.2 の病変は、スポーツに熱心で、トレーニングシューズを頻繁に履いていた少年に発症したものです。

1. 第 1 の疾患に対する診断をしなさい。
2. 第 2 の疾患の紅斑性病変の原因は何ですか。
3. 双方の症例には、どのような治療が適切ですか。

症例 26

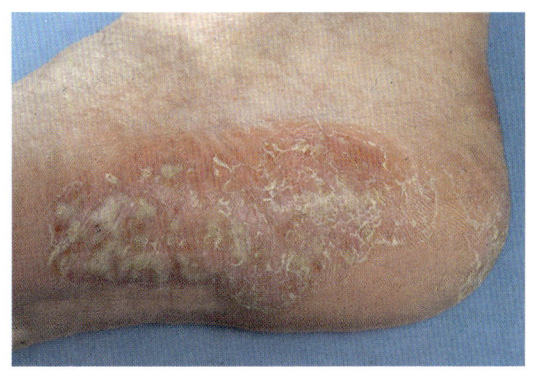

図 26.1　足部の外側縁の皮膚病変

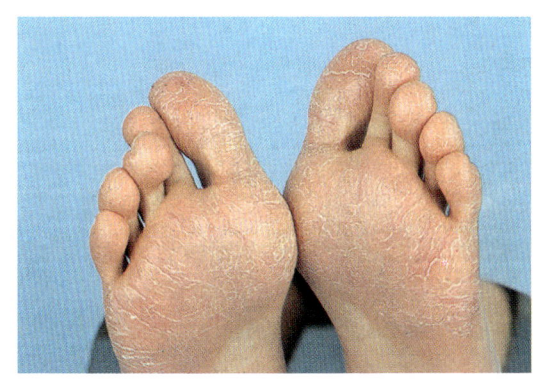

図 26.2　両足の紅斑性病変

足底の膿疱症／皮膚炎

1. 掌蹠膿疱症は、常に喫煙をしている中年の患者の手掌および足底に限定される限局型乾癬です。しばしば、他の部位に乾癬の所見を呈することなく発症します。乾燥すると、不連続な黄色から褐色の染みになる黄白色の無菌性膿疱で特徴づけられます。周辺の皮膚は炎症を起こし、鱗状になります。典型的な掌蹠膿疱症は、足部の内側縦足弓に沿って見られます。

2. 若年性皮膚炎底では、鱗状で光沢があり亀裂の入った紅斑が、主に前足部の体重支持部位に見られます。成人の膿疱症よりも皮膚が乾燥しており、この疾患は、合成物質への接触による皮膚炎だと考えられています。

3. 掌蹠膿疱症は、治療に長期間かかり、しばしばコールタールやジトラノール、ステロイドなどの治療に対して抵抗性を示しますが、強力なステロイドや紫外線療法が有効な場合があります。若年性疾患の治療の方が容易です。というのも、しばしば患者が、合成物質性の靴下や靴を履いていることがわかるからです。メルク社の軟膏（Unguentum Merk）などの皮膚軟化剤を塗布し、可能であれば革靴を履くように指導しましょう。

キーポイント

- 掌蹠膿疱症は、足に見られる乾癬の一種です。
- 若年性皮膚炎底は、合成物質製の靴が原因の接触性皮膚炎です。
- 紅斑性病変は、ステロイドと皮膚軟化剤で管理します。

参考文献

- Graham R (1989) Palmo-plantar pustulosis. Practitioner 233:1428–39.
- Layton AM, Sheehan-Dare RA, Cunliffe WJ (1990) A double-blind placebo-controlled trial of topical PUVA in persistent palmoplantar pustulosis. British Journal of Dermatology 123 (s37):44–5.
- Shackelford KE, Belsito DV (2002) The etiology of allergic-appearing foot dermatitis: a 5-year retrospective study. Journal of the American Academy of Dermatology 47(5):715–21.

皮膚科

症例27

この男性患者は、鉱山で長年働いていました。彼は今、74歳で、趾爪の治療のために定期的に足病医にかかっています。検査すると、彼の趾爪はすべて肥厚して変色していました（図27.1）。第4趾と第5趾の間の皮膚がふやけていて、右足の側面に赤い鱗状の斑があります（図27.2）。

1. この趾爪の疾患が、鉱山で働いていたことと関連しているのはなぜですか。
2. 比較的診断しにくい症例では、どのように診断を確定しますか。
3. この趾爪の疾患は、右足の鱗状斑と関連がありますか（図27.2を参照）。
4. この趾爪および皮膚の疾患には治療が必要ですか。必要なら、どのような治療ですか。

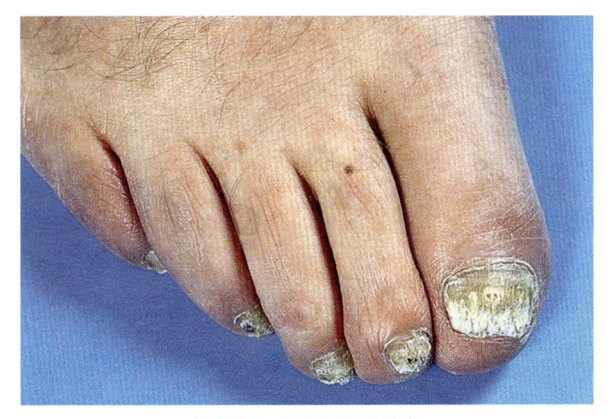

図 27.1　趾爪の肥厚と変色

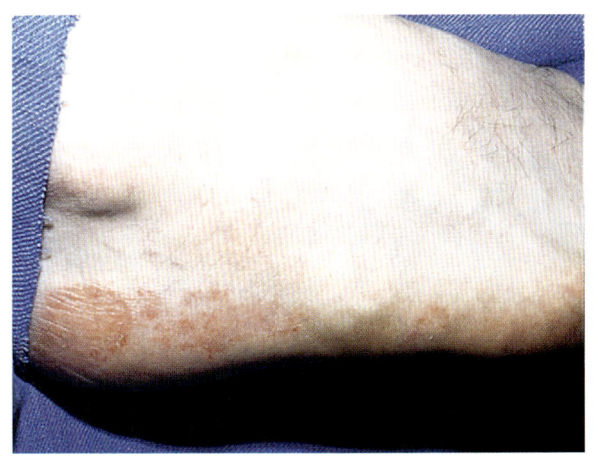

図 27.1　右足の外側縁の鱗状斑

症例 27

足部真菌性感染症

この男性の趾爪は、真菌感染症（爪甲真菌症、爪白癬）にかかっています。この疾患は、かつては、共同浴場施設を利用する鉱山労働者の職業病でした。趾爪の真菌感染症は、酵素を産生することでケラチンを分解する皮膚糸状菌が原因です。皮膚糸状菌には、以下の３つの属があります。小胞子菌属 (Microsporum)、白癬菌属 (Trichophyton)、表皮菌属 (Epidermophyton) です。最もよく趾爪に感染する皮膚糸状菌は、紅色白癬菌 (Trichophyton rubrum) です。爪甲が肥厚し、爪床から分離、変色してもろくなり、蜂の巣状の構造になります。真菌の感染は、１以上の趾爪に起こりますが、すべてに感染することは稀です。この男性は例外的です。この疾患は、加齢とともによく見られるようになります。

比較的診断しにくい症例では、顕微鏡で菌糸の確認をすることで診断を確定できます。皮膚糸状菌を種同定するためには、真菌の培養が必要です。

鱗状斑は、水虫（白癬、足白癬）で、図 27.1 の症状と同様に表皮の真菌性感染症が原因で起こります。

この男性は趾爪の問題で悩んではいなかったため、再発防止と趾爪の苦痛緩和治療以上の治療は求めませんでした。しかし、若年の患者、特に女性の場合には、変色して肥厚した趾爪を気にして、治療を求めることが多いでしょう。現在では、グリセオフルビンに代わって、経口抗真菌剤のテルビナフィン（ラミシール）が、真菌に感染した趾爪治療の主力薬になっていますが、塗布薬のアモロルフィン（ロセリル）もいくらかの効果があります。治療は、感染した菌を根絶するために、まる３ヶ月間継続しなければなりません。皮膚への感染に対しては、局所性抗真菌剤の塗布がより効果的であるようです。まず第一に、患者には入浴後、特に足趾間をよく乾燥させるようアドバイスすべきです。収斂剤の使用で、皮膚の含有水分を減らし、感染の危険を低くします。ウィットフィールド軟膏などの局所薬は、古くからある有効な薬ですが、今ではほとんど、アゾール系（カネステン（クロトリマゾール剤）、ダクタリン（ミコナゾール剤））やアリルアミン系（ラミシール（テルビナフィン剤））といった薬に、取って代わられています。

エビデンス

67例のランダム化比較試験の系統的レビューによると、真菌性皮膚感染症は市販の局所性抗真菌剤クリーム、ローション、ジェルによって効果的に管理できるという確かなエビデンスが示されています。テルビナフィンは、最も効果的な局所薬です。

局所治療（シクロピロクスオラミンやブテナフィン）が趾爪への皮膚糸状菌感染に効果的であるというエビデンスがありますが、少なくとも1年間は毎日薬を塗布する必要があります。

キーポイント

- 皮膚や趾爪への真菌性感染症は、よく見られる疾患で、人口の約10%がかかっています。
- 原因は皮膚糸状菌への感染です。
- しばしば、皮膚と趾爪への感染が、ともに見られます。
- 皮膚への感染にはアドバイスと収斂剤の塗布、もしくは、治りにくい場合にはアゾールかアリルアミンの塗布が必要です。

参考文献

- Crawford F, Hollis S (1999) Topical treatments for fungal infections of the skin and nails of the foot. Cochrane Database of Systematic Reviews, Issue 3.
- Gentles JC, Evans EGV (1973) Foot infections in swimming baths. British Medical Journal 3(5874):260-2.
- Hart R, Bell-Syer SE, Crawford F, Torgerson D, Young P, Russell IT (1999) Systematic review of topical treatments for fungal infections of the skin and nails of the feet. British Medical Journal 319:79-82.
- Roberts DT, Taylor WD, Boyle J (2003) Guidelines for treatment of onychomycosis. British Journal of Dermatology 148(3):402-10.

症例 28

若い学生が有痛性の陥入爪に悩んでいます。爪の横側を切ったときから、異常が出てきました。図 28.1 に見られるように、彼の爪は感染しており、過剰肉芽組織が存在しています。彼は 3 回のフルクロキサシリンの投与を受けました。投与のたびに、感染は消散しましたが、数週間しか保ちませんでした。

1. 2 種類の陥入爪があることが認められています。それらの名称を述べましょう。また、この若者はどちらに罹っていますか。

2. 抗生物質が短期間しか効かないのはなぜですか。

3. 外科的には、この有痛性趾爪疾患には、どのような治療が最適ですか。

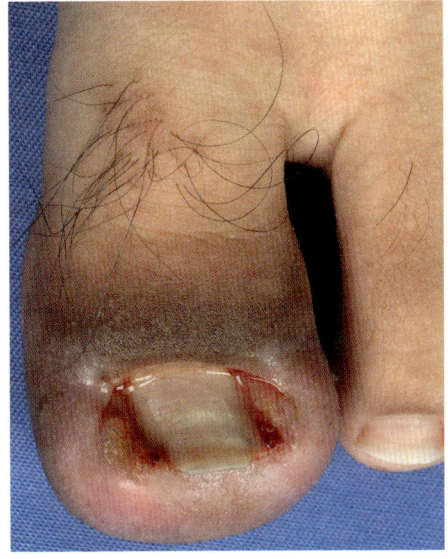

図 28.1　過剰肉芽組織を伴う感染した陥入爪

陥入爪

1. 陥入爪は、爪の端が爪郭に食い込む有痛性の疾患です。2つの主な原因があります。前ページに示したように、陥入は、爪の角がトゲのようになって爪溝に食い込む（爪甲嵌入症）ことが原因です。爪甲が薄くて広い場合に起こりやすく、しばしば二次感染と過剰肉芽組織を伴います。この種の爪の問題は青年男性によく見られ、爪の切り方が悪いために起きることもあります。図28.2は、足趾の端から末端側に爪の角がトゲのようになって伸び、爪甲嵌入症を起こしています。年長の女性の場合は、靴が原因になることがあり、陥入爪は、横方向に爪の彎曲が強くなることによって起こります（爪の内巻きすなわち内彎曲：図28.3）。感染することはあまりありませんが、有痛性の角化症が爪郭に生じるかもしれません。これらの内側に彎曲した爪の管理を怠ると、上述の爪甲嵌入症のように内巻きになった爪のトゲが皮膚に食い込む場合があります。

2. 抗生物質による爪甲嵌入症の治療は、当面の感染の問題を解決しますが、一時的なものであって、爪の悪い部分を除去しない限りはまた愁訴が出てきます。

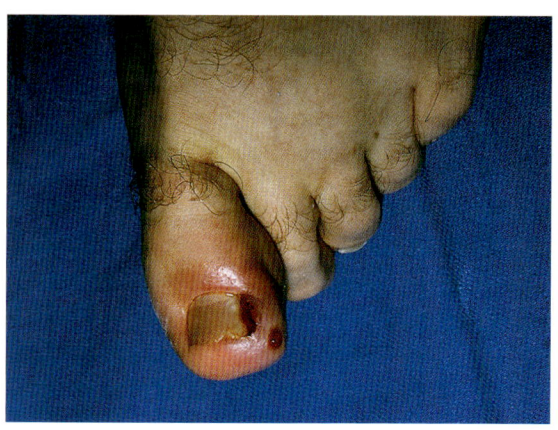

図28.2 爪の角が足趾の末端に食い込んでいる重度の爪甲嵌入症

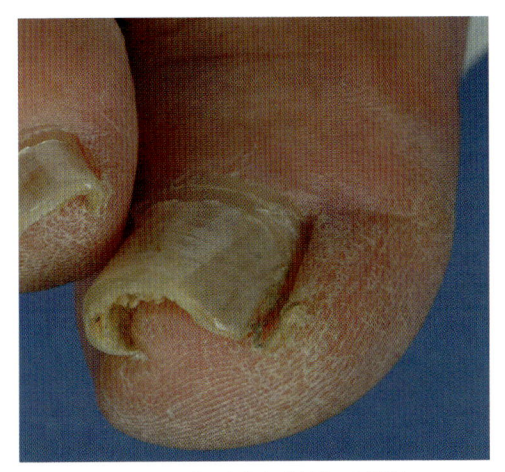

図 28.3　爪の内巻き（内側への彎曲）

爪のトゲを除去すると同時に爪の幅を狭めることで、より良好な転帰がもたらされるでしょう。趾爪の彎曲の程度が極めて深刻であるか、著しく肥厚している場合（巨爪症または爪鉤弯症）、爪甲への真菌性感染症が存在する場合（爪甲真菌症）には、爪全体の除去を検討します。

3. フェノール法による爪の一部または全体の除去は、外科的切除だけ（ザディック（Zadik）手術またはウィノグラード（Winograd）手術）よりもよい結果を示すというエビデンスがあります。ザディック手術（全切除）とウィノグラード手術（楔状切除）は、爪母を完全にむき出しにする大規模な手術であるため、一般的に患者の術後の痛みは強くなります。爪のトゲが再成長して手術が失敗に終わるリスクが比較的高いです（図28.4）。フェノール法の最大の利点は、爪の再成長による再手術の必要性が少なくなることですが、術後の疼痛と出血も少なくてすみます。さらに、フェノール法による爪の除去は、感染の存在によって妨げられることはなく、皮膚の縫合の必要もありません。欠点としては、フェノールが苛性であるため細心の注意を払って扱う必要があることを忘れてはならないということです。

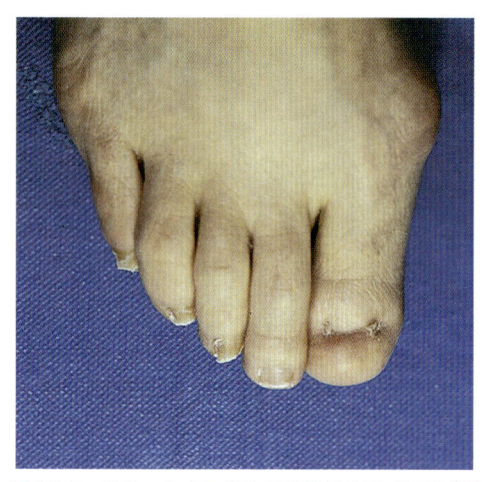

図 28.4　ザディック（Zadik）手術後の爪のトゲの再成長

フェノールは、傷害組織を損傷するため、創の回復を長引かせ、術後感染のリスクを高めます。しかし、上述の利点は、これらの欠点をはるかに凌ぐものです。

臨床治療のヒント

止血帯（エスマルヒ駆血帯）を足趾の周りに巻きます。爪の切除部分を特定します。この部分の爪甲を爪床から分離し、鋭いメスで爪を割きます（図28.5a、b）。鉗子を用いて、切除部分をしっかりつかみ、足趾の中心に向かって穏やかに回転させます。爪母を傷つけないように気をつけて除去します。それから、皮膚の境界に沿ってワセリンを塗り、最低80％の濃度のフェノールを柔らかい綿棒につけて爪母に塗り、よくすり込みます（図28.5c）。最低3分間押し当て、アルコールか食塩水で爪郭を洗浄します。まずパラフィンガーゼを足趾に巻き、次に、ガーゼで拭き取って管状包帯で固定します。

(a)

(b)

(c)

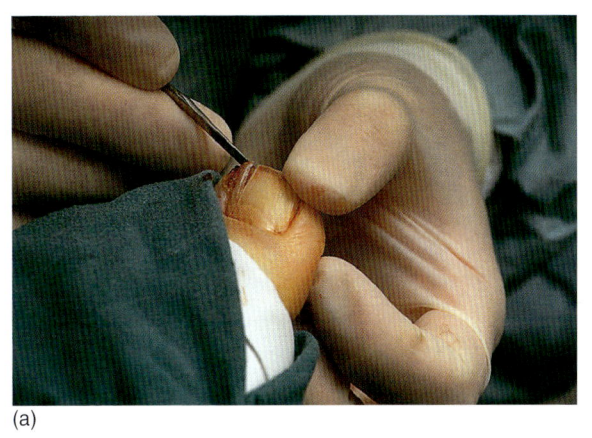

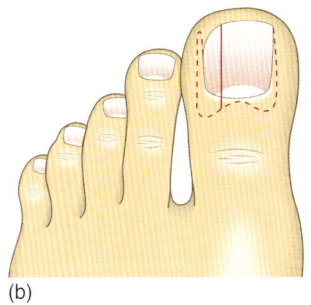

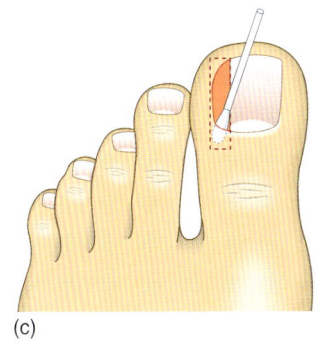

図 28.5 （a、b）趾爪の側方切除　（c）爪母のフェノール法

症例 28　陥入爪

エビデンス

1編のコクラン・ライブラリー系統的レビューでは、フェノール法による爪の一部または全体の除去は、外科的切除（ザディック手術またはウィノグラード手術）よりも結果がよいとのエビデンスがあります。
1例のランダム化比較試験と1例の症例対照研究では、趾爪の手術については、外科医よりも足病医の方が効果を発揮すると示されています。

キーポイント

- 陥入爪の原因は、青年と年長の患者とで異なっています。
- 爪の端の部分を除去しない限り、抗生物質は短期間に症状を緩和するだけです。
- 趾爪の除去後に、爪母のフェノールを塗布することを推奨します。

参考文献

- Gerritsma-Bleeker CL, Klaase JM, Geelkerken RH, Hermans J, van Det RJ (2002) Partial matrix excision or segmental phenolisation for ingrowing toenails. Archives of Surgery 137:320-5.
- Laxton C (1995) Clinical audit of forefoot surgery performed by registered medical practitioners and podiatrists. Journal of Public Health Medicine 17:311-17.
- Rounding C, Bloomfield S (2003) Surgical treatments for ingrowing toenails. Cochrane database of Systematic Reviews, Issue 1.
- Shaath N, Shea J, Whiteman I, Zarugh A (2005) A prospective randomised comparison of Zadik procedure and chemical ablation in the treatment of ingrown toenails. Foot and Ankle International 26:401-5.
- Thomson C, Paterson-Brown S, Russell IT (2002) A clinical and economic evaluation of toenail surgery performed by podiatrists in the community and surgeons in the hospital setting: a randomised controlled trial. www.show.NHS.uk/cso/.

症例 29

これは、よく見られる皮膚病変で、この水泳をする少年の足底に突然出現しました（図 29.1）。発症してから約 6 週間で、次第に大きくなっています。この少年の母親は治療を希望しています。

1. この皮膚病変の名称は何ですか。
2. この病変の病理を簡単に述べなさい。
3. この皮膚疾患に罹りやすい患者群は何ですか。
4. この母親の希望は満たすべきでしょうか。もしそうなら、推奨される治療法は何ですか。

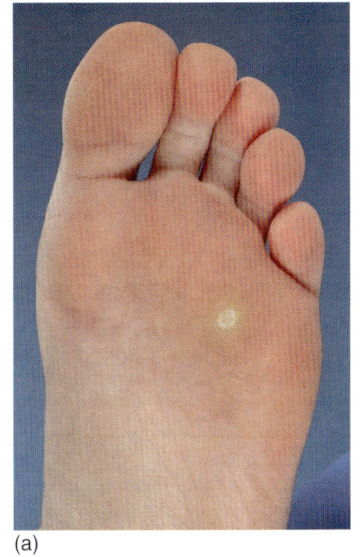

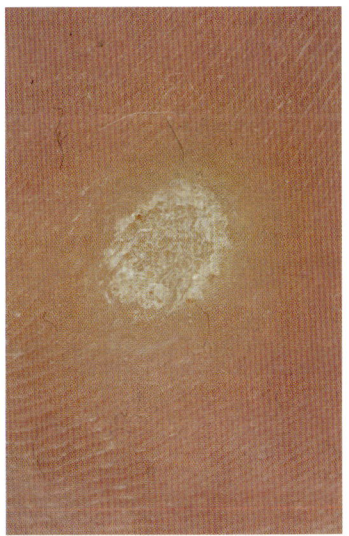

図 29.1 （a、b） 足底の病変

症例 29

皮膚科

足底疣贅

1. 足底疣贅（いぼ）は、よく見られる良性の皮膚腫瘍で、ヒトパピローマウイルス（HPV）が上皮細胞に感染することで起こります。60以上のDNAのサブタイプが同定されていますが、そのうち、HPV Ⅰ、Ⅱ、Ⅲが足底疣贅と関連しています。小児期および思春期に足の裏に見られ、荷重がかかるために真皮の中へと成長します。いぼは、水泳をする人によく見られます。すべり止め加工のプールの床が水を含むために、皮膚がふやけて、遊離ウイルス性物質に感染しやすくなるのです。足底では、角化症（うおのめ）との区別が困難な場合があります（表29.1）。

2. 表皮の有棘細胞層が肥厚し、角化します。顆粒層の角化細胞が疣贅ウイルスに感染して空胞化します。

3. 臓器移植者など、免疫を抑制している人は、ウイルス性疣贅に感染しやすくなります。モザイク様足底疣贅は、複数の独立した疣贅を含む足底のプラークです（図29.2）。感染に対する自然抵抗力が弱くなるため、困難な問題になります。図29.3は、心臓移植後、5年が経過したシクロスポリン療法中の患者の足底の大きなモザイク様足底疣贅を示しています。

    疣贅は普通、小児期には6ヶ月以内に自然治癒します。しかし、成人では、治りにくく、時には何年も長引く場合があります。HPVは上皮性悪性腫瘍（子宮頸癌）と間接的に関連しているので、子どもの免疫系をウイルスで感作させて、将来のために免疫を獲得させる価値があると提言する学派があります。

表29.1　疣贅と角化症の違い

所見	疣贅	角化症
上層の皮膚硬結の除去後	点状の吹き出物（血栓の形成された毛細血管）、出血点	皮膚の陥凹
皮膚線条	病変から分岐	分岐せず
部位	あらゆる部位	必ず体重支持部
側方から圧迫した（つまんだ）時に	非常に痛い	痛みはない

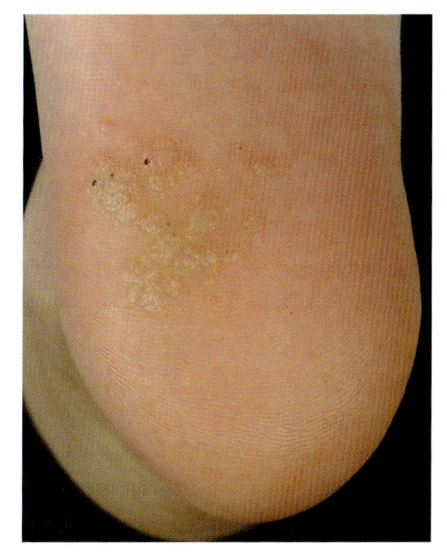

図 29.2　モザイク状病変

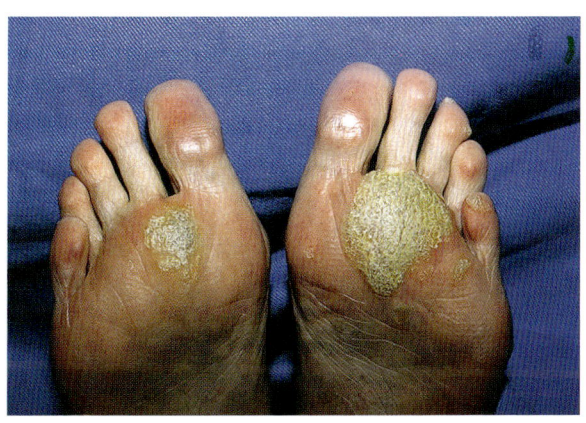

図 29.3　心臓移植後 5 年が経過したシクロスポリン療法中の患者の足底の大きなモザイク様足底疣贅

症例 29　足底疣贅

皮膚科

英国の少女へのHPVワクチンの導入は、将来的な疣贅の発生を減ずる結果となるでしょう。概して、足底疣贅が、有痛性、びまん型、サイズが大きくなる、または、日常生活に支障がある場合には、治療の適応になります。この少年の病変は大きくなっているようなので、治療を検討すべきです。治療の選択肢はたくさんありますが、どれも治療の成功を保証するものではありません。腐食薬や角質溶解薬を用いる場合には、1週間間隔で何回も繰り返さなければなりませんし、足を乾いた状態にしておく必要があります。"ダクト"テープの使用を支持するエビデンスがあります。疣贅を塞ぐことで、テープによって免疫系が活性化することが示唆されています。亜酸化窒素または液体窒素による寒冷療法は、痛みが強いものの、より使いやすい代替手段になる可能性があります。スーヤ（Thuja）やカランコエ（Kalanchoe）などのホメオパシー（同種療法）は、患者が自分で処方できる害の少ない選択肢ですが、現時点では薬効に関する主張は逸話の域を出ていません。時には、病巣内ブレオマイシンなどの抗ウイルス療法やジニトロクロロベンゼン（DNCB）やジフェンシブロンなどの免疫療法が、成人の難治性病変に適応されることもあります。

エビデンス

ランダム化比較試験の系統的レビューでは、サリチル酸を用いた単純な局所的治療が、プラセボと比較して有効だと判明しました。寒冷療法とサリチル酸とを比較した2例の試験と、ダクトテープと寒冷療法を比較した1例の試験がありますが、効果に有意な差はありませんでした。しかし、ダクトテープ療法は費用が安く、寒冷療法ほど多くの副作用はありません。

患者へのアドバイス（Watkins による）

- 疣贅をつついたり切り取ったりしてはいけません。
- 公共の場所では素足にならないようにしましょう。
- 病変部位に防水絆創膏を貼るか、"いぼ用靴下"を着用しましょう。
- 病変部がびまんするか、大きくなってきたら、医療機関を受診しましょう。

キーポイント

- 疣贅は、特に小児期に足の裏によく見られます。
- 治療には角質溶解や寒冷療法があります。
- 表面を塞ぐ（例えば、いぼ用靴下を着用する）ことで、"接触性"の拡散を防ぐことができます。

参考文献

- Bunney M (1983) Viral warts. Edinburgh: Churchill Livingstone.
- Focht DR, Spicer C, Fairchok MP (2002) The efficacy of duct tape vs cryotherapy in the treatment of verruca vulgaris (the common wart). Archives of Paediatrics and Adolescent Medicine 156(10):971-4.
- Gibbs S, Harvey I. Topical treatments for cutaneous warts. Cochrane Database of Systematic Reviews 2001, Issue 2.
- Watkins P (2006) Identifying and treating plantar warts. Nursing Standard 20(42):50-4.

症例 30

運動競技選手である20歳男性学生が、長期にわたって両足に問題を抱えています（図30.1）。彼のかかりつけ医は、このような問題を今まで診たことがなかったので、この学生を皮膚科臨床専門医に紹介しました。

1. 診断をしましょう。
2. どういった生物が原因ですか。
3. なぜ運動選手がかかりやすいのでしょうか。
4. 治療法は何ですか。

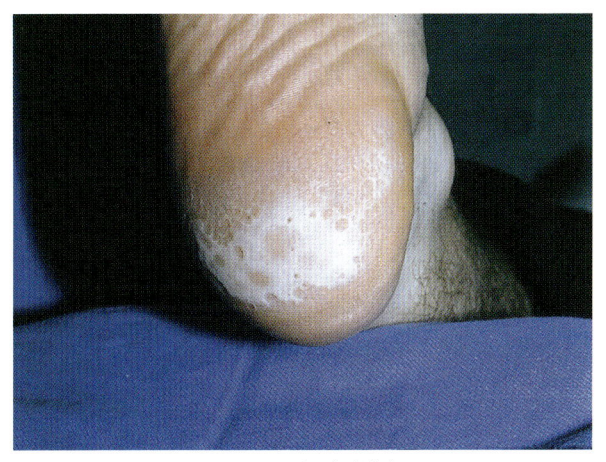

図 30.1 踵の皮膚病変

点状角質融解症

1. 点状角質融解症は、ジフテリア菌の共生菌の異常増殖によるミクロコッカス細菌感染です。ケラチンが再吸収され、皮膚にくぼみができます。典型的症状は、足底表面にクレーター状の病変が生じることです。こうした病変は、ケラチンが比較的豊富な母趾球や足蹠軟部組織といった体重のかかる部位に生じます。

2. ミクロコッカスは、湿潤な条件下で急速に増殖します。この症状を訴えている患者は過度に発汗する（多汗症）ことが多く、通気性の悪い靴を履いている可能性があります。多くの場合には悪臭を伴います。

3. 運動選手は、足の裏の湿気が多くなることと、たこができることから、この疾患にかかりやすくなります。

4. 治療の鍵は、多汗症への対処にあります。この学生は、ホルマリン塗布によって治療に成功しました。他の治療法としては、過マンガン酸カリウムまたは2%エリスロマイシン溶液を皮膚に塗布する方法があります。

キーポイント

- 多汗症により、皮膚における病原体の増殖が急速に進みます。
- 点状角質融解症は、ミクロコッカス感染が原因です。
- 多汗症の治療には、ホルマリンや過マンガン酸カリウムの塗布など、収斂剤が用いられます。

参考文献

- Adams B (2002) Dermatologic disorders of the athlete. Sports Medicine 32(5):309–21.
- Ramsey ML (1996) Pitted keratolysis: a common infection of active feet. The Physician and Sports Medicine 24(10).
- Takama H, Tamada Y, Yano K, Nitta Y, Ikeya T (1997) Pitted keratolysis: clinical manifestations in 53 cases. British Journal of Dermatology 137:282–5.

症例 31

中年女性がしもやけの症状を呈しており、寒冷曝露により手指および足趾が痛み白くなるという病歴を呈しています(図 31.1)。

1. しもやけとは正確には何のことですか。

2. この関連症状を合併する結合組織病は何ですか。

3. どのように症状を管理しますか。

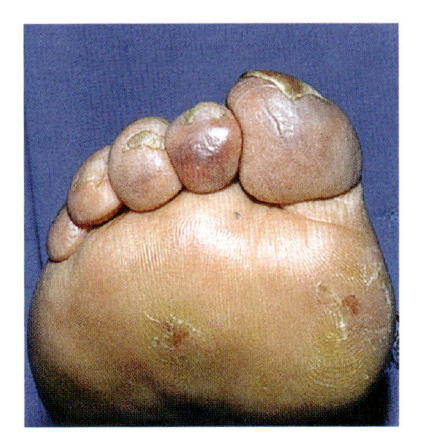

図 31.1　足趾のしもやけ

症例 31

皮膚科

レイノー現象を伴うしもやけ

1. しもやけ（凍瘡）は、寒冷に対する局所的な過剰反応で、多くは女性と小児に発症し、手指および足趾によく見られます。寒冷曝露の後、皮膚細動脈および細静脈が持続収縮します。足趾は、まず、充血反応によって、赤くなって熱と腫れを帯び、激しい痒みを伴います。続いてチアノーゼの症状が見られ、循環が改善しなければ、潰瘍が生じます。

2. しもやけは、レイノー現象の患者で最もよく見られます。この疾患は、指の血管が発作的に収縮するという特徴を持ち、それによって手指および足趾が（虚血によって）白くなり、（鬱血による毛細血管拡張によって）チアノーゼを起こし、その後（反応性充血によって）赤くなります。特発性である場合は、レイノー病と呼ばれ、他の疾患に続発する場合は、レイノー現象と呼ばれます。レイノー病はよく見られます。患者の9割が女性であり、しばしば家族歴があります。レイノー現象は他の結合組織病に合併しますが、時に、限局性強皮症が石灰沈着症、食道病変、毛細血管拡張症を併発する全身性硬化症、CREST症候群に合併します。

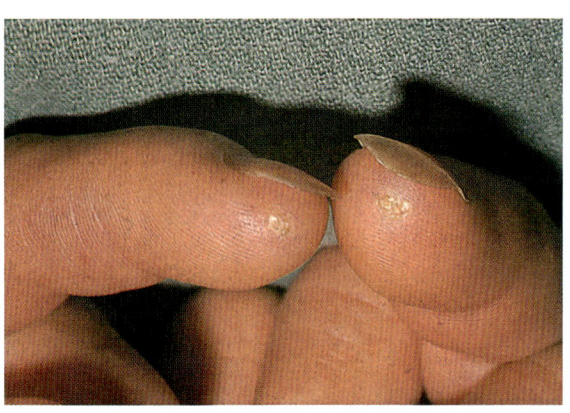

図31.2　皮膚石灰症

レイノーの他の原因は以下の通りです。
- アテローム性動脈硬化およびバージャー病の患者に発症する動脈閉塞性疾患
- 脊髄空洞症または対麻痺に続発する血管神経支配機能の障害
- 長時間のタイピングや空気動力工具の使用後などの職業性外傷による反射性血管収縮
- 血管収縮を引き起こす細菌毒素
- 血液粘度の上昇

3. 寒冷の回避が肝心です。4%ペルーバルサムの局所的塗布が有効ですが、多くの場合、潰瘍が再発するため、カルシウムチャンネル遮断薬ニフェジピンなどの血管拡張剤が必要になります。レイノーは寒冷刺激で誘発されるので、足部を暖かくして湿気や寒冷を避けるようにアドバイスすべきです。重症例では、足趾が壊死し、切断が必要になります。

キーポイント

- しもやけは、寒冷に対する過剰反応で、レイノーに続発してみられます。
- レイノーは、主に中年女性が発症する血管収縮疾患です。CREST症候群の強皮症に合併します。
- 寒冷回避が肝心で、血管拡張剤が必要になることもあります。

参考文献

- Dowd PM (1986) Nifedipine in the treatment of chilblains. British Medical Journal 293:923–40.
- Isenberg DA, Black C (1995) ABC of rheumatology: Raynaud's phenomenon, scleroderma and overlap syndromes. British Medical Journal 310:795–8.
- Kanwar AJ, Ghosh S, Dhar S (1992) Chilblain lupus erythematosus and lupus pernio – the same entity. Dermatology 185:160.

Section 5
危険な状態にある足

症例 32

72歳の女性が、足の外側で歩いていたことを心配して受診しました。臨床検査では、慢性的に足から膿瘻が分泌されていることがわかりました（図 32.1）。これは静脈瘤潰瘍として診断されていました。X線像からは、骨破壊の証拠が明らかになりました（図 32.2）。

1. このX線像所見の原因として可能性の高いものは何ですか。

2. この女性は、わずかな痛みしか感じていませんでしたが、足首の内反変形が進行していました。無痛性の関節炎に適用される説明は何ですか。

3. この女性の詳細な検査をどのように行いますか。また、どのような治療が適切ですか。

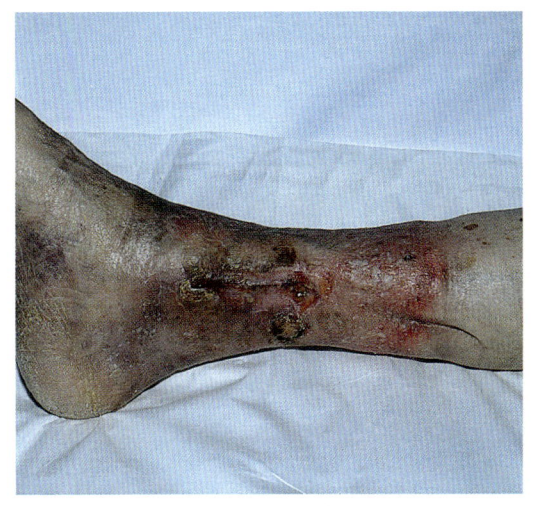

図 32.1　膿瘻の分泌

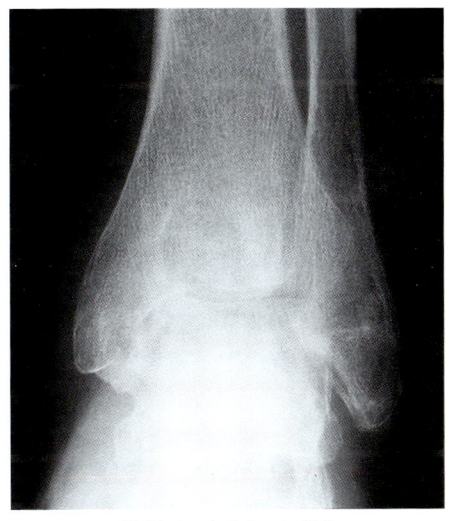

図 32.2　左足首の X 線像

症例 32

敗血症性関節炎

1. X線像は、脛骨天蓋骨折の囊胞性のびらん、および、かなりの長期間に及んで進行した関節破壊を示しています。これらの所見は、慢性関節リウマチの患者に見られるものですが、慢性関節リウマチの他の特徴はありませんでした。膿性液の大量の浸出から、容易に深在性感染と診断されました。

2. 無痛性関節炎は、シャルコー（Charcot）によって1858年に神経梅毒の患者で記載されました。"シャルコー関節（神経病性関節症）"という用語は、現在、感覚障害に続発する関節破壊に対する総称として用いられています。この変化は糖尿病患者に最もよく見られますが、梅毒（脊髄癆）、脊髄空洞症、および、先天性無痛覚の患者でも考慮すべきでしょう。

3. スワッブ液を培養・感受性試験に送りましたが、有機体は検出されませんでした。この患者は数回にわたる抗生物質治療を受けていたので、この結果はおそらく当然でしょうが、赤血球沈降速度が 86 ㎜/h、C反応性タンパクが 350 ㎎/ℓで、共に非常に高い値でした。

壊死物質の搔爬による排膿が治癒を早めるために必要です。しかし、この症例では、患者に残された体重支持能力を奪ってしまうことはほぼ確実で、最終的にはおそらく切断術をとることになるでしょう。

　微生物学者による最終報告が、結核菌による感染であったのは意外ではありませんでした。この患者は、3剤併用治療（リファンピシン、イソニアジド、ピラジンアミド）を開始し、分泌は劇的に減少しました。治療開始後18ヶ月のX線像を、図32.3に示しました。痛みもなく、外出時には杖を使用しますが、ヒールフレアのついた矯正靴で歩行しています。関節亜脱臼の程度からすると、ほぼ間違いなく将来的には足に装具を装着する必要がありますが、関節癒合や切断よりは明らかに好ましいでしょう。このような重度の骨破壊が認められる場合には、癒合は技術的に困難なばかりでなく、6～8週間のギプス固定に患者が耐えられるかどうかもわかりません。

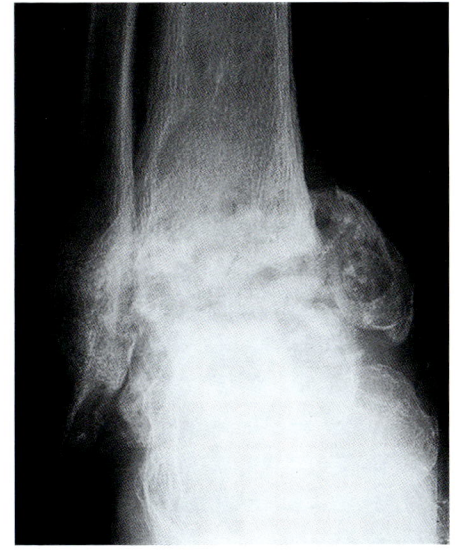

図 32.3　18ヶ月の化学療法後の脛骨遠位部および足関節

キーポイント

- シャルコー関節（神経病性関節症）の患者には、なんらかの神経障害が見られます。
- すべての患者に糖尿病の検査をすべきです。
- 慢性敗血症の原因として結核を考慮すべきです。

参考文献

- Dhillon MS, Nagi ON (2002) Tuberculosis of the foot and ankle. Clinical Orthopaedics and Related Research 398:107–13.
- Laing P (2000) Surgical management of the Charcot foot. The Diabetic Foot 3:44–8.

症例 33

58歳男性鉄道職員が、かかりつけ医から右足の痛みで紹介されてきました。以前に撮影された足部のX線では、MTP関節の変性変化が認められていました。

患者によると、母趾に痛みが生じ、足の背側に及んでいます。痛みは、5〜10分歩いた後に生じます。痛みは非常に強くなるので、痛みがひいて歩けるようになるまで立ち止まって休まなければならないほどです。また、夜中に痙攣が起きて、頻繁に目が覚めます。彼はヘビースモーカーです。

靴を脱ぐと、右足にはっきりとした蒼白が認められます（図33.1）。

1. 図33.2で行われた検査を記述するのに用いられるエポニム（訳註：医学冠名）は何ですか。また、この検査の生理学的原理は何ですか。

2. （a）下肢挙上時（図33.2、33.3）、および（b）脱力状態（図33.4）で観察される重要な特徴は何ですか。

3. あなたはどう診断し、この患者に対してどのような治療方針を立てますか。

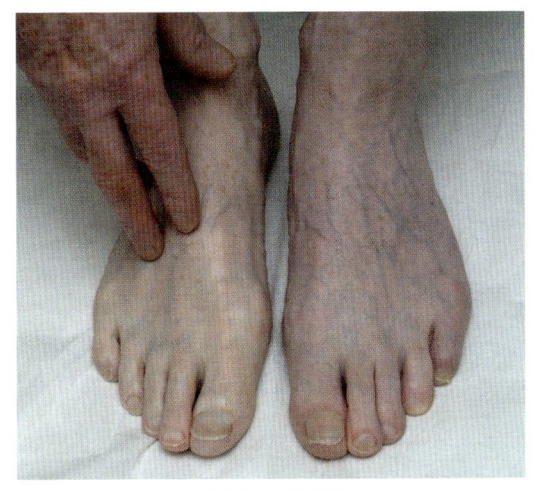

図 33.1　右足の蒼白

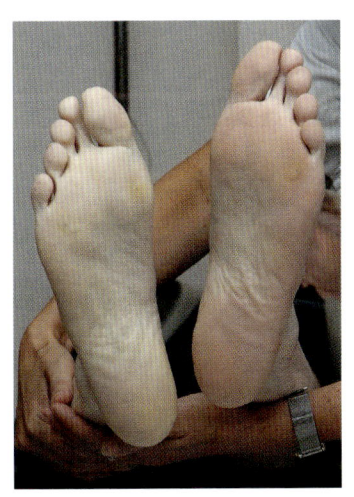

図 33.2　両下肢を挙上した時の足底面（右足と左足の色の違いに注意）

症例 33

危険な状態にある足

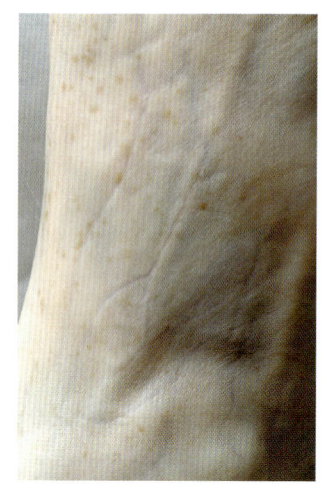

図 33.3　下肢の挙上時に右足の血管が"溝状に陥没（gutering）"する

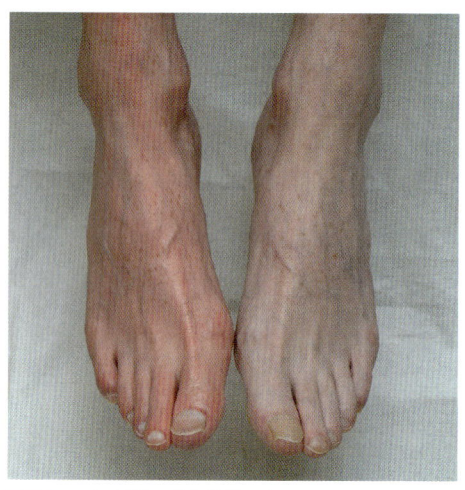

図 33.4　両下肢の脱力状態。右足の反応性充血に注意

重症虚血肢

1. これは、バージャー（Buerger）の下肢挙上テストです。正常状態では、下肢挙上時でも足部および足趾に適切な血液供給を維持するのに十分な動脈圧が認められるはずです。しかし、動脈に障害（すなわちアテローム性動脈硬化など）がある場合、動脈圧が降下し、足部から血液が奪われます。このテストでは、患者を背臥位で寝かせて、下肢を心臓より十分高く挙上し、その後の経過を観察します。下肢の挙上を約3分間持続させ、特徴を観察します。患者を座らせて、下肢を下げさせ、さらに3分間観察します。この検査は、動脈の石灰化が疑われるときには、足関節上腕血圧比の測定と併せて行うことが有効です。

2. 重大な疾患がある場合には、多くの特徴が観察されるでしょう。

下肢の挙上時：
- 正常肢と比較すると右足に急速な蒼白（図33.2）が見られます。
- 血管が急速に空になります（"溝状の陥没（gutering）"：図33.3を参照）。
- 毛細血管充満時間が不足または短縮します。

下肢の脱力時：
- 罹患した側での血管の再充満の速度が遅いです。
- 蒼白が治まるのにかかる時間も関連があり、この時間は右側で増加します。
- 反応性充血として知られる長時間の酸素欠乏の結果として、足部の発赤（暗赤色着色）が増します（図33.4参照）。図33.1と色を比較してみましょう。

3. 重症虚血肢です。下肢だけでなく命に関わる疾患です。推奨される治療の手順を表33.1に示しました。

この症例では、患者を緊急に血管外科医に診せました。ドップラースキャンおよび大腿部血管造影図を含む専門的な検査で、大腿部および腸骨動脈にアテローマの拡大が認められました。右大腿部動脈からのクロスオーバー移植が必要でした。この患者の末梢動脈循環は正常の60％まで改善しましたが、仕事に復帰できませんでした。

危険な状態にある足

表 33.1　重症虚血肢の治療の手順

症状	治療の手順
潰瘍を伴わない間欠跛行	側副血管を拡げるために体操を奨励。禁煙。監視。
安静時疼痛	血管外科医への紹介。血圧、コレステロール値の検査と、適切であれば医薬品による管理。
潰瘍／壊疽	アテローム性動脈硬化のおよぶ範囲の特定。移植、バイパス手術、または切断術などの治療を検討。

エビデンス

腰椎交感神経切除は、合併症率の低い低侵襲的処置です。3例のランダム化比較試験では、腰椎交感神経切除の客観的な利点を特定することができませんでした。しかし、重度の症候性虚血肢の患者には、症状の主観的改善が10例のコホート研究において一貫して見られ、患者の約60%では、持続的な症状の改善が見られました。重症虚血肢の症候性の患者で下肢に他の疾患を持たない場合には、切断術に代わりに腰椎交感神経切除を検討すべきです。

キーポイント

- 跛行および安静時疼痛は、重度の末梢動脈疾患の徴候です。
- バージャー（Beurger）挙上テストは、高価な機器を必要としない迅速かつ容易な検査法です。
- 喫煙、高脂血症、高血圧など、他の危険因子に対処することが重要です。
- たばこの節制が、疾患の進行を防ぐ唯一の方法です。

参考文献

- Paraskevas KI, Liapis CD, Briana DD, Mikhailidis DP (2007) Thromboangiitis obliterans (Buerger's disease): searching for a therapeutic strategy. Angiology 58:75-84.
- Sanni A, Hamid A (2005) Is sympathectomy of benefit in critical leg ischaemia not amenable to revascularisation? Best BETs. www.bestbets.org
- Sasajima T, Kubo Y, Izumi Y, Inaba M, Goh K (1994) Plantar or dorsalis pedis artery bypass in Buerger's disease. Annals of Vascular Surgery 8:248-57.

症例 34

40歳の行楽客が、スコットランドのゴルフコースに隣接した湿った草地を散歩しています。すると、足の甲に"刺すような痛み"を感じました。数分以内に、体重を支えられなくなり、靴下を脱ぐと、皮膚に刺し傷があるのに気づきました（図34.1）。6時間後、下肢全体があざになり、膝まで腫れ上がりました。

1. 何に咬まれた可能性がありますか。
2. 適切な検査法は何でしょうか。
3. どのような応急の管理をすべきですか。
4. 抗毒素はどこで手に入りますか。

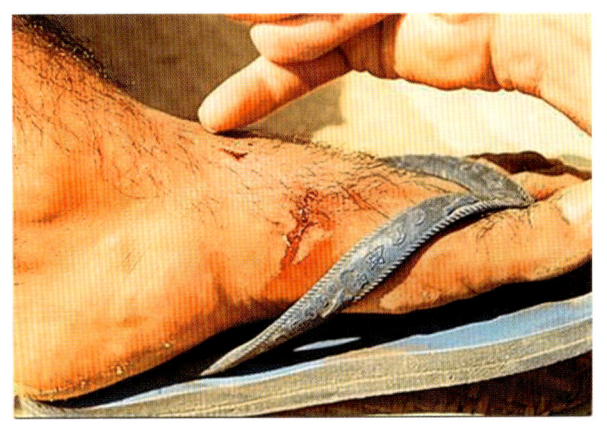

図 34.1 貫通創

症例 34

ヘビ咬傷

1. ヨーロッパクサリヘビ（*Vipera berus*—図 34.2）は、英国唯一の在来の毒蛇で、世界の他の地域に比べるとヘビに咬まれることは稀ですが、命を落とす場合もあります。米国の毒蛇は、マムシ科（Crotalidae）（ガラガラヘビ、ヌママムシ、アメリカマムシなどのマムシの仲間）とコブラ科（Elapidae）（サンゴヘビ）です。足部や足首を咬まれると、急速に周辺が腫れ、炎症の拡大過程（蜂巣炎と似た症状）が現れます。6〜36時間以内に咬傷部位に出血性水疱が生じます。鼠径部の触診により、局所的なリンパ節腫脹が認められ、全身への影響がすぐに現れます。一般に、患者は吐き気をもよおし、嘔吐、下痢、失禁、血管収縮、明らかな頻脈がよく見られます。顔面および舌の腫れを伴う血管浮腫は、気管閉塞や高血圧につながり、致命的になる可能性があります。

2. 検査では、血液塗抹標本および（筋肉の脱疽の指標となる）血清クレアチンキナーゼの計測を行うべきです。出血することは稀ですが、血小板減少症に続発して起きることがあります。心電図で、心筋虚血を除外します。

3. 咬まれたらすぐに支持療法が必要です。副子固定で咬まれた下肢を固定して速やかに病院に搬送すべきです。ヘビを殺したら、その場で種同定するか、病院に持って行くべきです。さらに毒蛇に咬まれることがない

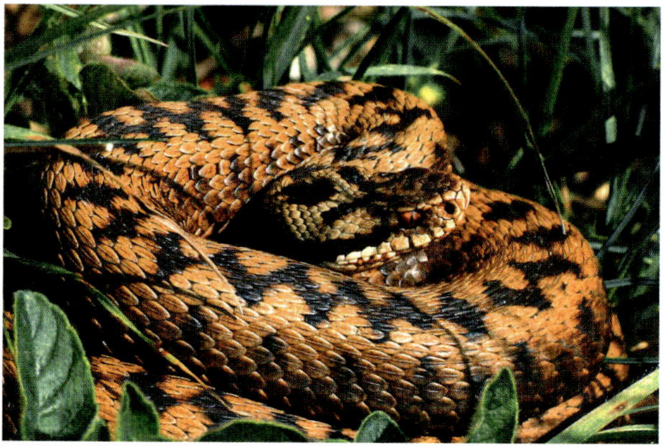

図 34.2　ヨーロッパクサリヘビ　*Vipera berus*

ように、ヘビを持ち上げるためには、ヘビの長さより長い棒が必要です。コブラ科のヘビ（サンゴヘビ、東南アジア・台湾のアマガサヘビ、熱帯アフリカのマンバ）に咬まれた場合には、（止血帯以外のきっちりした包帯による）圧迫固定することが特に重要です。適切な鎮痛剤を処方し、アナフィラキシーに備えてアドレナリン（エピネフリン）を手元に置いておく必要があります。ヘビ咬傷による中毒症状は、かなり時間をかけて現れる可能性があるので、患者を少なくとも 24 時間は病院に収容しておくべきです。

4. 抗毒素は、英国国立毒物センター（National Poisons Centre）から抗毒素を供給されている大病院の救急病棟で入手します。抗毒素を投与する場合は、アナフィラキシーを引き起こす可能性があるので、注意を怠ってはなりません。

（訳註：日本では、マムシに対する抗毒素を常備している病院が各地にある。本州のもう一種の毒蛇であるヤマカガシについては、咬傷事例が少なく、抗毒素は日本蛇族学術研究所でのみ入手可能。南西諸島に分布する毒蛇であるハブおよびヒメハブについては、分布する地域の病院に常備していることが多い。）

エビデンス

スリランカの 1 例のランダム化比較試験では、抗毒素とアドレナリンを併用すると、副作用が減少しました。ブラジルの研究のでは、抗ヒスタミン剤には効果がないことが示されました。コルチコステロイドの効果に対する試験は報告されていません。

キーポイント

- 有毒なガラガラヘビの仲間は、三角形の頭部、楕円形の眼、頭部の両側にある熱感知ピット器官、1 列に並んだ腹の鱗、ガラガラという音を出す尾の先端の器官が特徴です。
- ガラガラヘビの仲間で毒を持っていないものは、丸い頭部、円形の眼、腹には 2 列に並んだ鱗を持ち、ガラガラ音を出す尾の器官がありません。
- 有毒なコブラの仲間には、短い毒牙、尾の下側の 2 列の鱗、図 34.3 に示すような黄色か白の縁取りのある赤い帯があります。コブラの仲間で毒のない種は、米国ではわずかで、赤っぽい黒い帯によってのみ同定されます（" 赤から黄色のものは人を殺し、赤から黒のものは無毒 "）。
- 圧迫して小静脈およびリンパ管を押しつぶすことで毒の周りを遅くします。

症例 34　ヘビ咬傷

危険な状態にある足

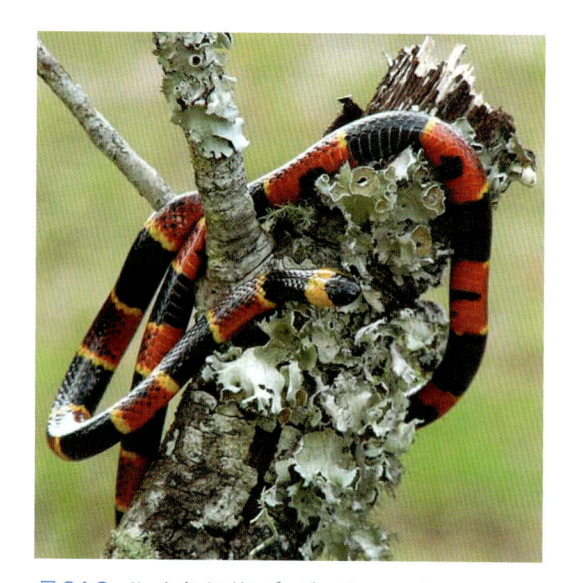

図 34.3　ハーレクインサンゴヘビ　*Micrurus fulvius fulvius*
マイケル・ダイ氏提供（www.floridabackyardsnakes.com）

参考文献

- Aurerback PS, Donner HJ, Weiss EA (1999) Snake and reptile bites. In: Field guide to wilderness medicine. St Louis: Mosby, 253–65.
- Nuchpraryoon I, Garner P (1999) Interventions for preventing reactions to snake antivenom. Cochrane Database of Systematic Reviews, Issue 4.
- Warrell DA (2005) Treatment of bites by adders and exotic venomous snakes. British Medical Journal 331:1244–7.

症例 35

この若い看護師は、12 週間前から趾爪の変色を呈しています（図 35.1）。はじめにこの病変に気づいたのは、"休日の屋外" でした。患者によると、この病変はその時から大きさに変化はありません。

1. この病変の病歴が特殊であるのはなぜですか。
2. 仮診断は何で、初診時にどの検査を行うべきですか。
3. この病変の進行度はどの程度ですか。
4. どう対処しますか。

症例 35

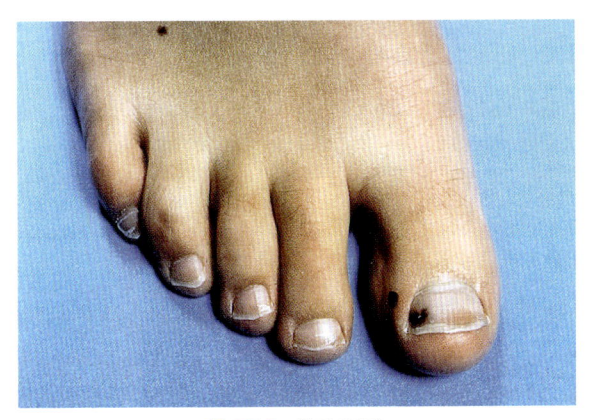

図 35.1　趾爪の変色

黒色腫（メラノーマ）

1. この爪下の病変は、外傷としては典型的なものではありません。血腫は通常数週間以内に自然に治まるので、そうであれば、病変は消えているはずです。変色の期間と外観を考慮すると、さらに詳細な検査が必要です。

2. この病変が悪性黒色腫かどうかが、緊急の懸念でしょう。衛生病巣があるかどうかを注意深く検査する必要があり、拡大の有無を調べるために膝窩と鼠径部の排出リンパ節を検査すべきです。他の診断としては、化膿性肉芽種、爪甲真菌症、爪下母斑、爪下外骨腫などがあげられます。ふさわしくない診断は、X線像ですぐに除外できます。末端性黒子性黒色腫は、英国の黒色腫症例の10%を占めています。（訳註：日本では、9.5%〈国立がんセンター　がん情報サービスによる〉。）末端性黒子性黒色腫は、足底（図35.2）、手掌、爪下に見られます。爪下黒色腫は、1883年にハッチソン（Hutchison）によってはじめて記載されました。

3. 黒色腫は、病変の厚さと深さ（ブレスロー（Breslow）の侵襲の厚さの測定）に従って病期分類され、臨床的には組織への浸潤・転移の程度（クラーク（Clark）のレベル分類）によって分類されます（表35.1）。

4. この病変が黒色腫であることがわかった場合には、速やかに治療介入することが、患者の生存率にとって重要です。診断は、緊急を要します。この女性では、2日以内に爪を除去して切除生検を行いました。病変は、実際は血液でした。血液でなく黒色腫だった場合、表35.2に示すように治療を行います。

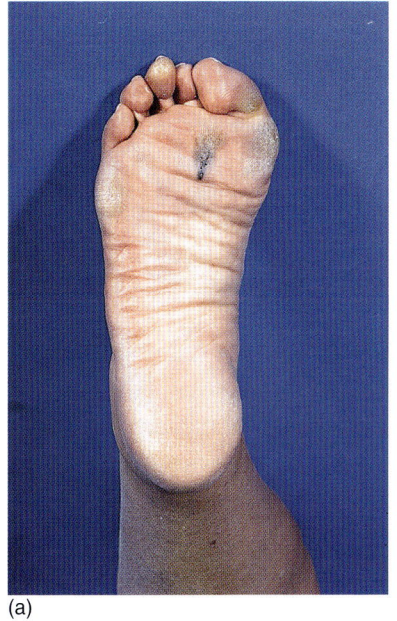

(a)

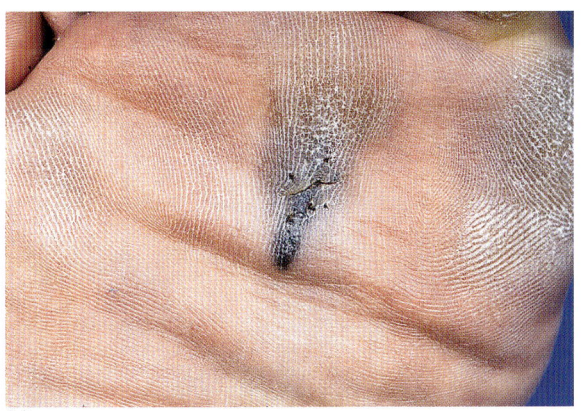

(b)

図 35.2　足底の浸潤性黒色腫

症例 35　黒色腫（メラノーマ）

表 35.1 悪性黒色腫の病期分類と予後

	厚さ	浸潤・転移	予後
ステージ1	<1.5 mm	真皮上層	優良
ステージ2	1.5-4 mm	皮膚深層部—リンパ節を除く	治癒可能—? 遠隔転移
ステージ3	>4 mm	リンパ節に浸潤。衛星病巣の可能性	局所リンパ節に限定的であれば生存率は良好
ステージ4	>4 mm	遠隔転移	5年生存率<5%

表 35.2 手掌および足部の黒色腫に推奨される治療法

原発黒色腫の厚さ	背部黒色腫	爪下黒色腫	末端性黒子性黒色腫
<1.5 mm	1cmの余裕をもって切除*	遠位の趾節骨切除	1cmの余裕をもって切除*
≧1.5 mm	2cmの余裕をもって切除*に加えて歩哨リンパ節生検†	遠位の趾節骨切除に加えて歩哨リンパ節生検†	2cmの余裕をもって切除*に加えて歩哨リンパ節生検†

* 皮膚移植が必要になる場合もあります。
† 歩哨リンパ節が黒色腫を含む場合には、部分的リンパ節切除が必要です。
(Tseng (1997) Ann Surg 225 (5):544-553 から許可を得て複製)

キーポイント

- 色素沈着した爪下病変は、必ず疑いを持って見るべきです。
- 地域の腫瘍センターとの連携が生検前に必要です。
- 局所麻酔下で行われる全層切除生検が、好ましい生検技術です。
- 黒色腫の深度の評価ができないので、薄片生検は禁忌です。
- 末端性黒子性黒色腫は、しばしば診断が遅れ、予後不良です。

参考文献

- Finlay RK, Driscoll DL, Blumenson LE, Karakousis CP (1994) Subungual melanoma: an eighteen year review. Surgery 116:96–100.
- Gray RJ, Pockaj BA, Vega ML et al (2006) Diagnosis and treatment of malignant melanoma of the foot. Foot and Ankle International 27:696–705.
- Tseng JF, Tanabe KK, Gadd MA et al (1997) Surgical management of primary cutaneous melanomas of the hands and feet. Annals of Surgery 225:544–50.

症例 36

75歳男性が、第1および第5中足骨頭下に皮膚萎縮があり、潰瘍形成のおそれがあります。内側の母趾種子骨を切除し、第5中足骨滑り切除術（a sliding fifth metatarsal osteotomy）により、皮膚に対する外側への圧力を十分に軽減しました。残念なことに、1cm程度の外側の術創は治癒しませんでした。

1. 他の診断テストとしては、何が必要ですか。
2. さらに治療を進めるための選択肢は何ですか。
3. 切断術が必要な場合、この男性に最適なものは何ですか。

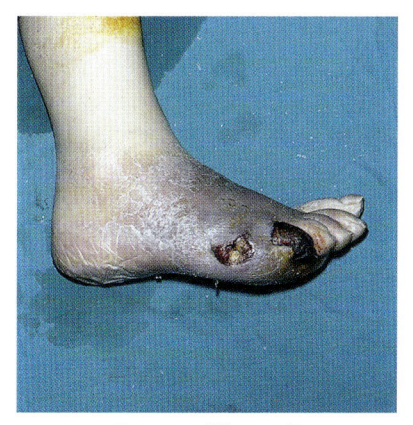

図 36.1 感染した足部

症例 36

切断術

1. 明らかに第 5 趾は壊疽になっており、前足部の軟組織に重度の感染のびまんが認められます。糖尿病で治療を受けていないことをまず疑うでしょうが、この事例では尿糖排泄の証拠はなく、ランダム血糖は、正常範囲内（3-6 m mol/ℓ）でした。しかし、患者の赤血球沈降速度が高く、その後の血液塗抹標本で、骨髄芽球性前駆細胞の急速な増殖が明らかになり、急性骨髄性白血病が疑われました。中足骨への感染の拡大が起こっているかどうかを確かめるために、X線撮影を依頼し、末梢血管をドップラー超音波スキャンで検査しました。

2. X線像では骨髄炎の証拠はありませんでしたが、広範囲に広がった蜂巣炎が、抗生物質の静脈内投与治療にもかかわらず進行していました。急性骨髄性白血病患者の平均余命は 6 ヶ月未満なので、膝下切断術が、治癒した切断端と移動性の速やかな回復を得る最も可能性の高い方法として選択されました。長い後部の組織片が、ふくらはぎの後部の皮膚の良好な環流を上手く活かし、切断端の治癒を促すために、切断しました。

3. サイム切断術（図 36.2）を検討しましたが、万一これに失敗した場合、患者は残りの人生の大部分を病院で過ごすことになると思われました。切断術を実施して脛骨への感染拡大のリスクを減らすことも可能でしたが、サイム切断端の治癒は、後脛骨動脈の踵骨枝から踵への十分な血液供給に完全に依存しています。最初の段階で、脛骨関節軟骨と踝を残して足部を切除し、標準的な方法で吸引ドレーン上で術創を閉じました。抗生物質を感染拡大の予防薬として局所的に注入することができますが、ほとんどの外科医が抗生物質を非経口で塗布します。6 週間で、2 回の短い切開で踵を整えると、仮のサイムプロテーゼを合わせることができます。

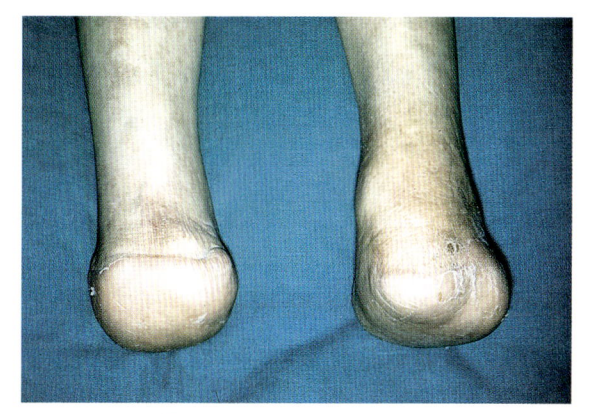

図 36.2　サイム切断術の切断端

単純な第 5 趾列切断術、リスフラン（足根中足）切断術またはショパール（中足根）切断術では、足の背側の皮膚の浮腫や腫れのために、うまくいかなかったでしょう。同様に、ボイド（Boyd's）踵骨脛骨癒合とピロゴフ（Pirogoff's）踵骨切断／回転切断は、この事例では不必要に複雑であるため、考慮に入れませんでした。いずれにしても、後者の 2 つの方法は、踵骨の残り部分を脛骨に癒合させることに基づくため、少なくとも 8 週間切断端をギプス固定する必要があります。対照的に、この患者は、図 36.3 に示したものと同じ特注のプロテーゼで、1 ヶ月以内に動けるようになりました。

キーポイント

- 切除レベルを選択する前に末梢循環と知覚を必ず確認します。
- 手術前に他の外科医の意見を求めましょう。
- リスフラン切断術による尖足、ショパール切断術後の内転尖足に注意しましょう。
- サイムの切断端は、直接的に末端に荷重することが可能です。
- サイム切断術を実行すると、敗血症のびまんを防ぐことができます。

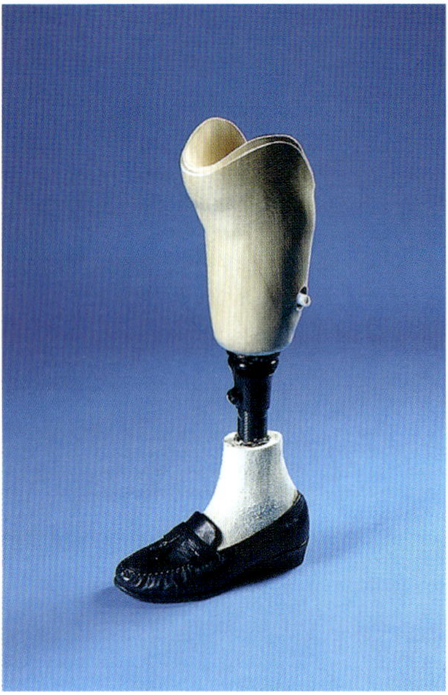

危険な状態にある足

図 36.3　サッチ足部を備えた特注下腿義足

参考文献

- Burgess EM, Romano RL, Zettl JH, Schrock RD (1971) Amputations of the leg for peripheral vascular insufficiency. Journal of Bone and Joint Surgery 53-A:874–90.
- Frykberg RG, Abraham S, Tierney E, Hall J (2007) Syme amputation for limb salvage: early experience with 26 cases. Journal of Foot and Ankle Surgery 46:93–100.
- Grady JF, Winters CL (2000) The Boyd amputation as a treatment for osteomyelitis of the foot. Journal of the American Podiatric Medicine Association 90:234–9.
- Stone PA, Back MR, Armstrong PA (2005) Midfoot amputations expand limb salvage rates for diabetic foot infections. Annals of Vascular Surgery 19:805–11.

症例 37

男性が、母趾の有痛性潰瘍で受診しました。彼の足関節上腕血圧比（ABPI）の値は、0.5 です。趾節骨の X 線像により、その下にある骨髄炎が明らかになります（図 37.1）。

1. ABPI とは何ですか。
2. どのように測定しますか。
3. この検査には欠点はありますか。
4. ABPI が 0.5 とは何を示唆し、この患者はどのように管理されるべきですか。

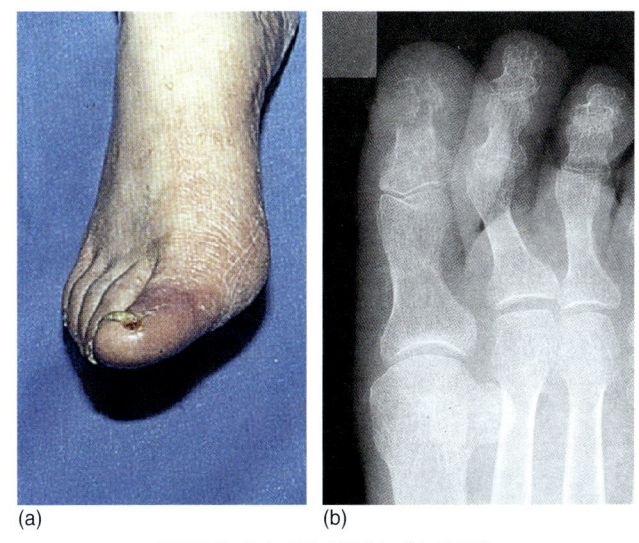

図 37.1 (a) 足趾の潰瘍と (b) X 線像

症例 37

足趾虚血

1. ABPIは、有効かつ容易な臨床技術です。これは、動脈不全のための感度の良い検査であり、足部への動脈供給に関する情報を量的に提供します。

2. ABPIを算出するには、腕と足首で収縮期血圧の測定が必要です。手持ち型ドップラー超音波プローブと血圧計で、両方の値を測定します。足首の収縮期圧は、中心動脈圧（上腕部）と等しいはずですが、実際には遠位部の血管内径の減少により、正常では足首の収縮期圧が高くなります。この血圧指数は、足首：上腕部の収縮期圧の比です。

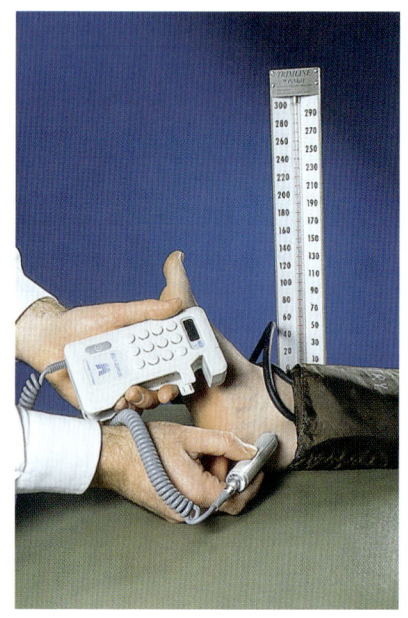

図37.2 ABPI測定

重度のアテローム性動脈硬化の患者では、跛行の徴候が見られ、ABPI値は、0.5以上1未満の値をとるでしょう。ABPI値が0.5未満ということは、緊急の血管インターベンションが必要です（表37.1）。

3. 一般に感度が高く信頼性の高い測定ですが、糖尿病患者や高齢者で、動脈の石灰化（モンケベルグ石灰化：Mönckeberg's sclerosis）が認められる場合には、偽陽性値が出る可能性があります。動脈中膜の石灰化は血流が妨げることはありませんが、血管の圧縮性が低くなり、ABPI値が不当に高くなります。これらの場合には、ドップラー波形の質に注意を払うべきで、二相波か三相波になるはずです。単相波は、動脈硬化の指標です。ABPI値は、バージャー（Buerger）の下肢挙上テスト（図33.2参照）などの循環の主観的評価と組み合わせて用いることもできます。このテストでは、下肢を挙げると蒼白になることがわかります。脱力すると、足部の色が急速に戻るはずです。血液の充満の遅れ、チアノーゼまたは充血が、虚血の指標になります。動脈石灰化を起こした糖尿病患者に対しては、足趾の収縮期圧の測定が推奨されます。

表37.1 ABPI値の解釈と備考

ABPI値(x)		解釈	備考
x ≧ 1.3		動脈石灰化	ドップラー波形およびポールテスト（pole test）に注意が必要
1 ≧ x < 1.3		正常	
0.5 ≧ x < 1	上限	軽微な疾患	傷の治りが遅い
	中間域	跛行	重症、症候性疾患
x < 0.5		重症虚血肢	血管手術

この男性の異常な ABPI 値からは、動脈供給が改善されるまでは潰瘍が治癒しないことが示唆されます。図 37.1（b）に明らかなように、潰瘍の下に骨髄炎を合併しており、血液供給が不足しているために抗生物質の効果がありません。この患者には動脈造影を行い、おそらく切断術が必要です。

キーポイント

- ABPI は、動脈疾患の定量化に有効な感度の高い測定法です。
- 動脈の石灰化により、不正に高い ABPI 値を示します。
- バージャー（Buerger）の下肢挙上テストは、ABPI 測定を補うために用いるべきです。
- 血液供給が回復するまでは、潰瘍は治癒しないでしょう。

参考文献

- Donnelly R, Emslie-Smith AM, Gardner ID, Morris AD (2000) Vascular complications of diabetes. British Medical Journal 320:1062–6.
- Donnelly R, Hinwood D, London NJM (2000) Non-invasive methods of arterial and venous assessment. British Medical Journal 320:698–701.
- Grasty MS (1999) Use of the hand-held Doppler to detect peripheral vascular disease. Diabetic Foot 2(suppl):18–21.
- Vowden P (1999) Doppler ultrasound in the management of the diabetic foot. Diabetic Foot 2(suppl):16–17.

症例 38

54歳男性が、右の母趾が腫れ上がったと外傷診療部門に入院しました。彼にはけがをした覚えがありませんでした。X線では、病変の証拠が明確には認められませんでしたが、続いて行ったMRIで、重度の骨破壊が明らかになりました（図38.1）。

1. この病変の鑑別診断は何ですか。
2. 軟骨病変を定義づける特別な特徴はありますか。
3. 必要とされる治療は何ですか。

症例 38

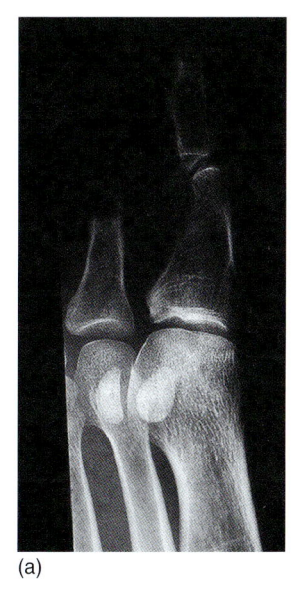

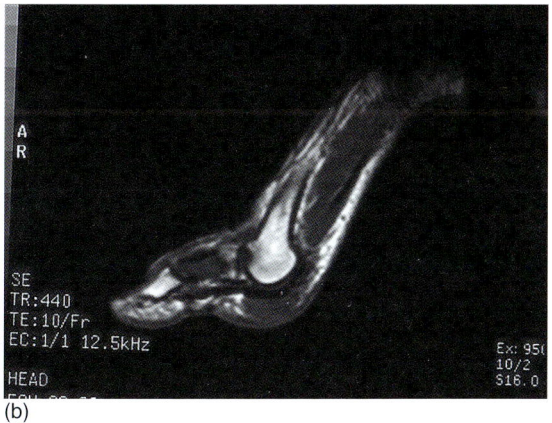

図 38.1 右母趾の（a）X 線像および（b）矢状断 T1 強調 MRI 像

母趾の軟骨肉腫

1. X線像では非常に微小でしたが、MRIでは、境界明瞭な溶解性病変が認められました。最も緊急の課題は、これが転移性の沈着かどうかということでしょうが、骨内ガングリオン、腱鞘の良性腫瘍または内軟骨腫であると診断される可能性もあるでしょう。病変が多数生じるのは、オリエ病(Ollier's disease)か多発性内軟骨腫症の特徴です。

2. 病変からの生検組織の顕微鏡写真(図38.2)では、髄腔を満たす軟骨が縞状に分布する細胞性で分葉状の腫瘍が認められました。核小体が大きく、核様体および二核細胞はともに容易に見つかります。この切片では有糸分裂が起こっていませんが、細胞の充実度と異型性から、この病変が軟骨肉腫の典型的な病変であることがわかります。

3. 予備的な生検後、生検部位を含めて、腫瘍塊を完全に切除する必要があります。この事例では、腫瘍は軽度でしたが、腫瘍組織を残さないような広範囲の切除として、足趾の切除が必要でした。

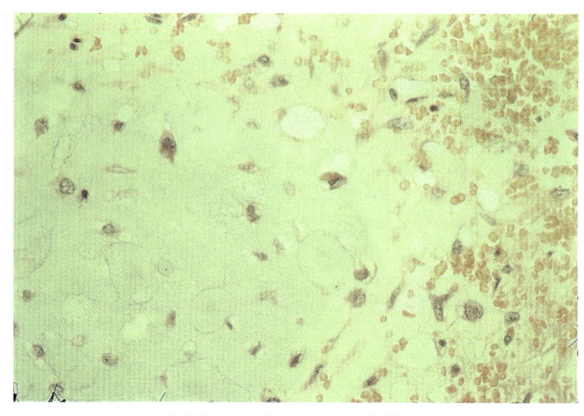

図38.2 足趾からの病変部生検

この患者はその後、切断部を補うためにトゥスペーサーを組み合わせた全面接触インソールをしつらえました。このように、軽度の病変では、将来的な治療はこれ以上必要ないでしょうし、この患者の余命には影響しないでしょう。

キーポイント

- 悪性腫瘍は足部にかなりよく見られます。特に黒色腫には注意すべきです。
- 生検は腫瘍を拡散させ、限定的な部分切除を不可能にするおそれがあります。したがって、診断が不確かな場合には、生検前に専門部局に問い合わせます。
- 完全な切除のために、しばしば切断術が必要になります。
- 化学療法や放射線療法が必要になる場合があります。

参考文献

・Bovee JV, van der Heul RO, Taminiau AH, Hogendoorn PC (1999) Chondrosarcoma of the phalanx: a locally aggressive lesion with minimal metastatic potential: a report of 35 cases and a review of the literature. Cancer 86:1724-32.
・Gajewski DA, Burnette JB, Murphey MD, Temple HT (2006) Differentiation clinical and radiographic features of enchondroma and secondary chondrosarcoma in the foot. Foot and Ankle International 27:240-4.

症例 39

60歳男性が、1月2日に今は使われていない鉄道車庫で倒れているのを発見されて、病棟に運ばれてきました。足趾が白く、若干の無反応を示すことがわかりました。残念なことに、続く数日の間に、外観が著しく変化しました（図 39.1）。

1. この男性の足部の虚血の原因として考えられるのは何ですか。
2. このような外観になった要因は何ですか。
3. 緊急手術による治療が必要ですか。また、適切な手術は何ですか。

症例 39

(a)

(b)

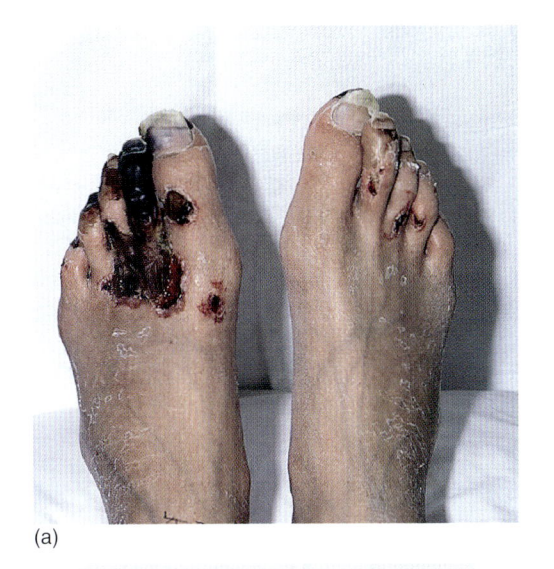

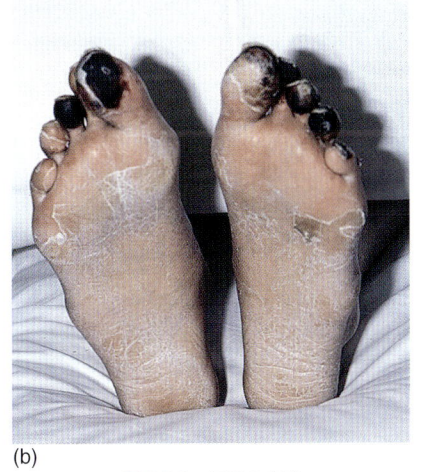

図 39.1　足趾の病変

凍傷

1. 緊急治療室に到着したとき、患者の体温は 35.5℃でしたが、おそらくしばらくの間、ヒーターを当てられていたと思われます。少しずつ温めることで、すぐに体温は正常レベルに戻り、若干"まだら"になっていたものの、足趾の色は回復しました。初期変化は、初めは全体的な末梢循環不良によるものと思われましたが、後の皮膚の水疱形成と壊死は凍傷に典型的なものでした。

2. この事例の主要な原因要素は、寒冷への長期間の曝露で、それが血管収縮による末梢血流の減少と血漿粘度の上昇を引き起こしました。患者が正月の間に飲酒していたために、状況は改善せず、利尿による脱水を引き起こしていました。患者はおそらく数時間にわたって動くことができずに横たわっており、ふくらはぎもしくは足趾のコンパートメント症候群を除外することが重要でした。いずれも末梢血管からの静脈環流を減少させ、虚血を加速させるものです。

3. 徐々に虚血組織の領域がはっきりしました。表面に小さな水疱が生じている領域で、黒色の痂皮が形成されました。これが所々で剥がれ、(図39.1 (a) の母趾背面に見られるように) 皮膚欠損部が残りました。しかし、環状の傷害は切断術を行わなければなりません。理論的には、足趾は"自然切断"によって自然に脱落するでしょうが、これには 3ヶ月以上かかる可能性があり、虚血の限界の徴候が現れたらすぐに、罹患した足趾の切断を検討した方がよいでしょう。凍傷は、壊疽の一種であり、したがって、患者が破傷風免疫を持っているかどうかを確かめることが欠かせません。びまん型の蜂巣炎が進行しない限りは、抗生物質治療は必要ありません。

> **1912**
>
> 「ちょっと外に出てくるよ。しばらく戻らないかもしれない。」―ロバート・スコット隊へのローレンス・"タイタス"・オーツ大尉の言葉。1912年3月、南極大陸にて。オーツ大尉は重度の凍傷にかかっており、南極点からの帰還の際、スコット、バウアーズ、ウィルソンについて行くことができませんでした。彼が姿を消したのは、32歳の誕生日でした。

キーポイント

- 低体温の患者では凍傷を疑うべきです。
- 患者の破傷風免疫を確認しましょう。
- 横紋筋融解症による筋肉損傷と神経損傷があるかもしれません。

参考文献

- Cauchy E, Marsigny B, Allamel G, Verhellen R, Chetaille E (2000) The value of technetium 99 scintigraphy in the prognosis of amputation in severe frostbite injuries of the extremities: a retrospective study of 92 severe frostbite injuries. Journal of Hand Surgery 25A:969–78.
- Pulla RJ, Pickard LJ, Carnett TS (1994) Frostbite: an overview with case presentations. Journal of Foot and Ankle Surgery 33:53–63.

症例 40

55歳の女性が救急で運ばれてきました。足に痛みがあり腫れ上がっています。足底に傷があり、内側縦足弓にそってびまん型の蜂巣炎を伴っていました（図40.1）。彼女は概して気分がすぐれず、インフルエンザのような症状がありました。

1. 図40.1に見られる臨床的特徴を述べましょう。
2. この女性はインフルエンザにかかっているわけではありませんが、なぜ、このような症状が出ているのでしょうか。
3. この事例で必要な精密な検査について大まかに述べましょう。
4. この患者に直ちに行うべき処置について議論しましょう。
5. この足部疾患にかかりやすくさせる要因は何ですか。また、それは処置にどのような影響をあたえますか。

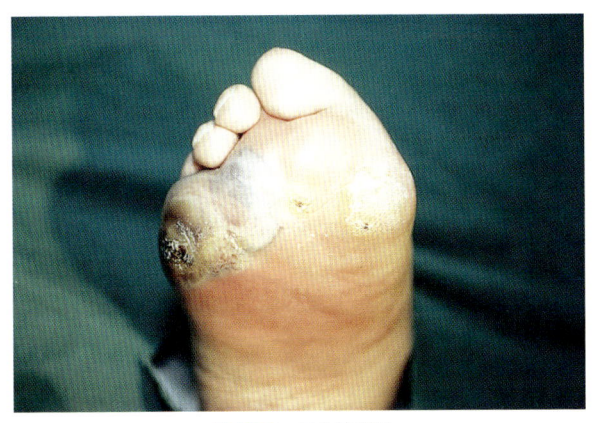

図 40.1　足の足底面

症例 40

皮下感染

1. 臨床的特徴としては、蜂巣炎とリンパ管炎があきらかです。皮下組織の下に膿汁のたまった空洞があります。この感染は、内側縦足弓のリンパ管を通して拡散し、"トラッキング"が見られます。組織破壊もあきらかです。

2. この患者には、敗血症の初期の徴候があります。細菌が血流中に拡散し（菌血症）、増殖しています（敗血症）。膝窩リンパ節と鼠径リンパ節に圧痛があり、これは、リンパ節炎を示唆しています。

3. 細胞培養により、正確な原因微生物が化膿連鎖球菌（Streptococcus pyogenes）であると同定され、X線撮影により、骨髄炎の可能性は除外されました。神経障害を除外するために、神経学的アセスメントを行い、組織環流を定量化するために、血管アセスメントを行う必要がありました。その後、足底圧分布を評価するために足の血圧アセスメントを行いました。

4. 直ちに行うべき治療には、病変部の排膿が含まれています（図40.2）。この患者には、絶対安静にするよう指示し、感染拡大への対策として、エリスロマイシン500mgを1日4回処方しました（表40.1）。

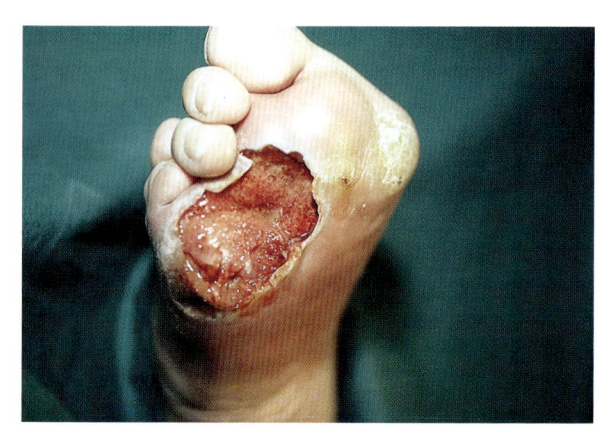

図40.2　病変部の創面切除と排膿

表 40.1 皮下感染に対する典型的な抗生物質治療のガイド

原因生物	治療対象	最初に使われる抗菌療法
黄色ブドウ球菌 *Staphylococcus aureus*	膿瘍、黄色膿汁	フルクロキサシリン 500 mg 1日4回 エリスロマイシン 500 mg 1日4回
化膿連鎖球菌 *Streptococcus pyogenes*	感染拡散、蜂巣炎、リンパ管炎	ベンジルペニシリン 600 mg 1日2回 エリスロマイシン 500 mg 1日4回
シュードモナス菌 *Pseudomonas*	厚く、悪臭のする緑色の膿汁	ゲンタマイシン 80 mg 1日3回 シプロフロキサシン 500mg 1日2回
クロストリジウム属 *Clostridium*	深部感染、壊死、壊疽	ベンジルペニシリン 600 mg 1日2回 メトロニダゾール 400 mg 1日3回
メチシリン耐性黄色ブドウ球菌 *Staphlycoccus aureus* (MRSA)	傷の治りが遅い	バンコマイシン 500 mg 1日4回 点滴 リネゾリド 60 mg 1日2回

5. この女性は図 40.3 からわかるように凹足であり、足圧の測定で確認されました。彼女には、中足骨頭から圧力を逃がすためにインソールが必要でした。前足部荷重低減サンダルを処方して対応しました（図 40.4）。6 週間後に診療に来たときには、病変部は治癒していました（図 40.5）。

キーポイント

- 蜂巣炎の治療、特にびまん型の場合には、敗血症性病変から直ちに排膿することと、適切な抗生物質治療を行うことが必要です。
- 病変の原因を正確に特定するために、原因となる生物の同定が必要です。
- 高い荷重のかかる部分から圧力を逃がす必要があります。

危険な状態にある足

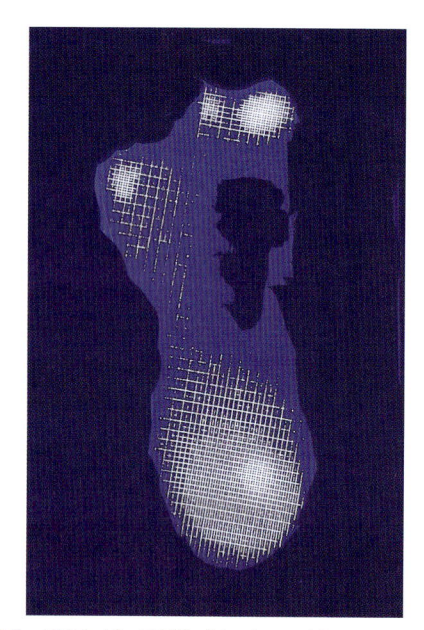

図 40.3　ハリス・ビース足跡（Harris and Beath footprint）

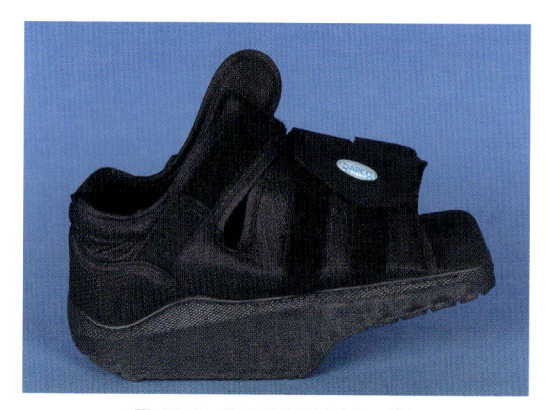

図 40.4　前足部荷重低減サンダル

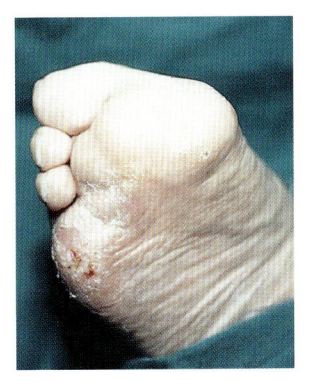

図40.5　病変部の治癒

参考文献

- Cunha BA (2000) Antibiotic selection for diabetic foot infections: a review. Journal of Foot and Ankle Surgery 39:253-7.
- Van der Meer JWM, Koopmans PP, Lutterman JA (1996) Antibiotic therapy in diabetic foot infections. Diabetic Medicine August:48–51.

症例 41

隣人が、床に倒れている 85 歳の女性を発見し、救急車を呼びました。彼女は、結果的に左の臀部骨折と診断されました。検査の結果、踵に潰瘍が進行していることがわかりました（図 41.1）。

1. この種の潰瘍はどのような状況で進行しやすくなりますか。
2. 主な治療方針は何ですか。
3. 壊死組織の創面切除を行うにはどのようにするのが適切ですか。

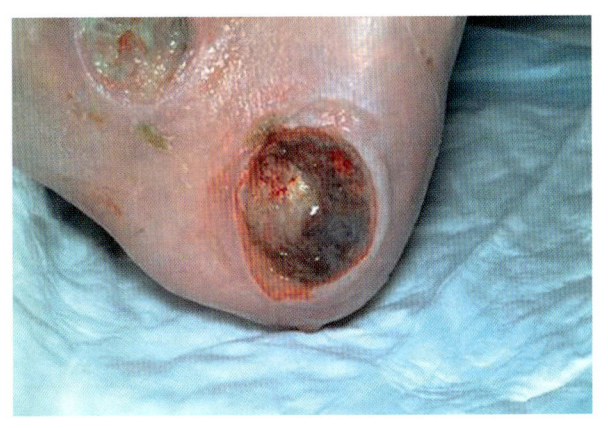

図 41.1　踵の褥瘡

褥瘡

1. 褥瘡は、皮膚環流が医学的に"不全"になった患者に最もよく見られます。実際に、皮膚の正常なバリアと体温調節機能に障害が起き、液体、電解質、タンパク質の経皮的な喪失していました。この過程は、加齢に伴う変化、特に、皮脂産生の減少と静脈鬱滞に続発する自然な皮膚の乾燥によって悪化します。現在、いくつかの褥瘡リスクアセスメントツール、特にウォーターロー（Waterlow）、ブレーデン（Braden）、ゴスネル（Gosnell）によるツールが看護師に用いられていますが、真の予測値を提供するよりも潜在的なリスクに焦点を絞る際には有効です。

2. 通常、皮膚のpHは、酸性（4.0 − 5.5）です。皮膚の保水力を低下させるアルカリ性石けんのような物質の過剰利用を避け、最適な栄養摂取のために、バランスのとれた食事が必要です。挙上により、静脈環流が改善され、腫れはひくでしょう。擦り傷で皮膚をさらに擦りむくことを避けることが極めて重要であり、皮膚の締め付けの原因とならないように圧力のかかる点の周囲にパッドをあてることが必要でしょう。可能な場合には、空気副子、羊皮製のプロテクター、流体マットレスが有効でしょう。

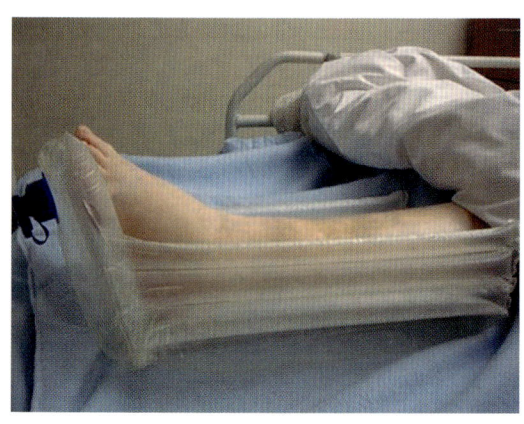

図 41.2　踵への圧力を避けるための空気副子

3. 単純な傷は、必要に応じて標準的な傷用包帯で治療できます。壊死していない部分を残すには、壊死組織を切除する必要があるでしょう。傷の程度から直接的な切除が実現できない場合には、図 41.3 に示すようなウジ虫療法を検討することができます。

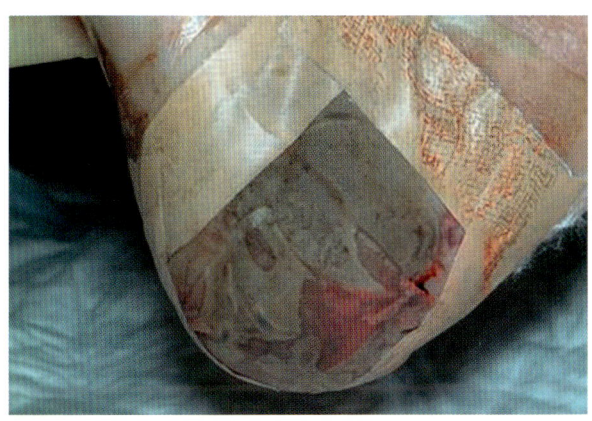

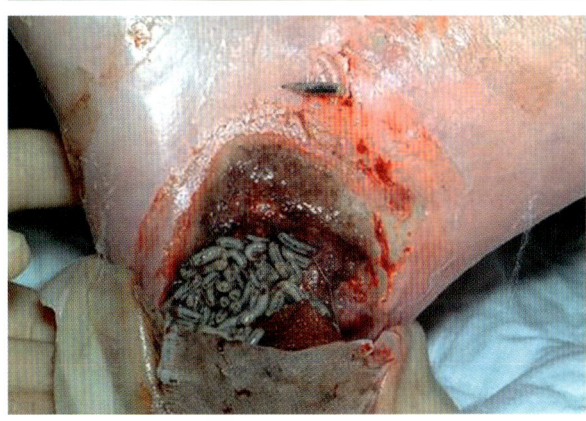

図 41.3 ウジ虫治療

キーポイント

- すべての患者に対して褥瘡の潜在的リスクを評価しましょう。
- 即座に治療し、皮膚にかかる圧力を軽減しましょう。
- 壊死組織は切除しましょう。

参考文献

・Benbow M (2007) Where is tissue viability in 2007? Journal of Community Nursing 21:34-8.
・Jalali R, Rezaie M (2005) Predicting pressure ulcer risk: comparing the predictive validity of 4 scales. Advances in Skin and Wound Care 18:92-7.
・Langemo D, Brown G (2006). Skin fails too: acute, chronic and end stage skin failure. Advances in Skin and Wound Care 19:206-12.

Section 6
リウマチ科

リウマチ科

症例 42

健康に見える女性が、足首を繰り返し捻挫すると訴えています。検査によって、著しい扁平足と後足部の外反が明らかになりました（図 42.1）。彼女は、手指、手首、膝、背骨が非常に柔軟です。

1. この疾患を診断しましょう。
2. 結合組織の遺伝性疾患で診断から除外されるのは何ですか。
3. この若い女性の疾患の重症度をどのように判断しますか。
4. この疾患に合併する全身続発症は何ですか。
5. どのようにこの疾患を管理しますか。
6. 特に彼女の足に関して、再発性の捻挫の問題をどう管理すべきでしょうか。

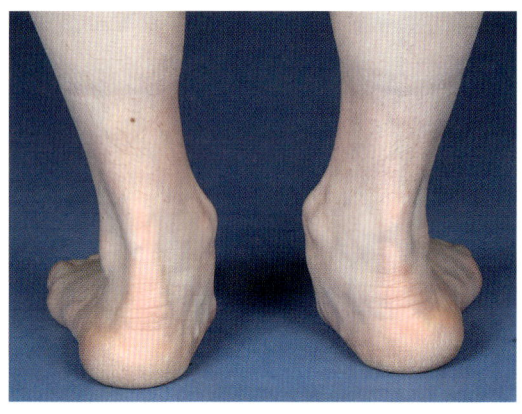

図 42.1　両踵の顕著な外反位を示す立位背面像

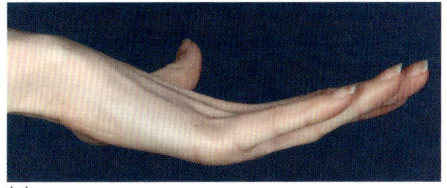

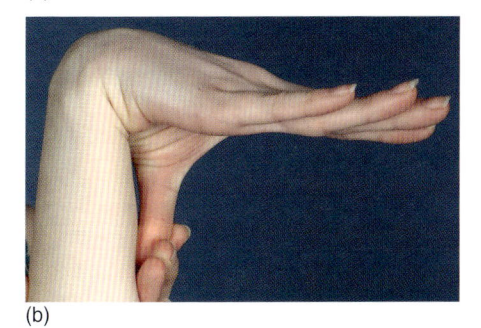

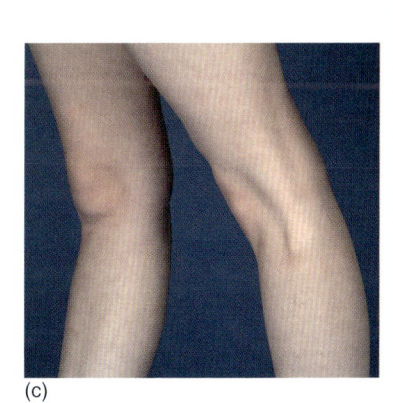

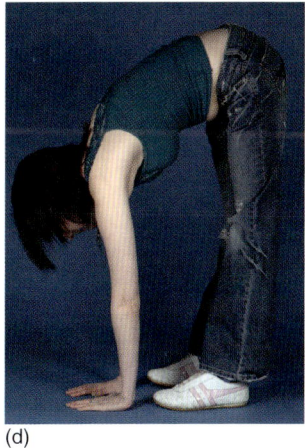

図 42.2 （a）中手骨および近位指節間関節の過伸展 （b）手首の過屈曲
（c）膝の過伸展 （d）脊柱の柔軟性の増加

症例 42

良性関節過剰運動性症候群

1. 良性関節過剰運動性症候群（BJHS: benign joint hypermobility syndorome）です。BJHS の患者では、関節可動性の亢進が認められます。捻挫、亜脱臼、脱臼がよく起こります。他の筋骨格の特徴としては、神経圧迫疾患と早期の変形性関節症が挙げられます。

2. マルファン症候群（Marfan's syndrome）、エーラス・ダンロス症候群（Ehlers-Danlos syndrome）、骨形成不全症は、特徴の一つとして過可動性を含む遺伝疾患です。これらの疾患に特徴的な皮膚の過弾性、ヘルニア、水晶体異常、体型の不均衡は、BJHS の患者には見られません。

3. この患者はバイトンスケール（Beighton scale）のスコアが、9 ／ 9 です（表 42.1）。

4. BJHS 患者では、僧帽弁逸脱、女性の子宮脱、静脈瘤の有病率が高く、他にも、傷ができやすく一般に傷の治りが悪いという特徴があります。

5. BJHS においては、関節保護の指導が重要です。関節筋機能の改善のために、強化訓練と固有受容覚の訓練を推奨します。

6. 足首の捻挫が再発する傾向は、回内を防ぐために靴に入れる装具を用いて軽減できます。さらに支持ストラップか副子を用いることも有効でしょう（図 42.3）。

表 42.1　関節過可動性の基準：バイトンスケール＊(Beighton Scale)

項目	点数
小指の他動背屈が 90°を超える	片方の手につき 1 点
前腕部の屈側に親指が他動的に接触する	片方の手につき 1 点
膝の過伸展が 10°を超える	片方の膝につき 1 点
肘の過伸展が 10°を超える	片方の肘につき 1 点
膝伸展位で胴体を前屈させた時に、手掌が容易に床につく	1 点

バイトン（Beighton）ら　1983 による
＊訳註：運動過剰スコアともいう。

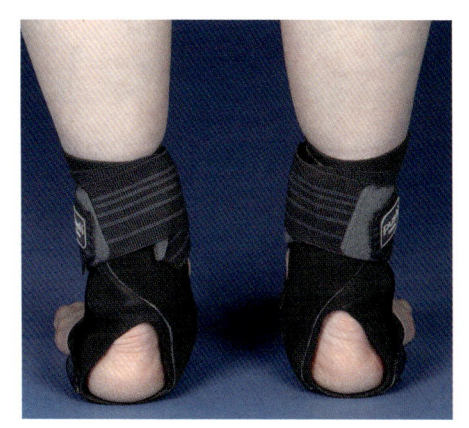

図42.3　足首の安定性改善のための支持ストラップ

キーポイント

- BJHSの患者では、関節可動性の亢進が認められます。
- マルファン症候群（Marfan's syndrome）、エーラス・ダンロス症候群（Ehlers-Danlos syndrome）、骨形成不全症は、特徴の一つとして過可動性を含む遺伝疾患です。
- バイトンスケール（Beighton Scale）は、この疾患の重症度の評価に用いられます。
- BJHS患者は、他にも健康上の問題を抱えていることがあります。
- 足部はしばしばBJHSを発症し、装具やサポーターで治療します。

参考文献

- Adib N, Davies K, Grahame R, Woo P, Murray KJ (2005) Rheumatology joint hypermobility syndrome in childhood. A not so benign multisystem disorder. Rheumatology 44(6):744-50.
- Beighton P, Grahame R, Bird H (1983) Assessment of hypermobility. In: Hypermobility of joints. Berlin: Springer-Verlag, 9-25.
- Grahame R (2001) Time to take hypermobility seriously (in adults and children). Rheumatology 40:485-91.
- Grahame R, Bird H (2001) British consultant rheumatologists' perceptions about hypermobility syndrome: a national survey. Rheumatology 40:559-62.
- Russek LN (1999) Hypermobility syndrome. Physical Therapy 79:591-9.

症例42　良性関節過剰運動性症候群

症例 43

20代の若い女性の両足の母趾球に持続性の不快症状があります。朝一番に疼痛とこわばりが悪化します。彼女の症状は、外傷の病歴がなく、知らない間に始まりました。検査の結果、前足部に明らかな腫れがあり、患者は足趾が"分離"しているように見えることに気がつきました（図 43.1）。足底の皮膚病変を図 43.2 に示します。

1. この女性には、独特の中足骨痛があります。どの疾患が疑わしく、その疾患を足に発症する頻度はどのくらいですか。
2. 図 43.1 に見られる足趾の分離の名称は何ですか。
3. 図 43.3 の X 線像に見られる診断的特徴を述べましょう。この部位は、その特徴がよく見られる部位ですか。
4. さらにどのような検査を行う必要がありますか。
5. 検討すべき治療手段は何ですか。

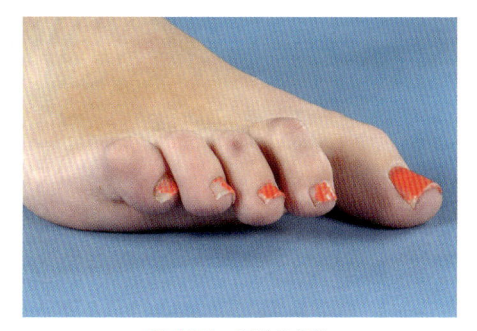

図 43.1　足趾の分離

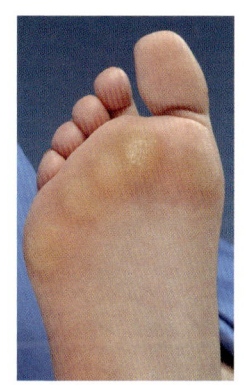

図 43.2　足底の皮膚病変

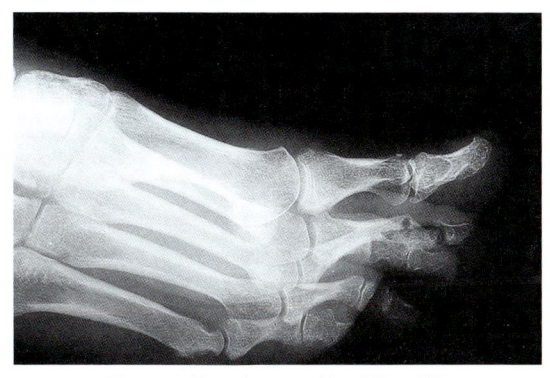

図 43.3　第 5 趾 MTP 関節の斜位 X 線像

症例 43

慢性関節リウマチの診断

1. 慢性関節リウマチの初期には、手よりも足に多く発症します。患者はしばしば、"小石の上を歩いているようだ"と訴えます。さらなる検査で、MTP 関節に腫れと圧痛が認められるでしょう。これらは、両側から圧迫する(つまむ)と痛みが出ます。

2. 関節滲出液により足趾が開き、"デイライト徴候(daylight sign。訳註:リウマチに罹患している徴候で、前足部とくに親指と人差し指の間が開き、指の間から日の光〈daylight〉が見えることから。)"を引き起こします。足底側の中足骨頭上に滑液包の炎症と腫れが見られます。

3. 足の X 線像では、第 5 趾中足骨頭のびらんが認められます。中足骨頭は、びらん性変化の最もよく起こる部位であり、中でも、第 5 趾が最も多く、次いで第 3 趾、第 2 趾、第 4 趾、第 1 趾の順です。中足骨頭は、基節骨基部より先にびらんします。遠位 IP 関節が罹患することはめったにありません。

4. 検査としては、赤血球沈降速度(ESR)、C 反応性タンパク(CRP)、リウマトイド因子、X 線撮影を行うべきです。病気の初期には、X 線像では、わかりにくい場合もあります(表 43.1 も参照)。

5. びらんの進行を遅らせるために、疾患修飾性抗リウマチ薬を検討すべきです。具体的な足の治療は、靴を履いた時につま先の幅に余裕ができることを目標にします。クッションインソールも有効でしょう。

キーポイント

- 外傷の病歴のない前足部の疼痛と腫れが見られ、特に他の部分の関節痛を合併している場合、リウマチ疾患の疑いが出てきます。
- 慢性関節リウマチでは、手よりも足が先に発症し、発症頻度も高いです。
- MTP 関節のびらんが診断されたら、第 2 選択薬管理の必要性が示唆されます。

表 43.1　慢性関節リウマチの検査所見（Akil & Amos　1995 による）

臨床検査	略語	慢性関節リウマチ陽性兆候	正常値
貧血		（正色素性、または低色素性、正球性）	
血小板減少症			
血中鉄濃度		低	男性：<65 μg/dl 女性：<50 μg/dl
総鉄結合能低下		低	250-460 μg/dL
血清グロブリン		上昇	
血中アルカリホスファターゼ		上昇	
急性期反応			
血清グロブリン	ESR	上昇	男性：1-13 mm/h 女性：1-20 mm/h
C反応性タンパク濃度	CRP	上昇	<6mg/l
リウマトイド因子	RF	あり	力価 >1:80
抗核抗体	ANA	あり	力価 >1:80

参考文献

・Akil M, Amos RS (1995) ABC of rheumatology: rheumatoid arthritis: clinical features. British Medical Journal 310:587–90.
・Corbett M, Young A (1988) The Middlesex Hospital prospective study of early rheumatoid disease. British Rheumatology 27(suppl II):171-2.
・Renton P (1991) Radiology of the foot. In: Disorders of the foot, 3rd edn. London: Blackwell Scientific Publications, 272–9.

症例 44

57歳の女性が左足の第3趾背側の腫れで、かかりつけ医から紹介されてきました。しばらく前に腫れに気づいたのですが、ゆっくりと腫れが大きくなってきました。ガングリオンと診断されたため、腫れの吸引が試みられました。血の付いた吸引物が見られましたが、上手く行きませんでした。現在、かかりつけ医は関節血症を疑っていますが、専門家の意見を求めたいと思いました。

左足の検査で、左の第3趾背側に浸潤性の軟組織塊が認められました（図44.1）。この病徴は、ガングリオン（図10.1参照）に典型的なものではないため、MRIスキャンを依頼しました（図44.2）。

1. この段階での鑑別診断は何ですか。
2. MRIでは、どのような特徴が現れていますか（図44.2参照）。
3. この疾患をどのように治療しますか。また、この患者の予後について述べましょう。
4. 質問1で議論した2つの疾患の違いはどのようなものですか。

症例 44

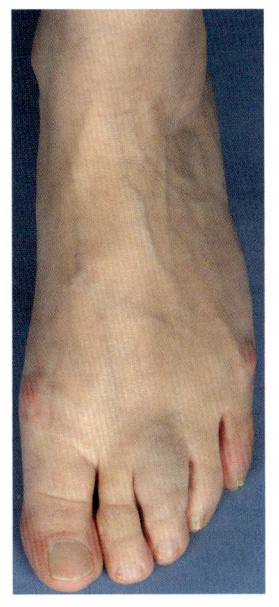

図 44.1　第 3 趾の軟組織の腫れ

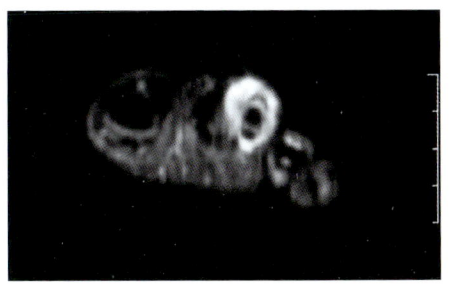

図 44.2　第 3 趾の MRI スキャン：伸筋腱を中心として足趾の足底面上に広がる高信号領域（T2 強調画像）

色素性絨毛結節性滑膜炎／腱鞘巨細胞腫

1. 鑑別診断は、ガングリオン、軟骨軟化症、滑液軟骨腫、滑液肉腫、色素性絨毛結節性滑膜炎（PVNS）、腱鞘巨細胞腫（GCTTS）でした。最終的には、GCTTSと診断されました。GCTTSは、腱鞘に発症する関節外病変です。稀な限局型侵攻性疾患であり、滑液過形成の存在で特徴づけられ、無痛性でゆっくりと大きくなる軟組織塊を呈します。

2. MRIでは、血管過剰増生と出血傾向の結果、ヘモシデリン沈着の常磁性効果によって、すべてのシーケンスで無信号領域を呈するという最も特徴的な所見をもたらします。この症例では、MRIにより、第3趾背側面に軟組織塊が認められます。骨には病変はありません。この軟組織塊は、伸筋腱に集中していますが、趾節骨の足底面上にもいくらか広がっています。この塊は、水強調（T2）シーケンスで高信号を示し、拡散によって信号が強化されます。

3. 適切な治療法は、組織学的に診断を確認した上で滑膜の全切除を行うことです。顕微鏡検査（図44.3）で、滑膜組織内に膨らんだ組織球性細胞の結節性および、びまん性の浸潤と、リンパ球および少数の破骨細胞様巨細胞の散在が認められました。切除後の再発率は、最大50%です。

4. GCTTSとPVNSのMRIと組織検査は、同じものです。GCTTSは関節外病変で、PVNSは、膝、臀部、足首のような単一の滑膜関節で主に発症する関節内病変です。GCTTSと同様に、PVNSの発病も、たいていは潜行性であり、患者は主に腫れだけでなく罹患した関節周辺のこわばりも訴えます。GCTTSと対照的に、PVNSは、しばしば境界明瞭な肋軟骨下びらんと嚢胞を示し、単純X線像で薄い硬化縁が認められます。骨密度と関節腔は、維持されます。

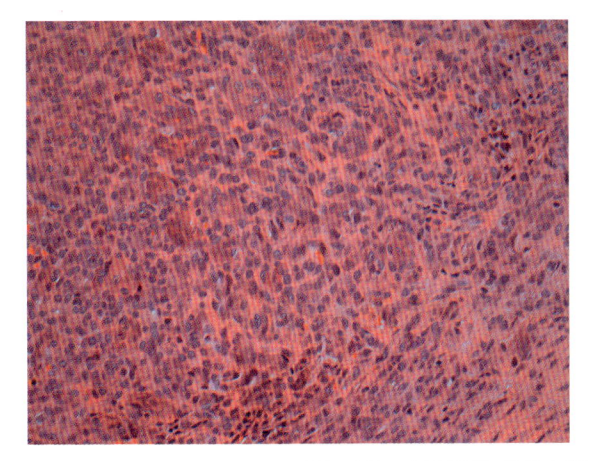

図44.3　顕微鏡写真：散在したリンパ球と少数の破骨細胞様巨細胞を伴う組織球性細胞

キーポイント

- GCTTSは、稀な限局型侵攻性疾患で、滑膜過形成によって特徴づけられます。
- MRIは、ヘモデリン沈着を検出できる感度を持つため、この疾患の診断に重要です。
- 治療は、滑膜全切除で行いますが、切除後の再発率は最大50%です。

参考文献

- Carpintero P, Gascon E, Mesa M, Jimenez C, Lopez U (2007) Clinical and radiologic features of pigmented villonodular synovitis of the foot: report of eight cases. Journal of the American Podiatric Medicine Association 97(5):415–19.
- Foo LF, Raby N (2005) Tumours and tumour-like lesions of the foot and ankle. Clinical Radiology 60(3):308–32.
- Frassica FJ, Bhimani MA, McCarthy EF, Wenz J (1999) Pigmented villonodular synovitis of the hip and knee. American Family Physician 60(5):1404–15.
- Ganley TJ, De Ruiter CJ, Dormans JP, Meyer JS, Collins MH (1998) Ankle pain and swelling in a 10-year-old girl. Clinical Orthopaedics and Related Research 348:282–9.

症例 45

歩道から不自然に足を踏み外した後、中年の医師は突然母趾に極度の痛みを感じました。初めはほとんど見てもわかりませんでしたが、翌週にはひどい腫れが出ました（図 45.1）。

1. なぜこの医師の足趾は腫れと炎症を起こしたのですか。炎症性関節症と類似した他の疾患は何ですか。また、その原因として最も可能性の高いものは何ですか。

2. どのような検査で、この疾患を診断できますか。血液検査が陰性であれば、この疾患を除外しますか。

3. さまざまな治療法が推奨されていますが、どれが最良でしょうか。治療はどのくらいの期間継続すべきですか。

症例 45

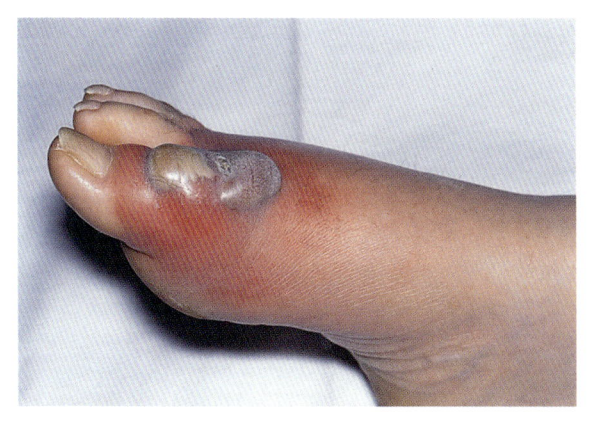

図 45.1　痛みのある足趾

痛風

1. この記述は、結節性痛風患者に特徴的なものです(図45.2)。この疾患は一般的に中年男性に発症しますが、閉経後の女性では稀な疾患ではありません。マオリ族やアフリカ系アメリカ人など、特定の人種集団では、他よりも高い有病率を示します。ピロリン酸カルシウム二水和物結晶は、(膝、手首、恥骨結合、椎間板の)関節線維軟骨、つまり骨に対する靱帯の付着部位の軟骨で好発的に沈着するため、軟骨石灰化症すなわち偽性痛風が、足部と足首に発症することはめったにありません。痛風は、血清尿酸の上昇が原因です。これは、(核酸構成要素である)プリン類、グアニンおよびアデニンの自然な代謝であり、従って、プリン類の分解速度を増大させる、または尿酸塩の排泄を制限するあらゆる条件によって痛風が発症する可能性があります。はっきりした原因がないために、この疾患はしばしば、アルコールや海産物の摂りすぎなど食事の過剰摂取が原因とされます。初発発作時に、過剰な核タンパク質産生を引き起こす血液疾患についてのスクリーニングをする価値があります。

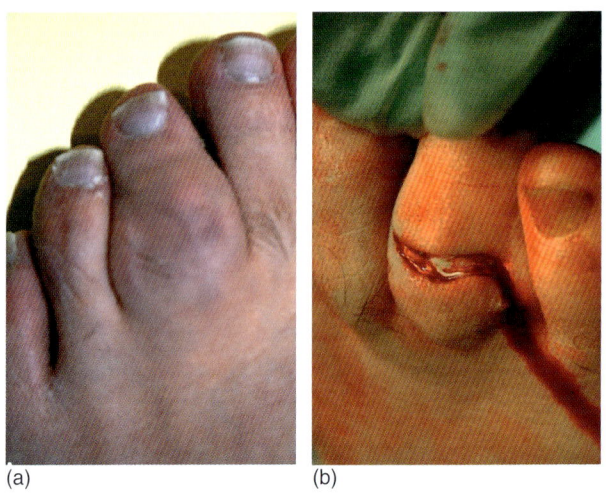

図45.2 第3趾の痛風結節との浸潤と、切開時の尿酸塩の浸出

また、治療者は、腎臓の尿酸塩濾過に影響を与える利尿薬を飲まないよう、患者に指導すべきです。

2. 尿酸ナトリウム水和物が凝結して、非晶質の塊または長さ0.2～2μmの針状の結晶を形成します（図45.3）。結晶を視覚化することができる場合、確定診断に至り、一般には、罹患した関節の吸引が必要になります。血清尿酸レベルは、必ずしもこの疾患の重症度を反映するわけではありません。尿酸値が正常値よりも上昇した（男性で>420μmol/ℓ、女性で380μmol/ℓ）場合には、痛風を発症する可能性が高くなりますが、多くの患者は、急性発作の時を除いて正常な尿酸塩レベルを維持するでしょう。

3. シクロオキシゲナーゼ（アラキドン酸をプロスタグランジンに変換する酵素）を阻害する非ステロイド抗炎症薬は、急性痛風において鎮痛と抗炎症効果をもたらします。サリチル酸塩（アスピリン）は禁忌ですが、コルヒチン（急性発作が落ち着くまで2時間ごとに0.5mg）を検討してもよいでしょう。炎症を起こしている関節が一箇所である場合には、関節内コルチコステロイド注射により、症状が一時的に軽減することもあるでしょう。

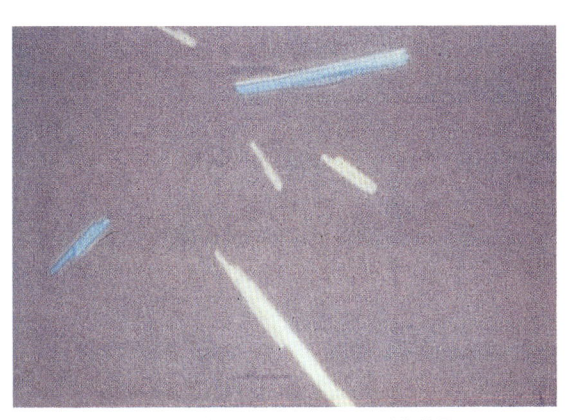

図45.3　負の複屈折性を示す尿酸塩結晶

再発性発作を長期間予防するためには、プロベネシドやスルフィピラゾンなどの尿酸排泄剤か、キサンチンオキシダーゼ阻害剤アロプリノールのいずれかが必要です。アロプリノール (1日200-600 mg) の維持投与が、生涯にわたって必要です。

キーポイント

- 急性痛風は、結晶化を促進するような外傷か低温によって突発する可能性があります。末梢関節で好発します。
- 偏光下で観察すると、尿酸ナトリウムの針状結晶は、負に複屈折性を示します。
- アロプリノールは、急性痛風の一次治療として用いるべきではありません。

参考文献

- Davis JC (1999) A practical approach to gout. Current management of an 'old' disease. Postgraduate Medicine 106:115-16, 119–23.
- Sturrock R (2000) Gout. Easy to misdiagnose. British Medical Journal 320:132–3.

症例 46

足の問題は、この25歳の男性が罹っている疾患の一つの要素に過ぎません。足底と踵後部の痛みという最近の病歴（図46.1）に加えて、非特異性尿道炎の病歴も示しています。

1. この疾患は、たいてい3つの症状が組になって現れます。それらは何ですか。

2. どのような人がこの症候群に罹り、一般的な前兆は何ですか。

3. 付着部炎は、この症候群の特徴です。付着部炎とは何で、どこに起こりますか。

4. 関節炎は主にどの関節に起こり、どのように治療しますか。

5. 図46.2に示す皮膚病変は何ですか。

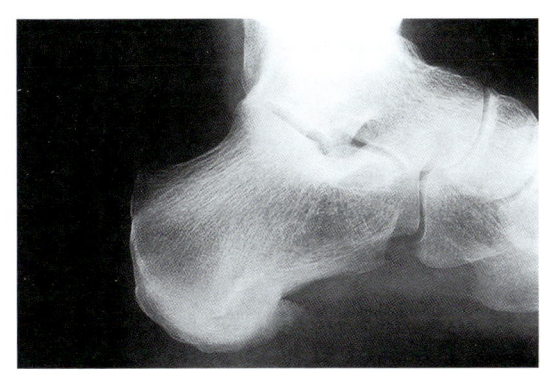

図 46.1　後足部の側方 X 線像

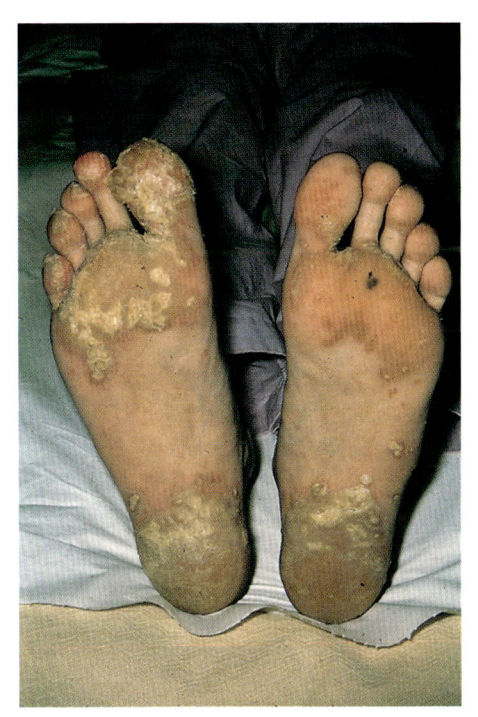

図 46.2　足底の皮膚病変

ライター症候群

1. ライター症候群には、以下の3つの症状が含まれます。血清反応陰性関節炎、結膜炎、非特異性尿道炎です。この3つの主徴を伴った症候群としてもともとは記載されましたが、一つの要素、たいていは結膜炎、を欠く場合にも、ライター病と診断することが妥当です。他の症状、特に亀頭炎、口内炎、角皮症が認められることもあります。これらの症状には、軽症で一時的な不快症状にすぎないものもあります。

2. ライター症候群の発症は、女性に比べて13倍と男性に好発し、好発年齢は20歳から30歳の間です。通常の前兆は、特にトラコーマ・クラミジア（*Chlamydia trachomatis*）による泌尿生殖器感染か腸管感染です。他の血清反応陰性関節症に関しては、HLA-B27抗原との関連があります。

3. アキレス腱や足底腱膜などの筋膜、靱帯、腱の骨への付着部における炎症（付着部炎）である、腱付着部症が初期に発症しますが、持続することはありません。感染しやすい人では、仙腸骨炎と脊椎炎が発症するでしょう。最初に、軟組織の腫れがX線により観察されますが、そのうちびらんが見られるようになり、最終的には反応性骨硬化症が認められます。これは、足底踵部に痛みのある患者では、大きく境界の不明瞭な縁を持つ踵骨骨棘の形成が特徴的です。それらは、"ふわふわした"外見であると表現されます。また、びらんが、踵骨後面のアキレス腱付着部に生じます。

4. 一度に1箇所の関節が腫れ、上肢よりも下肢に好発します。好発部位は、膝、足首、足趾です。関節症状のパターンは、一過性で非対称の多発性関節炎のパターンであり、急性で発症し、数週間で治まります。しかし、より慢性的な再発寛解型の重症の関節炎に進行する場合もあります。腫れた関節の吸引が必要になることがあり、コルチコステロイド注射も有効な場合があります。非ステロイド抗炎症薬が一般的に処方されますが、スルファサラジンや他の疾患修飾性抗リウマチ薬が必要な患者もいます。

5. 足底の皮膚での発症は、膿漏性角皮症と呼ばれます。病変は、最初に褐色斑として現れますが、すぐに無痛で赤くなり、しばしば融合性の盛り上がったプラークと膿疱になります。それらは、臨床的にも組織学的にも膿疱性乾癬の病変と同じものです。趾爪が栄養失調になり、それによって剥離が起きることがあります。再生には3ヶ月から6ヶ月がかかります。角皮症には、ヒドロコルチゾンクリームの塗布が有効です。

キーポイント

- ライター症候群は、以下の3つの症状が含まれます。血清反応陰性関節炎、結膜炎、非特異性尿道炎です。
- 腱付着部症がよく見られる特徴で、足底腱膜やアキレス腱の停止部に発症する可能性があります。
- 膿漏性角皮症が、足底に発症します。

参考文献

- Conska GW (1987) Reiter's syndrome. Update 15 December:1284-94.
- Tozzi MA, Stamm R, Bigelli A, Hart D (1981) Reiter's syndrome: a review and case report. Journal of the American Podiatric Medicine Association 71:418-22.
- Yi-Kettula UI (1984) Clinical characteristics in male and female Reiter's syndrome. Clinical Rheumatology 3:351-60.

症例 47

　この男性の足の痛みの診断には、爪が鍵を握っています。彼は32歳で、右母趾の爪の真菌性感染症と想定されましたが、菌類は検出されませんでした。右母趾の急性の痛みと腫れで受診しています（図47.1）。また、右の踵と右手の薬指にも痛みがあると言います。詳細な検査で、指の爪にくぼみがあることがわかりました（図47.2）。

1. この症例で菌類が認められなかった理由を説明しましょう。
2. 図47.3のX線像で認められる放射線学的特徴は何ですか。
3. 臨床およびX線像所見を考慮すると、これは何という疾患ですか。
4. どの指が最も罹りやすく、他には、どの関節で発症する可能性がありますか。
5. 踵のX線像からは何がわかりますか。

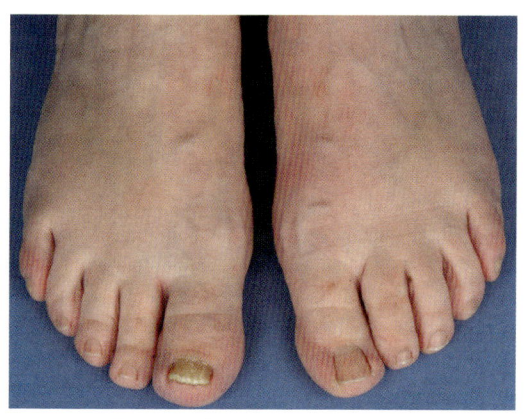

図47.1　右母趾の腫れと趾爪の肥厚

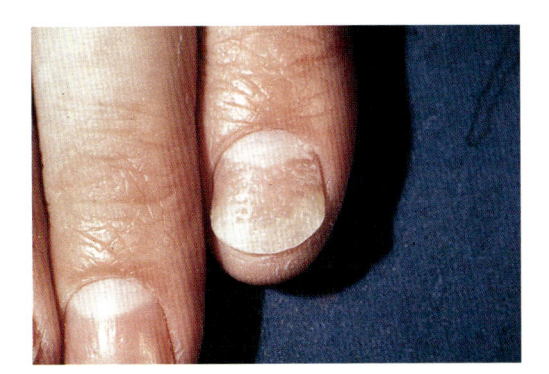

図 47.2　指の爪のくぼみ

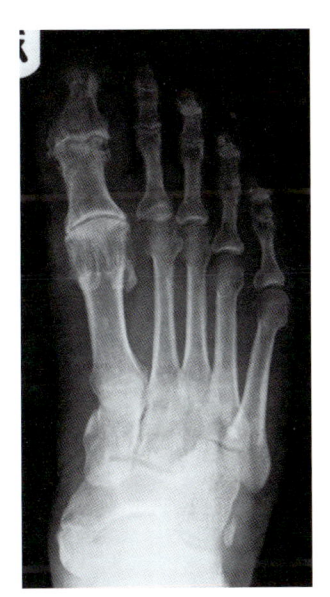

図 47.3　X 線像：第 1 IP 関節の関節周囲のびらん

症例 47

乾癬性関節炎

1. この爪疾患は、真菌感染（図 27.1 参照）ではなく、乾癬によるものです。この患者は、肘と膝の伸筋側に皮膚病変がありますが、皮膚病変は、爪にくぼみや頭皮の剥離など、わずかであるか潜在性である可能性もあります。爪床からの爪の剥離（爪甲離床症）は、乾癬のもう一つの典型的な特徴です。

2. 図 47.3 の X 線像では、第 1IP 関節の関節周囲のびらんが認められます。

3. 乾癬性関節炎は、血清反応陰性の関節疾患で、主に末梢の小関節と脊柱（脊椎関節症）に発症します。この症例で見られる関節病のパターンは、散在する小関節に発症し、"ソーセージ様"指（指炎）を引き起こす非対称の少関節炎として説明されます（図 47.1 参照）。乾癬性関節炎には、慢性関節リウマチと区別ができないタイプや、稀ではありますが、非常に破壊的な破壊性関節炎のタイプもあります。

4. 乾癬性関節炎は、母趾に最もよく発症しますが、放射線学的変化は、どの IP 関節でもみられます。手よりも先に足に発症する傾向があります。より重度の疾患は、"ペンシルインカップ（pencil and cup）"変形を引き起こします。関節縁に沿って新たな骨の形成を引き起こす骨膜炎に続発して、関節の強直が起きることもあります。これは、仙腸骨炎の主因です。

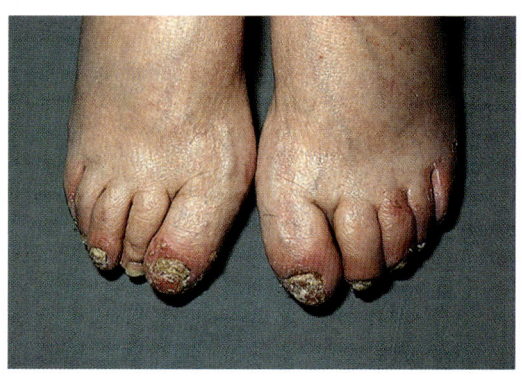

図 47.4　足の破壊性関節炎

5. 足底腱膜の起始部の炎症は、一般に、踵の痛みを呈します。X線像では、不定形で境界不明瞭な皮質縁を持つ大きな踵骨棘がしばしば認められます（図46.1参照）。腱付着部症は、アキレス腱停止部傷害を併発する可能性があります（図62.1参照）。

キーポイント

- 乾癬性関節炎は、手、足、脊柱の関節に発症します。
- 皮膚病変が潜在していることがあります。
- 乾癬性関節炎は、非常に破壊的な破壊性関節炎として現れる可能性があります。
- 踵骨棘は大きく、不定形の皮質縁を伴います。

参考文献

- Gerster JC, Piccinin P (1984) Enthesopathy of the heels in juvenile onset seronegative B-27 positive spondyloarthropathy. Journal of Rheumatology 12:310–14.
- Kingsley G, Pugh N (2004) Spondyloarthropathies. In: ABC of rheumatology, 3rd edn. London: BMJ Publishing, 61–7.
- Renton P (1991) Radiology of the foot. In: Disorders of the foot, 3rd edn. London: Blackwell Scientific Publications, 272–9.

症例 48

慢性関節リウマチ患者の大部分は、足部に症状が出ます。リウマチに罹った年長の女性は何度も足病医を受診しています（図 48.1）。

1. この前足部の変形をもたらす病理学的変化について述べましょう。
2. 慢性関節リウマチに罹っている足部の他の部分はどうなっていますか。
3. この患者の管理はどのようにすべきですか。
4. この症例で、手術の果たす役割はありますか。
5. 慢性関節リウマチの関節外の特徴で、足部や下肢に見られるものは何ですか。

症例 48

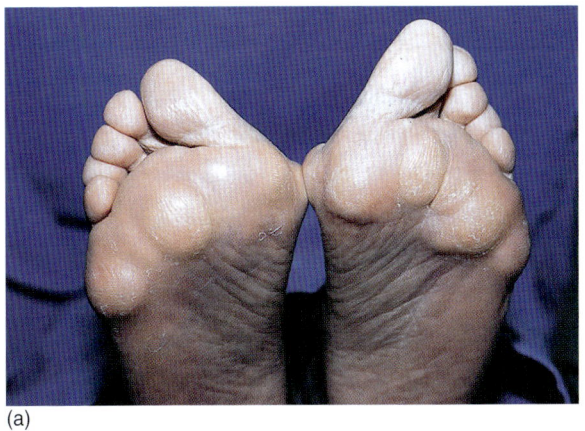

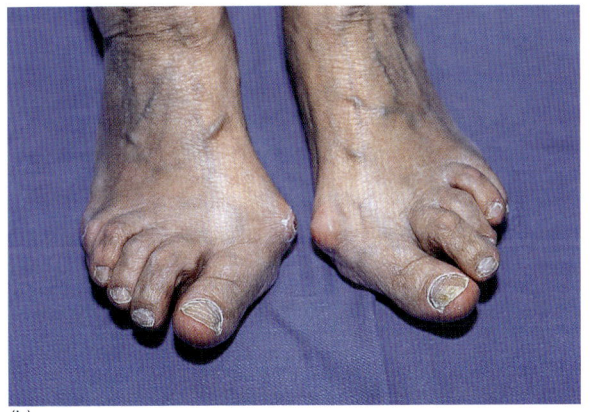

図 48.1（a、b）リウマチに罹った足の足底および背側面

リウマチ科

慢性関節リウマチの治療法

1. 慢性関節リウマチには、いくつかの古典的な特徴があります。それらには、外反母趾（90％）と関節亜脱臼が含まれます。関節はしばしば亜脱臼し、足趾は関節の屈曲拘縮変形により鉤状になります。中足骨頭を保護するための足底の線維脂肪褥が、遠位に引っ張られ、中足骨頭が露出します（図 48.2）。次に、中足骨頭の突出が、高い圧力を引き起こし、その結果滑液包炎および足底胼胝が生じます。局所的な圧力の増加と相対的な虚血が同時に起こることで、潰瘍と二次感染のリスクが生じます。図 48.3 は、骨粗鬆症、骨破壊、変形を示しています。

2. 内側縦足弓が低いか全くなく、足全体としては、距骨下関節の破壊によって外反位（扁平外反足）になっています。

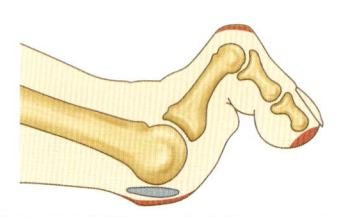

図 48.2　慢性関節リウマチにおける中足骨頭の脱出

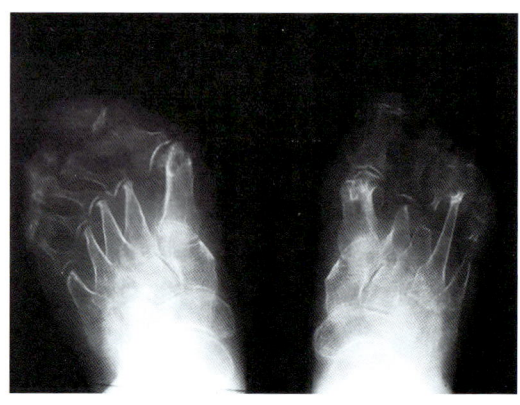

図 48.3　前足部の X 線像

滑膜炎、関節のびらん、靱帯の伸びによって、距骨頭の内転と底屈が起こり、結果として足部の内側が膨らみます。慢性関節リウマチにおけるこの症状は、膝の外反によって悪化することが多く、距骨と腓骨の間の衝突が起きることもあります。足部の過度の回内も、後脛骨筋に負担をかけ（足の立脚期の内反）、腱断裂を引き起こすことがあります。歩行は、痛みが治まるまで休むことから、両脚支持期が長くなる傾向があります。慢性関節リウマチでは、足首の関節で症状が出ることはあまりありません。

3. ソフトインソールによって、有痛性の中足骨頭の圧力が軽減されます（図48.4）。装具は、足部のアライメントの改善と前足部の圧力の緩和に有効です（囲み記事のエビデンスを参照）。外反母趾と足趾変形に合わせて、オーダーメイドかセミオーダーメイドで靴を作ることが重要です。トーマス・ヒールと内側のヒールフレアを用いて、進行性の足部の外反によって失われた内側の安定性を改善するように、靴を改良することができます。

4. 手術による管理は、前足部の圧力を解放することを目的として、前足部の切除術か関節置換形成術によって行われます。リウマチに罹患した足部の付加手術には、足の蹠行性を改善するための後足部の三関節固定術、足首の関節固定術、後脛骨筋修復、および、選択的足趾手術（selective toe surgery）を行うことが含まれます。

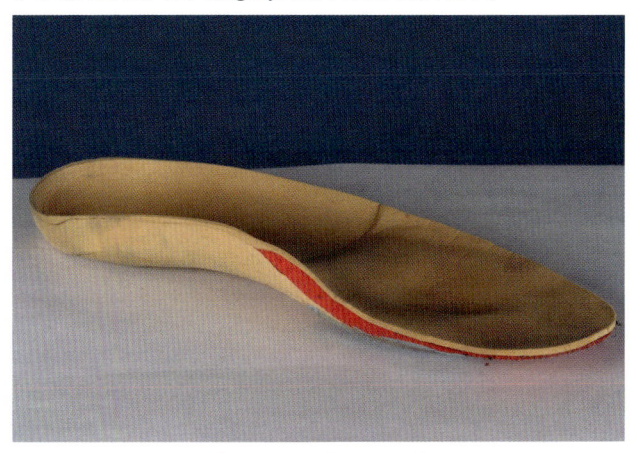

図 48.4　ソフトインソール

リウマチ科

5. 血管炎は、リウマトイド因子の力価が高く重度のびらん性疾患を持つ患者に発症します。血管炎性潰瘍は、境界が明瞭で深い傾向があります（"穿孔性"）。下肢のどこにでもできますが、比較的好発するのは膝下です（図48.5）。これらの潰瘍は有痛性で、治療が困難です。一般に、リウマチ疾患の活動期に潰瘍ができ、疾患修飾性抗リウマチ薬が必要になります。皮下結節が、慢性関節リウマチ患者の20％に生じます。これらは硬くて、圧痛はなく、自由に動きますが、深層構造に付着することもあります。足部では、MTP関節上、アキレス腱周辺、および、足趾の伸筋面上に生じます。

エビデンス

一例のランダム化比較試験で、30ヶ月の治療期間にわたって継続的にオーダーメイドの足装具を用いた結果、19.1％で足の痛みが、30.8％で足の障害が、13.5％で機能的制約が低減したことが示されています。この研究報告の筆者らは、後足部の痛みと変形の初期の段階で装具を用いることより、臨床効果が高まるだろうと結論づけています。

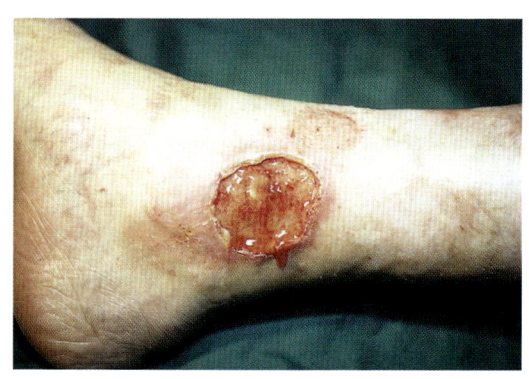

図 48.5　血管炎性潰瘍

キーポイント

- 慢性関節リウマチ患者にとって、前足部は大きな不快症状の原因になります。
- 中足骨頭が突出し、過度の圧力を受けることで、潰瘍のリスクが高くなります。
- 苦痛を緩和するためのインソールと足にあった靴が欠かせません。
- 血管炎と結節が、侵攻性疾患において生じます。

参考文献

- Klenerman L (1995) The foot and ankle in rheumatoid arthritis. Rheumatology 34:443–8.
- Thomas S, Kinninmonth AWG, Kumar SC (2006) Long-term results of the modified Hoffman procedure in the rheumatoid forefoot: surgical technique. Journal of Bone and Joint Surgery 88 A(suppl 1):149–57.
- Woodburn J, Barker S, Helliwell PS (2002) A randomized controlled trial of foot orthoses in rheumatoid arthritis. Journal of Rheumatology 29(7):1377–83.
- Woodburn J, Helliwell PS, Barker S (2002) Three-dimensional kinematics at the ankle joint complex in rheumatoid arthritis patients with painful valgus deformity of the rearfoot. Rheumatology 41:1406–12.

Section 7
神経科

症例 49

　この患者は、買いもの中に定期的に靴を脱がなくてはなりません。彼女は 45 歳の研究員で、左足の母趾球と足趾に激痛があります。疼痛の始まりは、灼熱性で、ひりひりする感じでしたが、今では、より激しい神経痛性痛みになっています。彼女は短い距離しか歩くことができません。足のマッサージや足趾の整復で、疼痛を軽減することができます。検査で、図 49.1 に示した領域に感覚障害が認められました。前足部を側方から圧迫すると痛みが増します（図 49.2）。

1. この疾患の名称は何で、この疾患に最も罹りやすいのはどのような人たちですか。
2. 図 49.2 で行われている検査は何で、正確にはどこに疼痛があると予想されますか。
3. 診断を確定するのに有効な追加検査の名称は何ですか。
4. この疾患の原因について述べましょう。
5. この患者の治療計画を大まかに述べましょう。

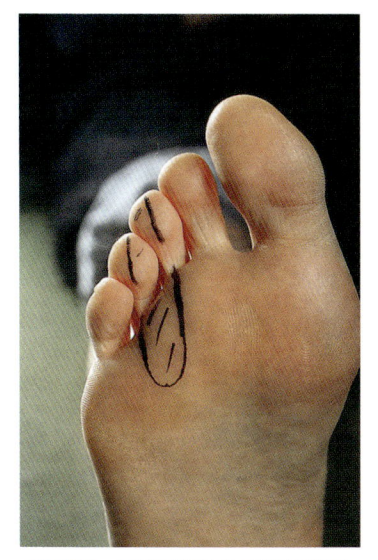

図 49.1　足趾に発症した感覚障害領域

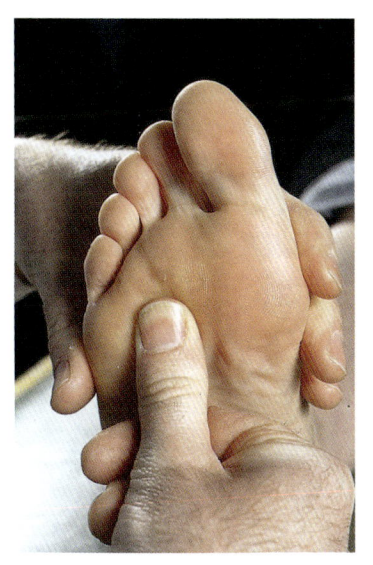

図 49.2　足の臨床検査

症例 49

モートン神経痛

1. モートン神経痛はよく見られる発作性の神経痛で、足趾の間に発症します。疼痛は、罹患した足底指神経から生じ、その神経が支配する足趾の隣接した側面で現れます。病変は両側性である可能性があり、しばしば同じ足に2箇所の病変があります。中年女性によく見られます。

2. 親指を使って、発症している趾間に強い圧力をかけると、病変部に圧痛が生じ、中足骨頭を同時に圧迫することで圧痛が増します。これに伴って、有痛性の"ムルダークリック(Mulder's click：触診可能なクリック)"が起こる可能性があります。第3-第4趾間に最も好発し、次いで、第2-第3趾間に好発します。症状は、第1-第2趾間または第4-第5趾間には起こりません。圧痛の正確な部位は、2つの隣接した中足骨の骨頭の間とすぐ前方の部分に限局されます。その他の臨床的徴候および症状は、表49.1にまとめてあります。

3. 神経腫を検出するために、超音波検査が一般的に用いられます。典型的な超音波所見は、中足骨の長軸に平行な向きの(周辺組織とは密度が異なる)低エコー塊です。超音波スキャンの有効性には疑問がありますが、私たちは、手術前に超音波で神経の腫れを確定する方法をとっています。

表49.1 モートン神経痛の臨床徴候および症状のまとめ

自覚症状	他覚症状
焼けた熱い針にしばしば喩えられる鋭く、刺すような痙攣性の疼痛	足底圧によって生じ、側方からの圧迫で悪化する第2-第3趾間または第3-第4趾間に限局した疼痛
歩行時のみの疼痛	有痛性のムルダークリック(Mulder's click：触診可能なクリック)が見られる
患者は歩くのを止めざるをえない	足趾間のはっきりした知覚がなくなる
痛みのある間患者は休息しなければならない(靴を脱いで足趾をマッサージすることで軽減される)	局部麻酔の注射で一時的に疼痛が改善される
足趾間のピンや針を刺したような痛み、または、無感覚	

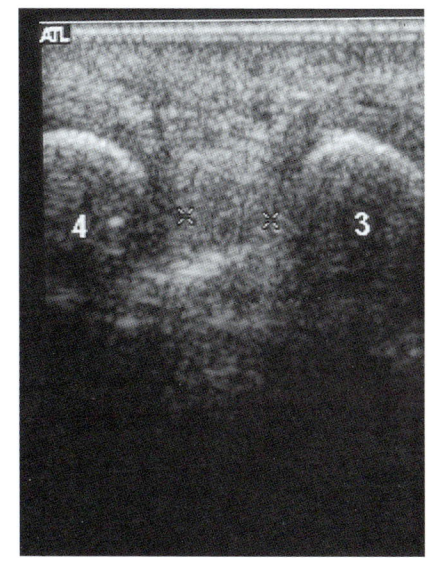

図 49.3 第 3 趾と第 4 趾を支配する足底指神経の腫れを表す中足骨間腔の超音波スキャン

4. 組織学的変化は、足底指神経のエントラップメントニューロパチーと一致します。締め付ける靴は、神経の圧迫の主な原因原因とされています。これは、靴を脱ぐと疼痛の軽減が見られることと、この疾患の発症率が女性で高いことによって立証されます。若者がモートン神経痛に罹ることはめったになく、このことは、変性線維症が一つの要因である可能性があることを示しています。

5. 保存的治療では、患者に靴のスタイルを変えることを指導します。幅広の編み上げ靴を推奨し、ハイヒールのパンプスを履かせないようにしましょう。靴にインソールを入れる余裕がある場合に限って、インソールを検討することができますが、そうでなければ問題を悪化させるでしょう。中足骨ドームサポートなどのインソールは、中足骨を持ち上げて拡げます。前足部の過可動性を減ずるために、装具を用いることができます。

コルチコステロイドの注射は、三次治療です。エビデンスでは効果的であることが示されていますが、症状の再発を想定すべきです。患者が最初の注射に対してよい反応を見せた場合、2回目や3回目の注射が可能ですが、皮下の脂肪萎縮と色素脱失のリスクが高くなります（図 49.4 参照）。アルコール注入の使用には限られたエビデンスしかありません。これ以降は、手術を検討しなければなりません（図 49.5）。術創によるトラブルが少なく、術後に速やかに体重支持ができるようになることから、背面切開が好ましいでしょう。

4 段階の治療計画を、図 49.6 にまとめました。

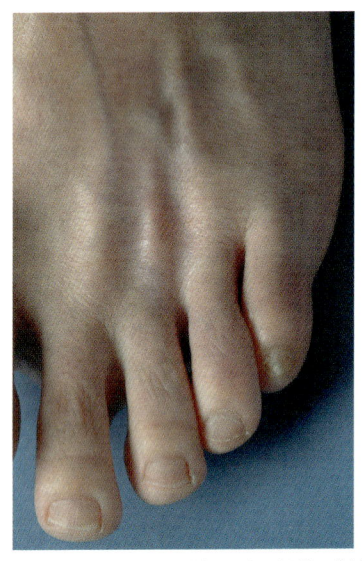

図 49.4　ステロイド注射後の皮下組織の萎縮

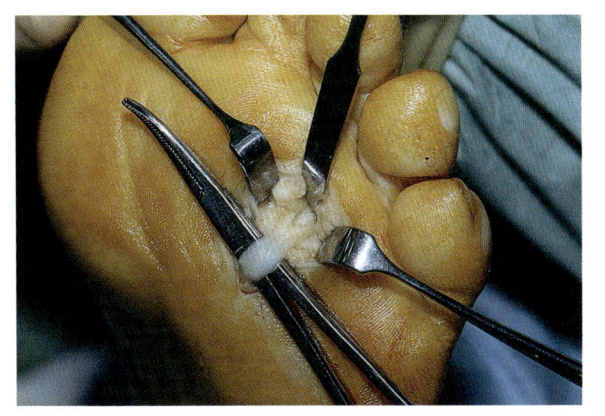

図 49.5　足底切開による足底指神経の切除

ステップ 1 → 靴に関する患者教育

ステップ 2 → 中足骨ドームサポートなどのインソール装具

ステップ 3 → コルチコステロイド注射―理想的には超音波ガイダンス下で

ステップ 4 → 神経の外科的切除

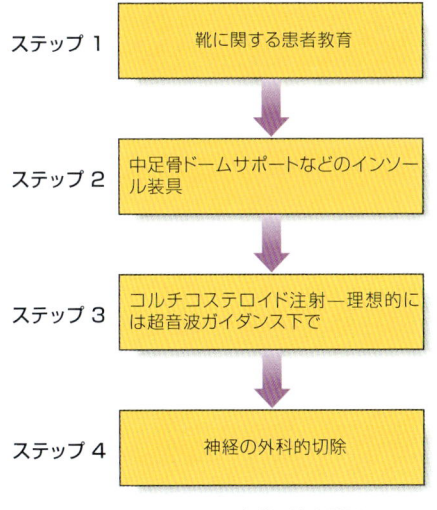

図 49.6　4 段階の治療計画

症例 49　モートン神経痛

神経科

臨床治療のヒント：モートン神経痛のためのコルチコステロイド注射

コルチコステロイド注射は、モートン神経痛の標準的な治療法です。

溶液／体積	メチルプレドニゾロン 0.5 mℓ（20 mg）、リグノカイン塩酸塩 1 mℓ（2%）
針	25 ゲージ（カラーコード：ブルー）または 27 ゲージ（ロング）が理想的
注射のテクニック	痛みのある中足骨間腔の特定。必ず、第 2- 第 3 趾間または第 3- 第 4 趾間。中足骨頭を特定し、背面から、中足骨頭レベルの直近位に刺入。足底の皮膚の抵抗があるまで貫入。針を約 0.5cm 引き、血管内に注射することを避けるために吸引し、その後シリンジの内容量の半量を注射。さらに針を 0.5cm 引き、残りを注射。

エビデンス

コクランの系統的レビューでは、モートン神経痛の外科的治療と被外科的治療の効果を評価するのに十分なだけのエビデンスがないと結論づけています。その後、125 名の患者に対するランダム化比較試験において、超音波ガイダンスの下での 1 回の注射が、3 ヶ月の時点では、この疾患の治療に効果的だったが、長期的な有効性はないことが示されました。同時に、経済的な分析では、この治療法の費用対効果はよくない可能性があると示されました。文献では、神経の外科的切除の成功率は、70-80%と示唆されています。

キーポイント

- モートン神経痛は、よく見られる疾患で、主に第 3- 第 4 趾間に発症します。
- 疼痛は、特徴としては発作性で、歩行を制限します。
- 靴が主な原因です。
- 靴に関する助言、インソールの使用、コルチコステロイド注射によって管理します。
- 依然として、神経切除が主力治療法です。

参考文献

- Fanucci E, Masala S, Fabiano S et al (2004) Treatment of intermetatarsal Morton's neuroma with alcohol injection under US guide: 10 month follow-up. European Radiology 14(3):514–18.
- Hassouna H, Dingh D, Taylor H, Johnson S (2007) Ultrasound guided steroid injection in the treatment of interdigital neuralgia. Acta Orthopaedica Belgica 73(2):224–9.
- Hughes RJ, Ali K, Jones H, Kendall S, Connell DA (2007) Treatment of Morton's neuroma with alcohol injection under sonographic guidance: follow-up of 101 cases. Am J Roentgenol 188(6):1535–9.
- Sharp RJ, Wade CM, Hennessy MS, Saxby TS (2003) The role of MRI and ultrasound imaging in Morton's neuroma and the effect of size of lesion on symptoms. Journal of Bone and Joint Surgery 85(7):999–1005.
- Thomson CE, Martin D, Gibson JNA (2004) Treatment interventions for Morton's neuroma: a systematic review. Cochrane Database of Systematic Reviews, Issue 3.
- Thomson CE, Beggs I, Martin D et al (2007) Focus on Research. Steroid injections (methylprednisolone) in the treatment of Morton's neuroma: patient-blind randomised trial. Scottish Executive Health Department, Chief Scientist's Office. Available online at www.sehd.scot.nhs.uk:80/cso/index.htm.

症例 50

　この 25 歳の独身男性はキルトを着たいのです！　残念ながら、彼は足の外見を非常に気にしています（図50.1）。おそらく、インドで過ごした子ども時代にオートバイの後部座席から落ちたときにけがをしたのだと言います。近位のけがの証拠はありませんでした。さらに尋ねてみると、子どもの頃に発熱を伴ってかなり具合が悪かったことを思い出しました。機能的には、彼の足は左右で 5 cm 長さに違いがあるのですが、右足がふらふらするにもかかわらず、かなりうまく歩けます。彼は、子どもの頃に外科手術を受けたのですが（図 50.2）、踵骨変形が残りました。右側では、踵だけで体重を支えています（踵の肥大化に注目。図 50.3）。彼は現在英国に住んでおり、右足の外見をなおしたいと思っています。

1. 彼の足の傷害の説明が疑わしいのはなぜですか。また、図 50.1 ～ 3 の変形について、どう説明するのが妥当でしょうか。
2. この診断を確定するために必要な臨床検査は何ですか。
3. 彼の右足に行われた手術は何ですか。
4. この若者を助けるために提供することのできる保存的療法は何ですか。

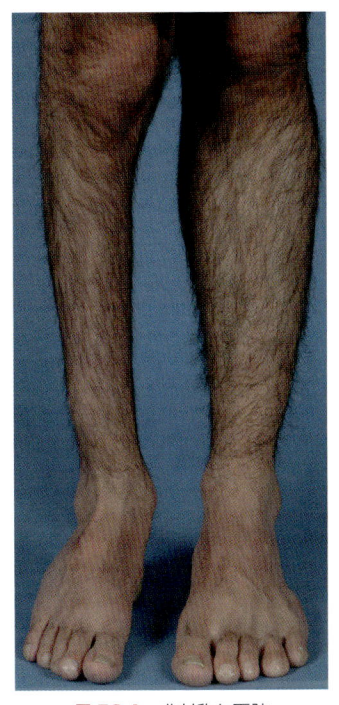

図 50.1　非対称な下肢

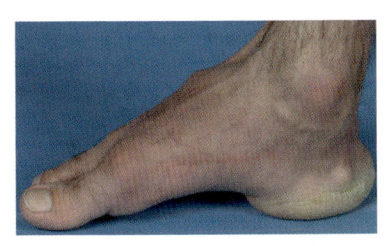

図 50.2　内側の傷と踵の肥大

症例 50

神経科

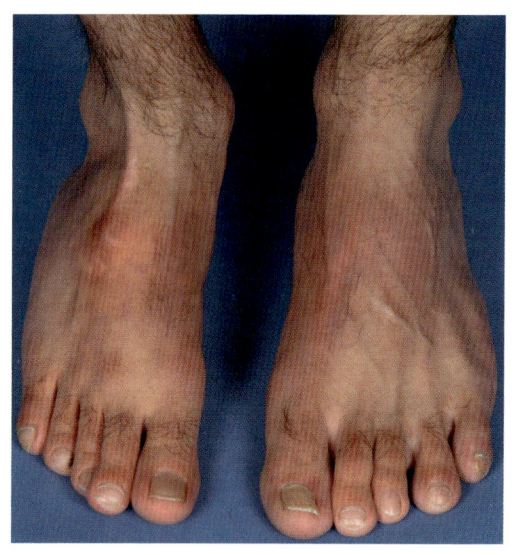

図 50.3 後脛骨筋腱の移行

急性灰白髄炎（ポリオ）

1. 右足首のけがでは、腓腹筋の筋肉量で不足やこれ程の右足の短さを説明する理由にはならないため、彼の話は納得がいきません。認められる特徴と発熱症状の話を考慮すると、急性灰白髄炎（ポリオ）だったという説明が妥当です。後に、彼の両親は、インドでワクチン接種をしなかったと認めました。

2. この男性の姿勢、筋肉量、筋緊張、筋力、加えて、筋肉の動きの協調性と反射神経を検査するために、神経学的検査が必要です。最も目立つ特徴は、右側の腓腹筋の筋肉量が不足しているために、対称性が損なわれていることです。低血圧（弛緩）または筋緊張の低下が直ちに明らかになりました。筋力または筋肉の強度は、患者の筋力とあなた自身の筋力を比較し、片側を他方の側と比較し、MRCスケール（表50.1参照）を用いて筋力のグレード評価を行うことで、検査することができます。この症例では、前筋群が弱く、MRCスコアは0で、反射神経が欠如しており、下位運動ニューロン障害を示していました。

表 50.1　MRC スケール

グレード	説明
0	筋の収縮なし
1	ほんのわずか収縮する
2	重力を排除すれば運動ができる
3	重力に抗して運動ができる
4	重力および抵抗に抗して運動ができる
5	正常な筋力

3. 前筋の筋力低下により、骨内の膜を通して足の背面状に後脛骨筋を移行させることで背屈筋として使うことが試みられていました。右の踵は、正常な後脛骨筋の動きが失われた結果として外反しています。

4. もっとも簡単な方法は、下肢の長さの違いに対処するためにインソールで踵を高くすることでしょう。キルトのソックスの下にプロテーゼを装着すれば、見た目もよくなります。この患者は、これらの簡単な方法には満足せず、下肢の延長術とふくらはぎへのシリコンインプラントの挿入の検討を希望しました。

キーポイント

- 筋力低下とふくらはぎの萎縮の原因として、ポリオの前歴を検討しましょう。
- 筋力は、MRC スケールで評価することができます。
- 腱移行術の目的は、筋肉のバランスを復元し、歩行を改善することです。

臨床治療のヒント

1 移行された筋肉は筋力が少なくとも1グレード低下します。
2 移行される筋肉は、麻痺した筋肉の代わりをするのに十分なくらい強い必要があります。
3 主動筋は拮抗筋よりも良好に機能します。
4 移行される腱は、滑ることができるように鞘を通すべきです。
5 神経支配と血液供給を保持しなければなりません。
6 "正常な"関節でなければ、腱を移行しても動きません。
7 移行された腱は、適切な張力を持たねばなりません。
8 同等の可動域を保持することが望ましいです。

参考文献

- Mestikawy M, Zeier F (1971) Tendon transfers for poliomyelitis. Clinical Orthopaedics and Related Research 75:188-94.
- Perry J, Barnes G, Gronley JK (1988) The postpolio syndrome: an overuse phenomenon. Clinical Orthopaedics and Related Research 233:145-62.
- Song HR, Myrboh V, Oh CW, Lee ST, Lee SH (2005) Tibial lengthening and concomitant foot deformity correction in 14 patients with permanent deformity after poliomyelitis. Acta Orthopaedica Scandinavica 76(2):261-9.
- Turner JW, Cooper R (1972) Anterior transfer of the tibialis posterior through the interosseus membrane. Clinical Orthopaedics and Related Research 83:241-4.

症例 51

45歳の男性がⅠ型インシュリン依存糖尿病に罹っています。無痛の足底潰瘍を呈しています（図51.1）。

1. 糖尿病において足潰瘍を引き起こす主な要因は何ですか。
2. 適切な検査法は何でしょうか。
3. この患者をどのように管理しますか。

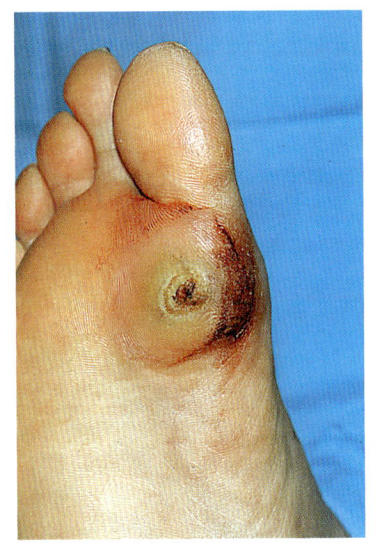

図 51.1　足底潰瘍

症例 51

糖尿病性神経症性潰瘍

1. 糖尿病患者の足潰瘍を引き起こす主要因は、神経障害です。過度の足底圧と外傷も、重要な原因であり、アテローム性動脈硬化が寄与因子になります。

2. この患者のアセスメントの優先順位は、次のうちのどれが優先するかを確定することです。

a）神経障害

運動神経障害　足部を肉眼で検査すると、アーチの異常と足趾の鷲趾化がわかり、内在筋の消耗が認められます。構造的変化が足部の機能に影響して荷重を変化させ、これにより、足底胼胝が生じます。

感覚性神経障害　足底潰瘍の存在下で、前足部の疼痛の知覚が低下し、この患者は、鋭い刺激と鈍い刺激を識別できなくなっていました。軽い触覚の半定量評価は、10gのセムズ・ウェインステイン・モノフィラメント（Semmes-Weinstein monofilament）により行うことができます。振動感知の検査は、128Hzの音叉で行われます。量的評価のために、ニューロセシオメーター（neurothesiometer）を用いることができます。

　糖尿病患者では、通例、感覚障害が"手袋・靴下状"の分布をとります。関節の固有受容感覚がなくなり、その結果として、足部および足首関節の過度の圧力に対して、身体が順応しなくなります。関節軟骨破壊と骨びらんが急速に起こり、破棄され無感覚になるシャルコー関節につながります（図51.2）。従って、足部と足関節全体のX線撮影が重要です。放射線学的特徴は、破壊と肥大の両方の変化を含むでしょう。しばしば、罹患した関節腔の顕著な喪失が見られ、それに伴う軟骨下骨の分断化と再吸収および骨棘形成が認められます。

自律神経性神経障害　これは、皮膚が乾燥してぱさぱさになっている場合に明らかになり、場合によっては、背部静脈の膨張によっても明らかになります。背部静脈の膨張は、血流の変化を引き起こして関節神経障害の一因となる骨量減少を起こす動静脈短絡の徴候です。

b）動脈症

壊疽は、虚血の指標になります。図51.3は壊疽の写真です。指動脈の血栓形成は、足趾の壊疽につながります。壊疽は、感染に続発することが多く、この症例では、軟組織と趾節骨の両方が感染しています。

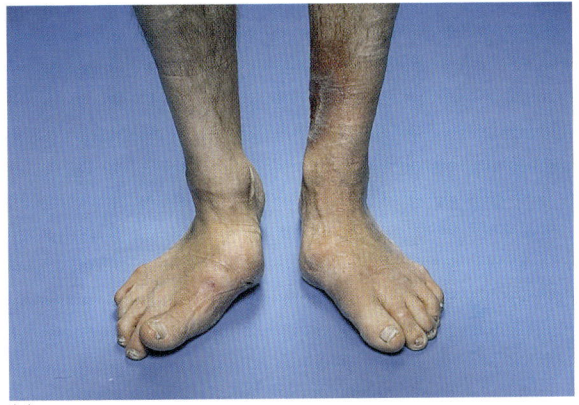

(a)

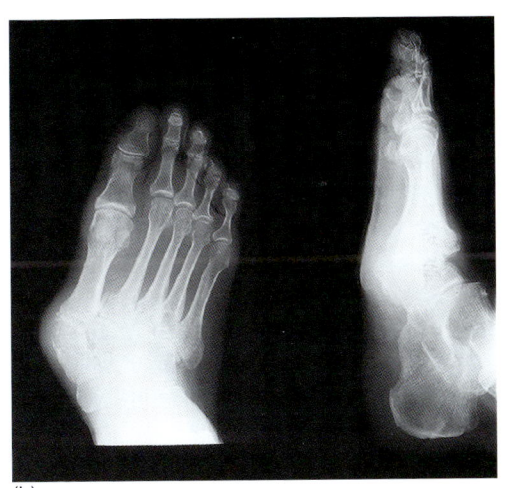

(b)

図51.2 シャルコー関節の (a) 臨床所見と (b) X線像

症例51 糖尿病性神経症性潰瘍

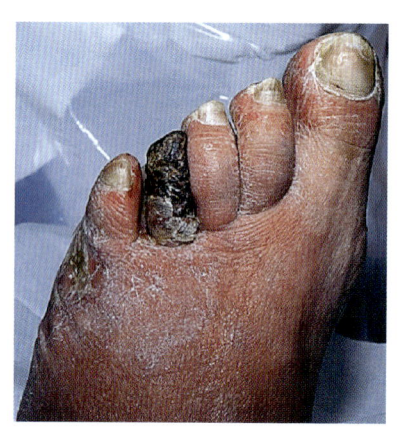

図 51.3　足趾の壊疽

病変部が乾燥している場合には、足趾をそのままにして自然切断させることもできますが、この病変部は悪臭を放っており、切断術と抗生物質治療が必要でした。

動脈疾患の評価により、潰瘍の転帰を予測します。足部に相当の虚血が見られる場合には、潰瘍は治癒しないでしょう。評価を行う際には、足関節上腕血圧比（図 37.2）が重要ですが、臨床医は、動静脈短絡によって足趾での血流の短絡がある場合には、モンケベルグ石灰化（Mönckeberg's sclerosis：細動脈石灰化）によるこの指標の上昇に注意を払うべきです。動静脈短絡は、手持ち式のドップラー超音波プローブを用いると大きい単調音信号として検出可能です。足趾の収縮期圧は、足趾用カフで測定可能です（図 51.4）。正常な足趾：上腕比は、0.7 より大きい値を示します。

c) 動脈症

血液供給に障害が起きている場合には、はっきりしない可能性がありますが、蜂巣炎が炎症に合併します。外科的排膿とすべての壊死組織の切除が必要になる深部感染を除外するためには、傷の深部の詳細に検査する必要があります。骨髄炎の放射線学的特徴としては、骨破壊、腐骨および新たな骨膜下骨形成があります。

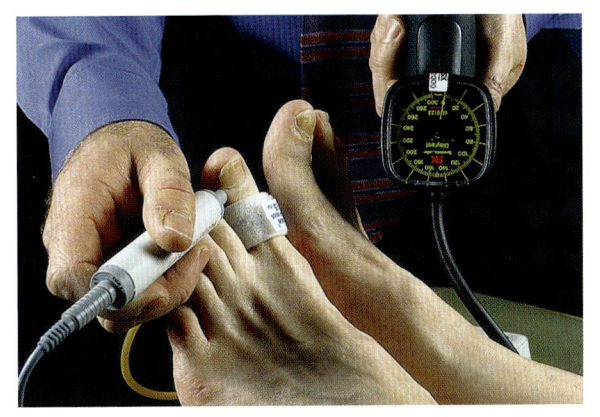

図 51.4　足趾の収縮期圧測定

3. 臨床医は、2つの目標を持つべきです。第1に、潰瘍からの感染拡大を防ぐことが重要で、速やかにすべての壊死組織を創面切除し、広域スペクトル抗生物質を処方をすべきです。その後、血管増生を促進するために、必要に応じて、ヒドロゲル、親水コロイドまたはアルギン酸塩で傷を覆うとよいでしょう。次に、潰瘍形成の再発を防ぐために、一般的には治癒しきる前に、足底圧を再分配する必要があります。この症例では、エアキャスト® 歩行器を用いましたが、全面接触プラスターもおそらく同じように機能するでしょう。長期的には、糖尿病用のインソールおよび靴（図 51.6）を使用することと、足病医を定期的に受診することが重要です。

エビデンス

系統的レビューにより、1例の大規模試験から、スクリーニングと足の保護プログラムにより、大規模な切断術の割合が減っているというエビデンスがいくつか明らかになっています。特別な靴と教育プログラムのエビデンスは、曖昧なエビデンスです。足病ケアが胼胝形成を有意に減らすという1例の試験からのエビデンスがあります。

症例 51　糖尿病性神経症性潰瘍

神経科

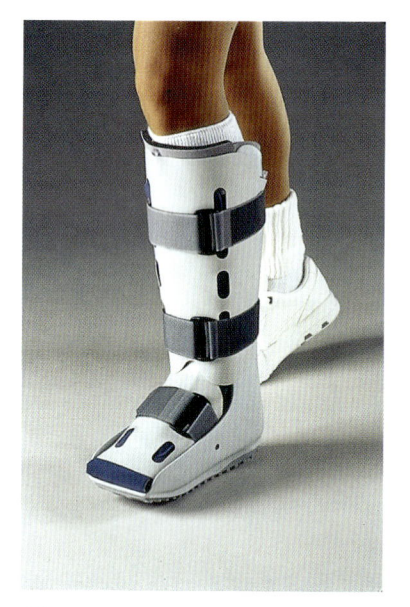

図 51.5 エアキャスト® 圧縮空気式歩行器

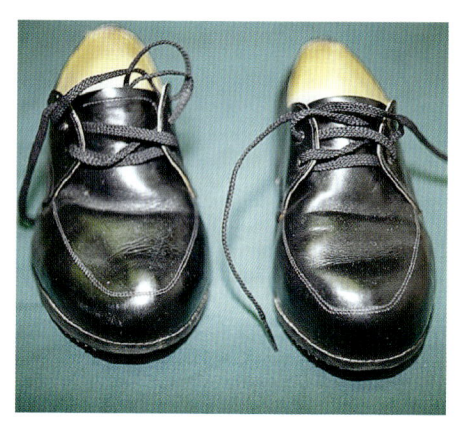

図 51.6 特注の靴

キーポイント

- 神経障害性関節症は、糖尿病足の全体の変形を引き起こします。
- 無感覚糖尿病足は、足底圧の上昇による潰瘍形成のリスクがあります。これに末梢血管疾患を合併すると、傷が治りにくくなり、感染症のリスクが上昇します。
- 糖尿病性潰瘍の評価には、感染、神経障害、動脈症のアセスメントを含める必要があります。
- 神経障害性潰瘍の治癒は、高い圧力から解放し、注意深く傷のケアをすることによって達成されます。

参考文献

- Edmonds M, Blundell M, Morris H (1986) The diabetic foot: impact of a foot clinic. Quarterly Journal of Medicine 232:763-71.
- Edwards J (2002) Debridement of diabetic foot ulcers. Cochrane Database of Systematic Reviews, Issue 4.
- O'Meara S, Cullum N, Majid M, Sheldon T (2000) Systematic reviews of wound care management: (3) antimicrobial agents for chronic wounds; (4) diabetic foot ulceration. Health Technology Assessment 4(21).
- Singh N, Armstrong DG, Lipsky B (2005) Preventing foot ulcers in patients with diabetes. Journal of the American Medical Association 293(2):217-28.
- Spencer S (2001) Pressure relieving interventions for preventing and treating diabetic foot ulcers (Cochrane Review). In: The Cochrane Library Issue 2. Oxford: Update Software.

症例52

　左足よりも右足のアーチが高いことに母親が気づき、少年が受診しました。母親によると、彼は"不器用"でとてもバランスが悪いので、スポーツをしないとのことです。検査の結果、特に筋肉が明らかによく発達している大腿部と比べるとふくらはぎが細いことがわかりました。さらに、両手の内在筋の筋力が若干弱いこともわかりました。

1. なぜこの少年の父親を検査すべきなのでしょうか。
2. 彼の診断を確定するのに有用な検査は何ですか。
3. もしも彼が40歳で受診していたら、診断は異なりますか。
4. どのような治療法でも有効でしょうか。また、他の変形が生じる可能性がありますか。
5. この少年の平均余命は標準的ですか。

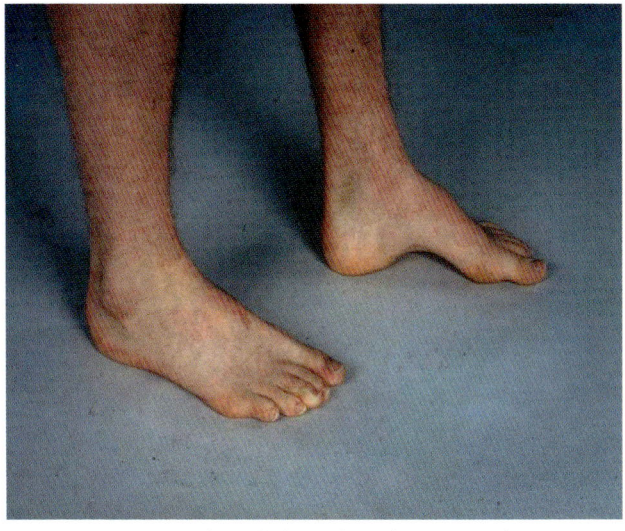

図 52.1　右足の萎縮および凹足（cavoid foot）

遺伝性運動感覚性神経障害（HMSN）

1. この患者は、腓骨筋の弱化と凹足（cavoid foot）を引き起こす進行性の消耗性疾患を呈しています。この発病年齢からすると、この疾患は、おそらくI型の遺伝性運動感覚性神経障害（HMSN）（古典的には腓骨筋萎縮症またはシャルコー・マリー・トゥース病と言われていたもの）ですが、他に同様の疾患も記載されています。シャルコー・マリー・トゥース病は、常染色体優性疾患であるため、家族性の形質が予測されるでしょう。

2. 一般に、末梢神経は触知可能であり、電気生理学的検査では、運動神経と感覚神経の伝達速度の顕著な遅延が認められます。筋生検により、線維細胞の種類による分類と、脱神経と神経再生の証拠が明らかになるでしょう。ルシー・レビー症候群は同様の疾患ですが、患者は振せんを自覚します。軽度の遺伝性運動感覚性神経障害（III型－VII型）は極めて稀です。これらの足部疾患を表52.1に示します。

3. その後の人生で、患者は、この疾患の神経学的な変異（II型）を呈します。これも常染色体優性遺伝です。末梢がさらに弱くなりますが、手での発症は比較的少ないです。検査では、一般に、正常か正常に近い神経伝達速度が観察され、神経は肥大しません。

4. 足部の内反を防ぐために、装具がしばしば必要になります。軽度の場合では、拡張したトーマス側方ヒールフレアを靴に装着すれば十分でしょうが、より重度の患者では、足首から足部までの装具が必要になるでしょう。たいてい最終的には、足部の蹠行性を維持するために、三関節固定術が必要になります。手の腱移行術と脊柱側弯の矯正も、重度の場合には必要になるでしょう。

5. 患者の余命は標準的です。

症例 52 遺伝性運動感覚性神経障害（HMSN）

表 52.1 遺伝性運動感覚性神経障害

型	疾患	発症年齢	遺伝性	足部変形
I	シャルコー・マリー・トゥース病	<20歳	優性	凹足
II	シャルコー・マリー・トゥース病	中年	優性	凹足
III	デジェリーヌ・ソッタ (Dejerine-Sottas) 病	幼児	劣性	内反尖足
IV	レフサム病	0-30歳	劣性	凹足中足骨長の異常
V	＋視神経萎縮	10歳以降	劣性	アキレス腱収縮
VI	＋視神経萎縮	不明	不明	凹足
VII	＋網膜色素変性		劣性	凹足

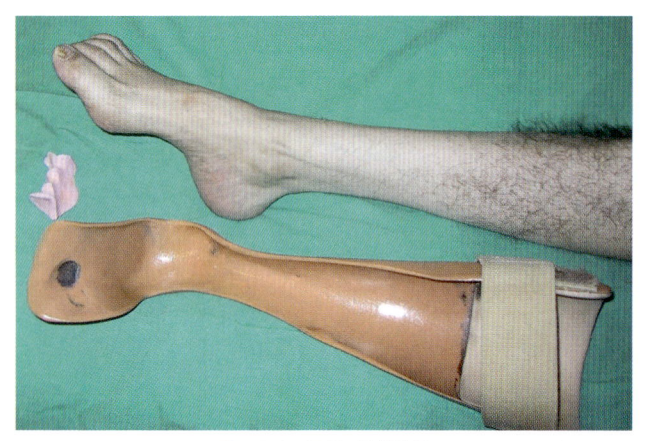

図 52.2　足首－足部装具

キーポイント

- 遺伝性運動感覚性神経障害には、異なる年齢で発症する2つのタイプがあります。
- 足部内反を防ぐために、ほとんどの場合、装具が必要になります。
- 歳を取ると、三関節固定術が必要になることが多いです。

参考文献

- Dyck PJ, Lambert EH (1996) Lower motor and primary sensory neuron diseases with peroneal muscular atrophy. Part I. Neurologic, genetic and electrophysiologic findings in hereditary polyneuropathies. Archives of Neurology 18:603-18.
- Dyck PJ, Lambert EH (1996) Lower motor and primary sensory neuron diseases with peroneal muscular atrophy. Part II. Neurologic, genetic, and electrophysiologic findings in various neuronal degenerations. Archives of Neurology 18:619-25.
- Guyton GP, Mann RA (2000) The pathogenesis and surgical management of foot deformity in Charcot-Marie-Tooth disease. Foot and Ankle Clinics 5:317-26.

症例 53

多くの人は、足部のアーチが高くても、全く無症状のままです。そうした人たちは、足趾の鷲趾化や足底に固い胼胝ができた時だけ、足病医や整形外科医を受診します。この症例では、50 代半ばの女性が、常に足の外側の縁で歩いているとの訴えで受診しました。X 線像から、顕著な踵の内反があることがわかりました。

女性は、1954 年に母趾の爪の手術をしたと言うので、以下の写真を病院の保存記録から取り寄せました（図 53.2）。

1. この患者が長期にわたって凹足（cavoid foot）になっている原因として考えられるのは何ですか。

2. 構造的な変形の程度を、どのように定量化しますか。

3. 1954 年に行われた手術は何ですか。

4. 後足部の内反を矯正した手術は何ですか。

5. この疾患の患者が歳をとった時に、筋力低下や機能的欠損が増えるのは、典型的なことですか。

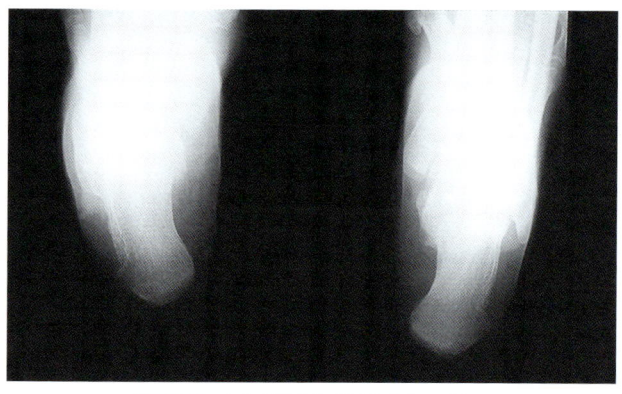

図 53.1　立位 X 線像における重度の踵内反

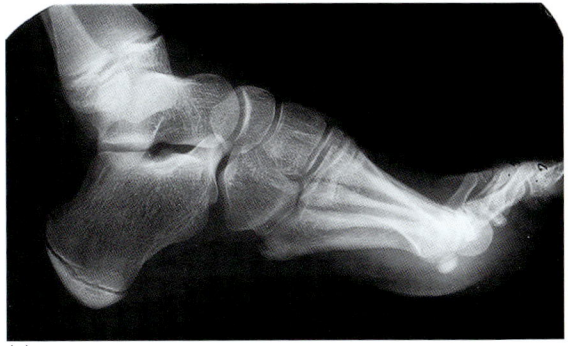

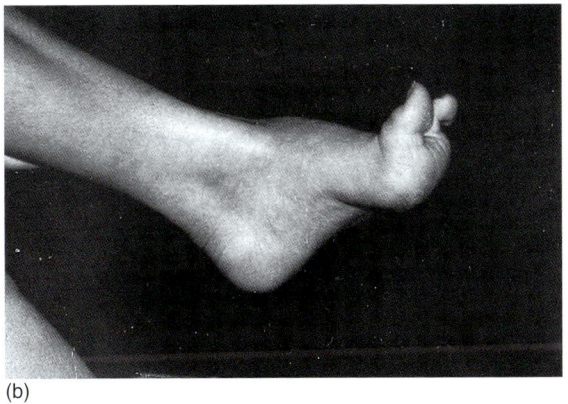

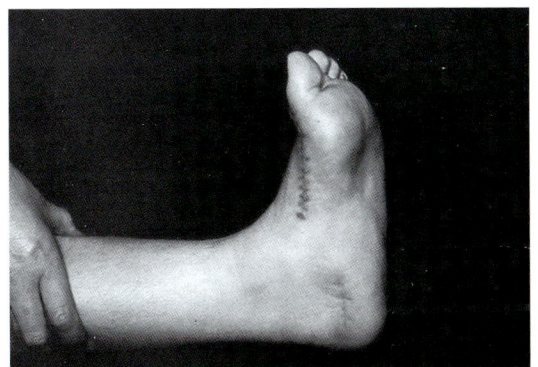

図 53.2 (a-c) 1954 年の臨床所見

ポリオ後症候群

1. 世界の多くの地域では、今でも、急性灰白髄炎（ポリオ）が凹足の最も一般的な原因ですが、脳性麻痺、ある種の筋ジストロフィー、フリードライヒ失調症（Friedreich's ataxia）、遺伝性運動感覚性神経障害（シャルコー・マリー・トゥース病、図 52.1 参照）の患者で同様の変化が認められる場合もあります。筋肉の不均衡はかなりわずかなものですが、重度の変形を引き起こす可能性もあります。ポリオでは、たいてい背屈筋の筋力低下とふくらはぎの拘縮がいくらか見られますが、逆のことが起こって、踵凹足につながることもあります。しばしば、中足骨頭下、足部の外縁に沿い、足趾の槌趾化が起こった部位の PIP 関節の背面側に胼胝が発達します。

2. 凹足は、標準的な体重付加状態での足部側方 X 線像で第 1 中足骨——踵骨角を測定することによって定量化されます。この角度は、この例のように 140°以下になるでしょう（図 53.3）。踵は中立位を維持しますが、前足部の構造的内反変形は、次第に足底腱膜の拘縮によって進行します。患者が足部の外縁に荷重することで、進行性の前足部内転につながります。

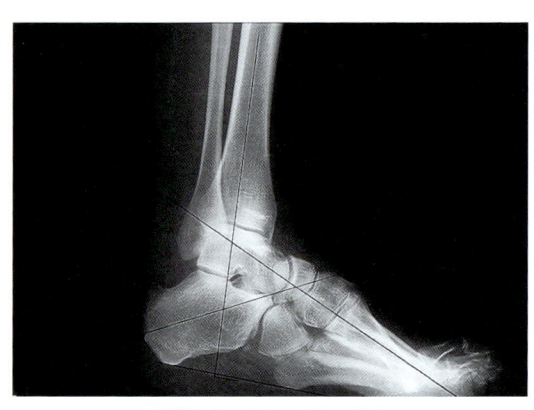

図 53.3　凹足の変形の測定

凹足の手術の最終目的は、足の蹠行性を得ることです。脛骨と足底のなす角度が 120°を超えると、舟底足変形を生じさせることなしに前足部凹足を中足骨基底部または足根中足の楔状切除によって矯正することはできないでしょう。三関節固定術が一般的に必要になります。

3. 11 歳の時に、患者はスタインドラー（Steindler）法によって足底腱膜を踵から解離し、凹足の 70% が矯正されました。次いで、長母趾伸筋が第 1 中足骨頸部に移行されました（ジョーンズ移行術：Jones transfer）。外科医は、母趾の IP 関節を融合させない選択をしたのです。前脛骨筋機能が強いことがわかったので、長趾伸筋腱を楔状骨に移行する手術（ヒブス法）など、さらなる手術は必要ありませんでした。

4. 患者の最近の診察時に残っていた主な変形は、左側の踵の重度の内反でした。彼女には距骨下痛はなく、踵骨の外側楔状骨切り術（lateral closing wedge osteotomy）（ドワイヤー骨切り術：Dwyer's osteotomy）で、非常に満足のいく最終結果が得られました（図 53.4）。この症例では、患者の前足部凹足は特に重度ではなかったため、遠位背側足根骨楔状骨切り術（またはジャパスの V 字骨切り術：Jopas' V Osteotomy）は、必要ではありませんでした。

5. ポリオ後症候群は、急性ポリオからの回復後、10 年から 40 年経った患者に起こる新たな神経学的徴候の発病です。倦怠感、衰弱、関節と筋肉の疼痛、そして機能的能力の低下によって特徴づけられます。

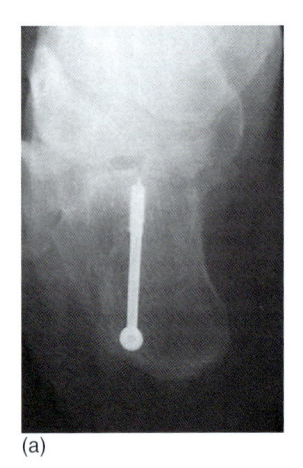

図 53.4 （a、b）外側楔状骨切り術（lateral closing wedge osteotomy）による踵内反の矯正

キーポイント

- 凹足はよく見られますが、多くは無症状です。
- 可能ならば10代のうちに手術を行うべきです。
- 踵内反の矯正には踵骨骨切り術が必要です。
- 進行性の筋力低下は、"ポリオ後症候群"の一部である可能性があります。

参考文献

- Dwyer FC (1959) Osteotomy of the calcaneum for pes cavus. Journal of Bone and Joint Surgery 41-B:80–6.
- Howard RS (2007) Poliomyelitis and the postpolio syndrome. British Medical Journal 330:1314–18.
- Japas LM (1968) Surgical treatment of pes cavus by tarsal V-osteotomy: preliminary report. Journal of Bone and Joint Surgery 50-A:927–44.
- Schwend RM, Drennan JC (2003) Cavus foot deformity in children. Journal of the American Academy of Orthopaedic Surgeons 11:201–11.

Section 8
外傷

症例 54

　36歳の窓ふき職人が、はしごから約6m滑り落ちて、受診しました。彼は左の踵で不自然に着地し、左踵はすぐにひどく腫れてきました。緊急治療室で撮影したX線像で、踵骨を骨折したことがわかりました（図54.1）。

1. 最も一般的な傷害の機序は何ですか。また、患者が落下した時に他に起こる骨折はありますか。

2. 踵骨骨折はどのように分類されますか。また、傷害の正確な類型を確定するために用いられる方法は何ですか。

3. この患者に適した治療法は何ですか。

4. 長期的予後は良好でしょうか。

症例 54

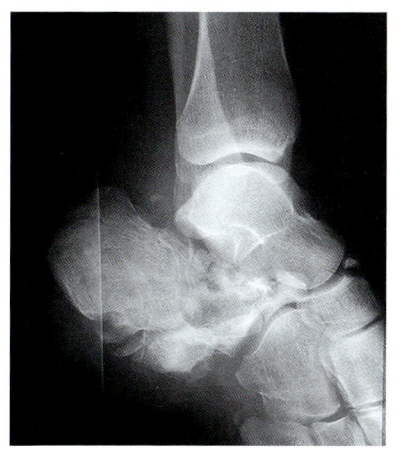

図 54.1　踵骨骨折

外傷

踵骨骨折

1. 最も頻繁に起こるのは、患者が足部を回内した状態で着地し、内側縦足弓を痛め、踵が無理に外反してしまうことです。腓骨腱は、一般に、腓骨腱溝内で無傷の外側壁に保持されています。垂直せん断力により最初の骨折線が生じ(パーマー：Palmer により記載。図 54.2)、骨が 2 つの部分、つまり、載距突起を含む前内側断片と踵骨隆起を含む後外側断片とに分割します。外力と損傷の方向に応じて、さらに骨折が広がります。踵骨骨折は、患者の 5-10％ で両側性であり、25％ までで他の下肢骨折を合併し、10％ で腰椎骨折を合併します。

2. 将来的な障害という点では、骨折が関節内まで広がると、一般に、そうでない骨折よりも予後が悪くなります。踵骨骨折も例外ではなく、初期の放射線学的な分類（ベーラーおよびエセックス - ロプレスティ：Böler and Essex-Lopresti による分類）では、後部距骨下関節表面が骨折しているかどうかによって、骨折のタイプを 2 つの主要なグループに分類しています。

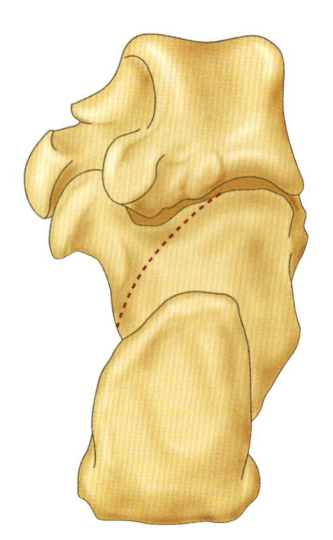

図 54.2　最初の垂直せん断骨折

骨体の上縁部または下縁部、隆起、前方突起、載距突起の関節外骨折（全体の25%）は、一般に予後が良好で、患者の多くは6ヶ月以内に職場復帰できます。関節が関係する骨折の分類は容易ではありません。エセックス−ロプレスティは、2つの主要なサブグループを検討しました。第1のタイプは、下向きの力によって踵骨下関節で踵が回外して起きる"舌状型（tongue-type）"の骨折です（図54.3）。第2のタイプは、せん断力により、通例は載距突起が骨折し、図54.1と54.4に示すように、中心外側の関節部位を距骨骨体に押し下げます。

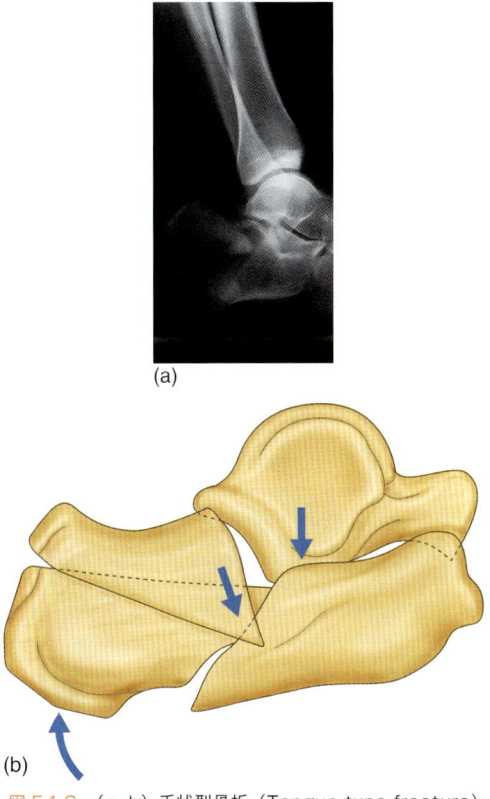

図54.3 （a, b）舌状型骨折（Tongue-type fracture）

この分類は、冠状断 CT による関節骨折断片の数と位置に基づいて、サンダース(Sanders)らによって 1990 年に改良されました(図 54.5)。

3. 踵の骨折は、大規模な軟組織挫傷を合併することが避けられないので、けがをした足を速やかに高く挙上することが必要です（図 54.6）。この症例では、かなりひどい粉砕骨折をしており、関節表面は手の施しようがない状態に思われました。しかし、CT 像に注意すると、踵が過度に斜めになっていました。最初の腫れが治まった時点で、全身麻酔下で非観血的な整復を行い、分厚いギプスを適用しました。足を挙上して入院を続けた後、この患者は体重をかけないようにして松葉杖で歩くことを許されました。

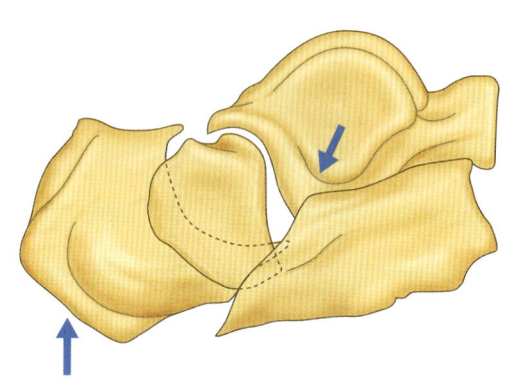

図 54.4　関節陥没骨折

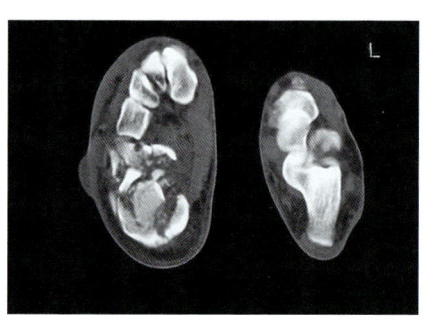

図 54.5　重度の粉砕骨折と最初のせん断を示す冠状断 CT

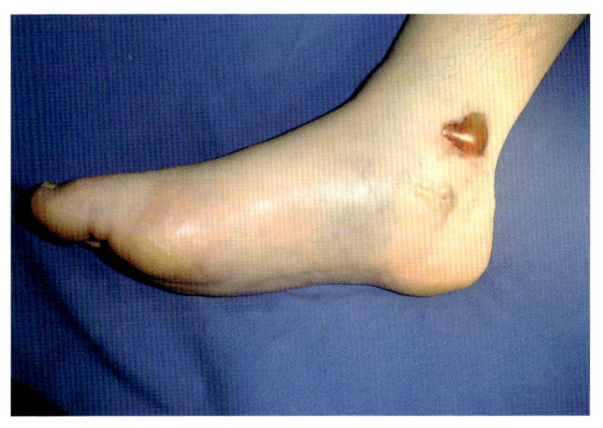

図 54.6　骨折による水疱形成を伴う足底内側の傷害

ギプスの装着期間は 6 週間でした。その後の 3 ヶ月の集中的な理学療法にもかかわらず、関節は次第に強直しました（図 54.7）。手術が可能であれば、距骨下関節を再アライメントして、ベーラーの踵骨と踵骨隆起間の関節角度（ベーラー角：踵骨上縁部間の角度）を反対側の足のベーラー角（正常値は、25-40）。に修復する治療が必須でした。舌状型骨折（Tongue-type fracture）では、レバー（訳註：切開せずに外から長いレバー状のものを突き刺して、てこの原理で踵骨を持ち上げるようなやり方に用いる）を用いて簡単に元の位置に戻すことができます。この手術に用いられるレバーは時にジセーヌ（Gissane）スパイクと呼ばれ、後側から骨に挿入されます。

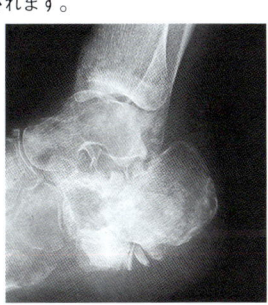

図 54.7　距骨下関節の破壊

骨折は、数本のネジかステープルで固定することができます。

一般的に、関節陥没骨折では、観血的整復と固定が必要になります。関節にバットレスプレートを施すために、骨移植片を挿入することがしばしば必要で、その後、バットレスプレートによって骨折部を固定します。（図54.9）。

4. 踵骨骨折後のリハビリテーションには長期間がかかり、患者の職場復帰までの平均的な期間は、ほとんどの報告で、約6ヶ月間です。足首、距骨、または横足根関節のこわばりによって機能障害が起こります。踵の衝撃緩和により、踵部脂肪褥の断裂による疼痛を軽減することができますが、足底の骨棘や踵骨外側壁が、それぞれ局所的な圧力や腱の衝突を引き起こす場合には、骨切除が必要になるでしょう。ここに紹介した1例のように、けがをしてから12ヶ月経っても痛みが軽減しない患者もいますが少数です。この場合、左右対称の距骨癒合が唯一の方法でしょう。

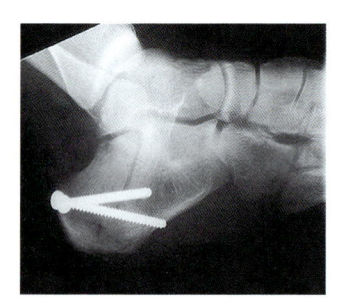

図54.8　断片間のネジによる骨折の固定

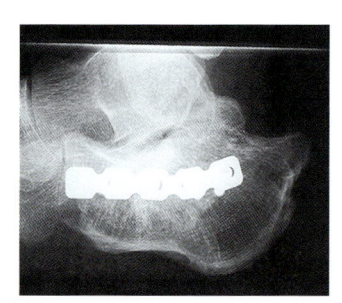

図54.9　外側壁のバットレスプレート

エビデンス

踵骨骨折の治療介入に関する 4 例の試験がコクラン共同計画レビューに含まれていますが (Bridgman et al. 1999)、すべてに方法論的欠陥がありました。134 名の患者を含む 3 例の試験では、関節内骨折でずれた骨切片について、観血的整復と、非手術的管理による内部固定を比較しています。蓄積された結果からは、治療後 12 ～ 15 ヶ月に残存する痛みについてグループ間での違いはなかったと示されていますが、手術後には、より多くの患者が、職場復帰し、けがをする前と同じ靴を履くことができました。1 例の非常に小規模な試験では、インパルス圧縮療法 (impalse compresion therapy) が有効であると示唆されています。2 例のより最近行われたランダム化比較試験では、手術の有効性に関する矛盾した結果が示されています。

キーポイント

- 足底の内側の腫れは、踵の骨折を示唆するもので、"オクスフォード徴候" と呼ばれます。
- 足を高く挙上することで、初期の不快感が軽減されるでしょう。
- 距骨下関節の適合性の復元は、臨床転帰を良好にする鍵です。
- 関節表面にバットレスプレートを施すために、骨移植が必要になる場合があります。
- 理学療法がこわばりを防ぐために欠かせません。

参考文献

- Bridgman SA, Dunn KM, McBride DJ, Richards PJ (1999) Interventions for treating calcaneal fractures. Cochrane Database of Systematic Reviews, Issue 4.
- Essex-Lopresti P (1952) The mechanism, reduction technique and results in fractures of the os calcis. British Journal of Surgery 39:395–419.
- Magnan B, Bortolazzi R, Marangon A, Marino M, Dall'Oca C, Bartolozzi P (2006) External fixation for displaced intra-articular fractures of the calcaneum. Journal of Bone and Joint Surgery 88-B:1474–9.
- Sanders R (2000) Current concepts review – displaced intra-articular fractures of the calcaneus. Journal of Bone and Joint Surgery 82:225–50.
- Stephenson JR (1987) Treatment of displaced intra-articular fractures of the calcaneus using medial and lateral approaches, internal fixation and early motion. Journal of Bone and Joint Surgery 69-A:115–30.

外傷

症例 55

できるかぎり強くブレーキをかけたのにもかかわらず、22 歳の学生は、愛車のアルファ・ロメオと共にかなりのスピードで対向車に衝突しました。彼は図 55.1 に示すように複雑骨折をしました。

1. 厳密には、このけがの原因は何ですか。
2. これらの傷害を記述したのは誰で、これは何というタイプですか。
3. 軟骨下の骨萎縮は意味のあるものですか。虚血壊死が明らかになるのはいつですか。
4. 何らかの後足部関節固定術を行うことに利点はあるでしょうか。あるとすれば、どのような手術をいつ行いますか。

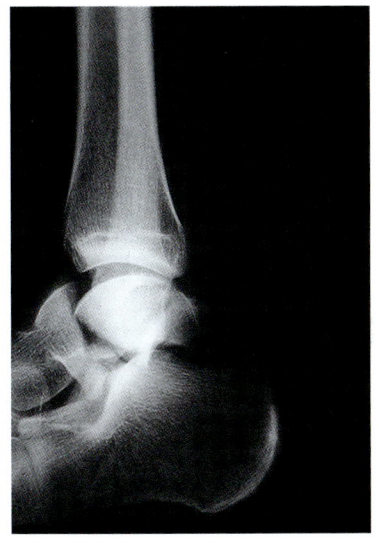

図 55.1 後足部の複雑骨折

距骨の脱臼骨折

1. 距骨頸骨折は、足部が過度かつ無理に背屈した時に、脛骨の前縁が距骨にぶつかることによって生じると推測されていました。しかし、遺体を用いた実験では、下肢と足部が引き伸ばされる時に、距骨上に過伸展されるのは、単に中足部であるという方が可能性が高く、すなわち、後足部は緊張したアキレス腱によって固定される、と示唆されています。こうした姿勢は、通例、"正面衝突"の交通事故で、ペダルによって足部が上方向に押される時に起こり、もともとの記載によると、軽飛行機の事故でも同様の機序で起こり、"飛行士骨折"と呼ばれます。最近、9歳の男の子が後ろ向きにそりで滑っていた後にこの骨折が認められました（図55.2）。

2. ホーキンスは、距骨頸の傷害を、3つのグループに分類しました。Ⅰ型：距骨頸部の転位のない骨折、Ⅱ型：距骨下関節の亜脱臼を伴う距骨骨折、Ⅲ型：距骨下関節および足関節の両方の脱臼を伴う距骨骨折。舟状骨からの距骨頭の亜脱臼または脱臼の合併を考慮に入れるために、第4の型が付け加えられました。ここに述べた22歳の患者はホーキンスⅡ型の傷害でした。治療では、創面切除と2本の被覆された皮質骨ネジで骨折部の固定を行いました。

3. 骨折の不正治癒が起こり、背屈時に背側の骨表面が脛骨の遠位端に衝突するようになることもありますが、そのような骨の突出部は、一般的に切除可能であり、患者は再び正常な足部の機能をとりもどすことがわかりました。まったく対照的に、虚血壊死は、ゆっくりと進行し、症状が臨床的に明らかになるまでに2年かかることもあります。どのように治療しても、虚血壊死は、Ⅱ型の最大50%に生じます。軟骨下の骨萎縮（ホーキンス徴候）は、距骨骨折後約6週間で見られるようになりますが、これは、予後が良好であることを示すと言われています。この徴候は、おそらく局所的な骨への血管増生と治癒を反映するものです（図55.4）。

4. 虚血壊死が起こり始めた場合、もしくは、距骨下関節または足首関節のいずれかに重度の関節損傷がある場合、さらに手術が必要になります。残念ながら、距骨の高さが失われると、単一関節の固定術がうまくいってもその効果は低くなるでしょう。汎距骨後足部関節固定術

（pantalar hindfoot arthrodesis）が、唯一の可能な選択肢ですが、どうしても短縮によって足の長さがある程度違ってしまいます。ほとんど外傷専門外科医は、距骨切除術は検討しないでしょう。

(a)

(b)

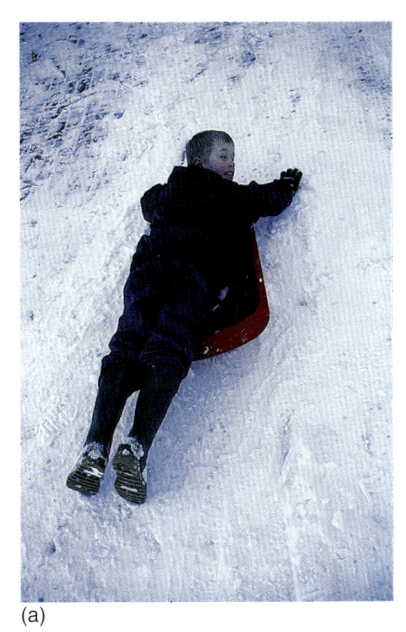

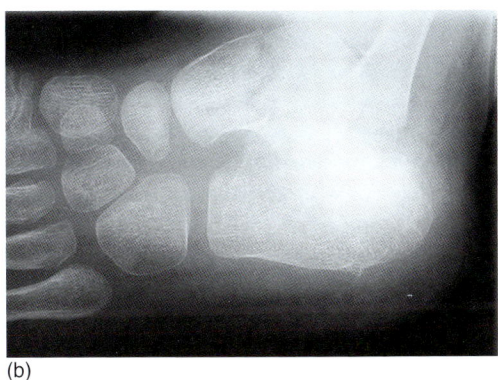

図 55.2 （a、b）そり遊びでの距骨頸骨折

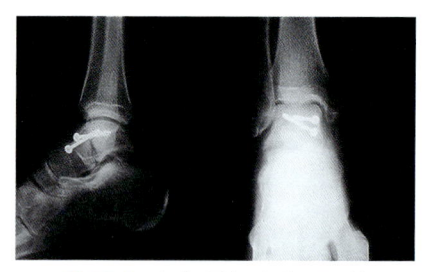

図 55.3　ネジで固定した距骨頸骨折

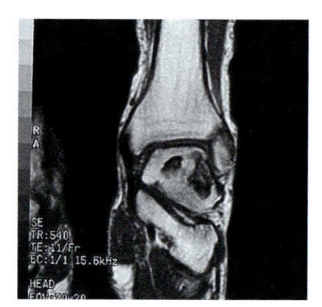

図 55.4　距骨の虚血壊死を示す MRI 像

キーポイント

- 距骨頸骨折は、ホーキンスにより分類されました。
- 虚血壊死は、最長で 2 年間明らかにならないことがあります。
- ホーキンス徴候は、良好な予後を示唆します。

参考文献

- Hawkins L (1970) Fractures of the neck of the talus. Journal of Bone and Joint Surgery 52-A:991–1002.
- Lindvall E, Haidukewych G, DiPasquale T, Herscovici D, Sanders R (2004) Open reduction and stable fixation of isolated, displaced talar neck and body fractures. Journal of Bone and Joint Surgery 86-A:2229–34.
- Metzger MJ, Levin JS, Clancy JT (1999) Talar neck fractures and rates of avascular necrosis. Journal of Foot and Ankle Surgery 38:154–62.

症例 56

58歳女性が、前足部に長く体重をかけていると鈍痛がするという6週間の病歴を呈しています。足部にけがをした覚えがないと言います。前足部全体にびまん性の圧痛があり、中足骨上に圧痛のある腫れがあります。図56.1に前後X線像を示します。

1. 彼女に対する診断は何ですか。また、この"傷害"の原因は何ですか。
2. 中年女性では、この疾患についてどのような危険因子がありますか。
3. この傷害の治療はどのようにすべきですか。
4. この疾患の診断で、X線像の有用性が限られているのはなぜですか。
5. 他には、どのような検査が利用できますか。

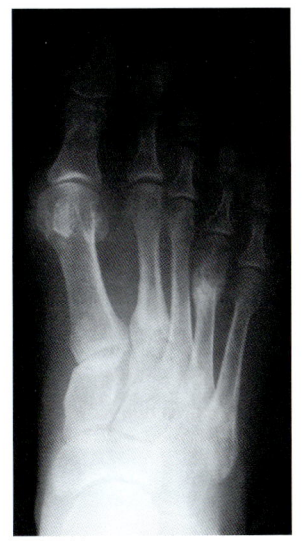

図 56.1 足部の前後 X 線像

症例 56

外傷

中足骨の疲労骨折

1. 第4中足骨の頸部および第2中足骨底の疲労骨折です。疲労骨折は、正常な骨に長期間繰り返して力がかかることで起こります。この力は、急性骨折を引き起こすほどではありません。デスクワークをする人では、たいてい、慣れない活動をするこが原因になります。古典的には、軍隊の新兵が、非常に厳しい軍事教練や行進（"行軍"骨折）によって疲労骨折を起こしていました。中足骨の疲労骨折は、訓練を積んだ競技選手の"酷使"によっても見られます。

2. 閉経後骨減少により、中足骨が骨折（不全骨折）しやすくするなります。X線像では、骨減少がはっきりとわかりません。この症例では、二重エネルギーX線吸収法（DEXA）スキャンを行ったところ、正常であることがわかり、骨粗鬆症を除外しました。

3. 疼痛を軽減しつつと骨の治癒を促すために、固定化を行いました。"ムーンブーツ"で固定し（図56.2）、患者には松葉杖を用いることをすすめました。6週間後の経過観察では、疼痛は改善されていましたが、X線像で、第2中足骨底の骨折の癒合が遅れていることがわかりました（図56.3）。

4. 最初のうちは、たいてい正常に見えるので、X線像の有用性は限られています。前後像が最も有効ですが、斜位像も推奨されます。骨折の放射線学的証拠は、骨内膜および骨膜性の仮骨が明らかになるけがの3週間後に現れます。例えば、図56.4aに示すように、足部の痛みで救急外来にやってきた少女のX線像は正常です。彼女の中足骨疲労骨折は、数週間後にもう一度X線像を撮影するまで確定しませんでした（図56.4b）。すぐに放射線学的証拠が得られなくても、明確な病歴がある場合には、患者が疲労骨折していることを想定すべきです。仮骨形成による骨癒合を確認するために、X線像で経過観察する必要があります。

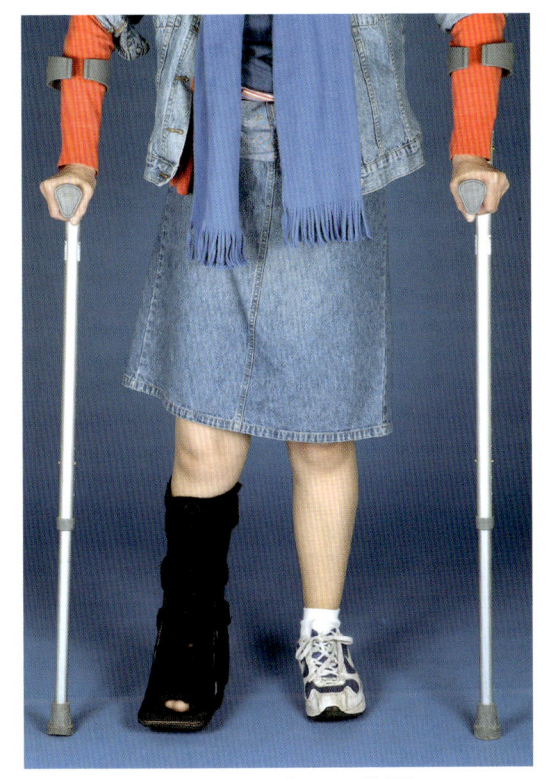

図 56.2　ムーンブーツと両松葉杖

5. テクネチウムリン酸塩 99mTc（半減期 6 時間）を用いたテクネチウムラジオアイソトープ骨スキャン（骨シンチグラフィー）は、24 時間以内の骨の代謝の変化を検出します。症例 56 では、CT スキャン（図 56.5）を依頼し、患者にはムーンブーツの装着を続けるように指示しました。それにもかかわらず、骨折の癒合はうまくいかなかったのですが、現在彼女は無症状なので、観血的整復と内固定を拒否しました。

症例 56　中足骨の疲労骨折

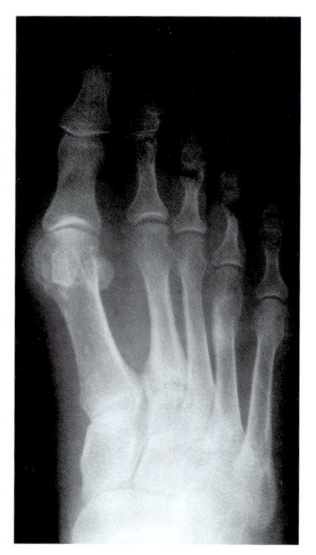

図 56.3 第 4 中足骨骨折の治癒と第 2 中足骨底の肥大した偽関節を示す X 線像

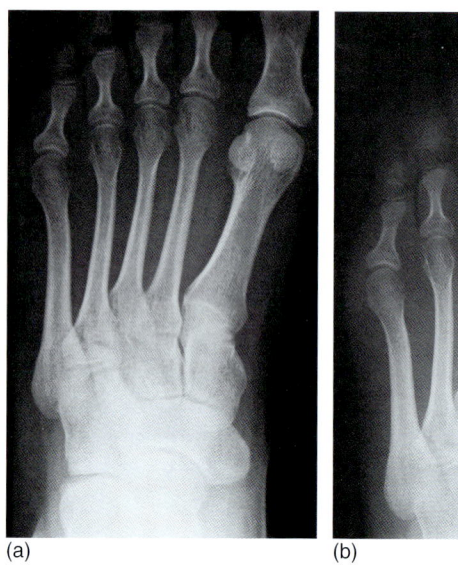

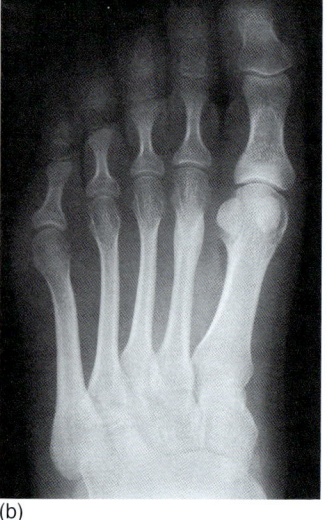

(a) (b)

図 56.4 （a）傷害時の前後 X 線像（b）第 2 中足骨の頸部での仮骨形成を示す 6 週間後の X 線像

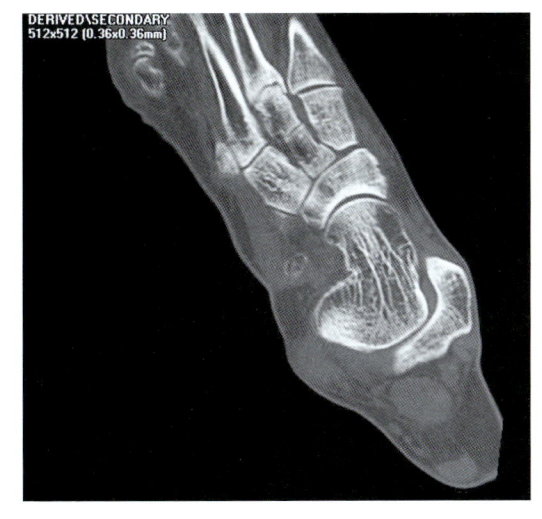

図 56.5　第 2 中足骨骨折部の肥大した偽関節を示す CT スキャン

キーポイント

- 疲労骨折は、標準的な力が長期に渡って繰り返しかかることによって正常な骨に生じます。
- 最初 X 線像は、たいてい正常です。骨折は、骨の治癒が確立するまで明らかにならず、最初のけがの後最大 6 週間かかります。
- 閉経後骨減少により、中足骨が骨折（不全骨折）しやすくなります。
- 外傷用の靴（前足部の負荷を軽減する）、ムーンブーツや、時にはギプス包帯で固定することによって治療します。
- 癒合しない中足骨骨折には、必ずしも治療が必要ではありません。

参考文献

・Petrisor BA, Ekrol I, Court-Brown C (2006) The epidemiology of metatarsal fractures. Foot and Ankle International 27(3):172–4.

症例 57

60歳の女性が、ショッピングモールの階段で滑って、救急外来に搬送されました。左の踵が、非常にひりひりと痛むといいます。緊急治療室の医師は、足首の可動域には問題がないものの、つま先立ちができないことに気付きました。足首のX線像は正常でした。

足首の捻挫と診断され、患者の足首を体重支持用の短下肢ギプスで固定しました。ギプスは、2週間後に外しました。

この女性の疼痛は、その後3ヶ月にわたって続きました。彼女は最終的にかかりつけ医にさらなる意見を求め、かかりつけ医はアキレス腱の停止部に腫れを見つけました。外科的診査で明らかになったものを図57.1に示します。

1. 緊急治療室の医師が行うべきだった臨床検査は何ですか。

2. 診断が正しく行われた場合、足首のギプス固定は適切な治療法だったでしょうか。

3. 慢性の腱断裂（陳旧性腱断裂）の再建はどのように行われますか。また、どのような合併症が起こる可能性がありますか。

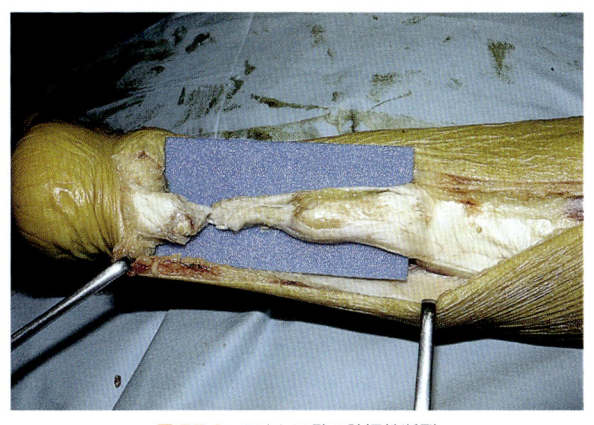

図 57.1 アキレス腱の陳旧性断裂

症例 57

アキレス腱の陳旧性断裂

1. 患者を検査台にうつぶせに寝かせ、膝を曲げた状態で、シモンズテスト（またはトンプソンテスト）を行います。この患者の検査時には、左足の底屈が認められず、アキレス腱が断裂していることを示しています（図57.2）。

2. 良好な治癒が期待されるような若年の患者では、保存療法が妥当です（後述のエビデンスを参照）。理想的には、完全に足先を下に向けて（尖足位で）4週間、足先をやや下に向けて（中間位で）4週間、90°の角度でさらに2週間、足部を固定します。その後の3ヶ月間は、2cm踵の上がった靴を履くよう患者に指導します。別の方法では、6週間の時点で、それから6週間機能的ブレースを装着させます（図57.3）。この症例では、患者が平均よりも若干年長であり、早期の診断がなされていれば、観血的修復か半観血的修復（経皮的修復）法が適切だったでしょう。インプラント用のポリエステルのテープを使うことをすすめる外科医もいます。

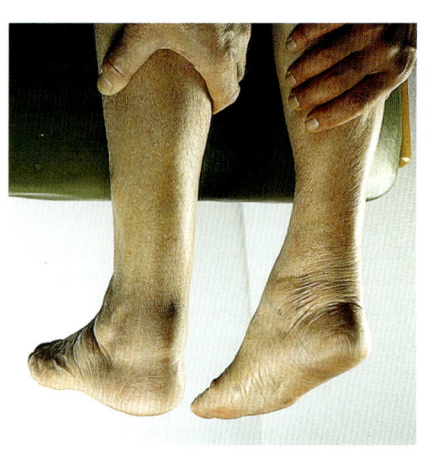

図57.2　アキレス腱断裂のためのシモンズテスト（左足で陽性）

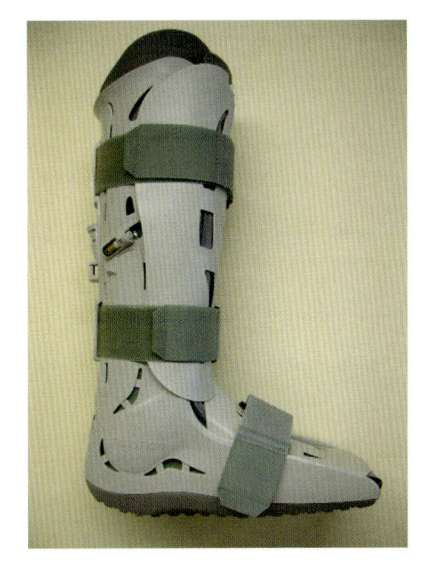

図 57.3　機能性エアキャスト ®R ブレース

3. 裂傷が長期にわたる場合、断裂した腱の両端を近づけることは容易でないため、何らかの腱の補強が必要です。私たちは、筋肉と腱の接合部でV-Y形成術によって腱を遠位方向にスライドさせる方法（図57.4）、もしくは、断裂のギャップを渡すことのできる組織があれば、長母趾屈筋（FHL）腱を補強として用いる方法（図57.5）を採用しています。図57.6に示すように、足底または腓腹筋の長い正中縫線のいずれかがギャップを渡って下に折り返された場合には、腱の萎縮が起こり、それに続いて創離開が起こる可能性があります。おそらく、これは、腱の滑りが実質的に無血管性になっているためです。その後の復旧手術では、前腕部または大腿前外側部から筋膜皮弁または微小血管のある遊離皮弁を移植する高度な形成外科手術が必要になるでしょう。この患者は、手術後9ヶ月にわたり疼痛と不快感が持続し、残されたふくらはぎの筋力も低下しました。これは、断裂した腱を即座に治療した場合でも、普通に見られる所見です。

症例 57 アキレス腱の陳旧性断裂

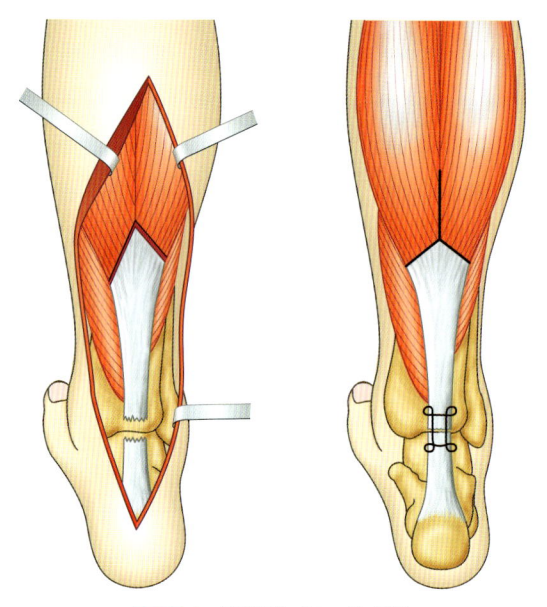

図 57.4　筋膜切片（V-Y 形成術）

エビデンス

急性アキレス腱断裂の治療を比較した 12 例のランダム化比較試験（Khan et al. 2005）から、800 人の患者のデータが報告されています。手術による治療を行ったグループと手術を行わないグループを比較すると、再断裂の割合は手術グループで低いものの（3.5% 対 12.6%）、合併症の割合は高くなっていました（34.1% 対 2.7%）。観血的方法と経皮的方法での再断裂の割合は、順に 4.3% と 2.1%、合併症の割合は、26.1% と 8.3% となっており、低侵襲的な技術が好ましいという結果になっています。手術後、再断裂の割合は、ギプス固定後に機能的ブレースを装着した場合とギプス固定のみの場合を比較すると、前者で 50% 低くなっていました。この違いは、非手術グループ内では、より顕著でした。

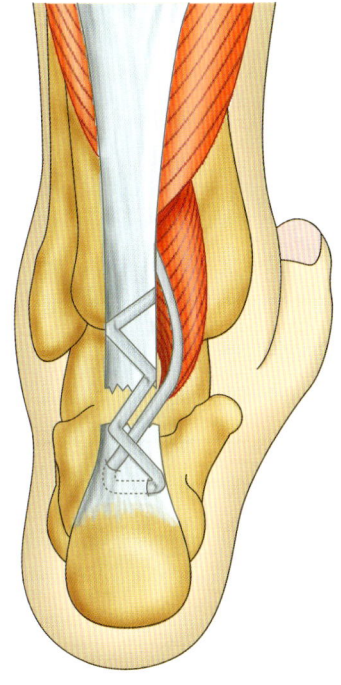

図 57.5 長母趾屈筋による補強（FHL の末端が長趾屈筋に縫合される）

キーポイント

- アキレス腱断裂は、最大に収縮した筋肉に斜めに負荷がかかることで（例えば、踵の内転）起きる可能性が最も高いです。
- 保存的療法では、正常な機能への回復が遅い場合がありますが、術後の合併症を避けられます。
- 陳旧性断裂の修復には一般的に腱の補強が必要です。筋膜のスライド（myofascial slide）が推奨されます。

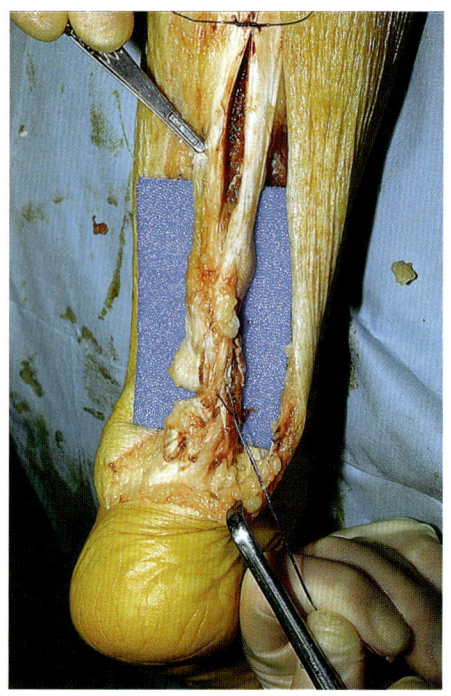

図 57.6　ボスワース（Bosworth）法によるアキレス腱の治療（推奨されない）

参考文献

- Khan RJK, Fick D, Keogh A, Crawford J, Brammar T, Parker M (2005) Treatment of acute Achilles tendon rupture. A meta-analysis of randomised controlled trials. Journal of Bone and Joint Surgery 87-A:2202-10.
- Maffulli N, Ajis A (2008) Management of chronic ruptures of the Achilles tendon. Journal of Bone and Joint Surgery 90-A:1348-60.
- Wapner KL, Hecht PJ, Mills RH (1995) Reconstruction of neglected Achilles tendon injury. Orthopedic Clinics of North America 26:249-63.
- Webb JM, Bannister GC (1999) Percutaneous repair of the ruptured tendon Achillis. Journal of Bone and Joint Surgery 81-B:877-80.

症例 58

肥満した 65 歳の女性が、足のアーチに持続性の痛みがあり、ふくらはぎにまで広がっていると言います。また、足が"崩れ"、"アーチが低下した"ことにも気づいていました。このできごと以来、彼女のアーチは低くなりましたが、今問題にしているのは、足の弱りと歩くときのバネ不足です。この患者はまた、大きめのサイズの靴が必要になったとも言っています(図 58.1)。

1. この患者の訴えに対して最も可能性のある診断は何ですか。
2. 彼女が大きめのサイズの靴を現在必要としている理由について説明しましょう。
3. 図 58.1 に見られる顕著な臨床的特徴は何ですか。
4. さらに行うべき臨床検査は何ですか。
5. このタイプの機能不全と治療法の関係は、どのように分類されていますか。

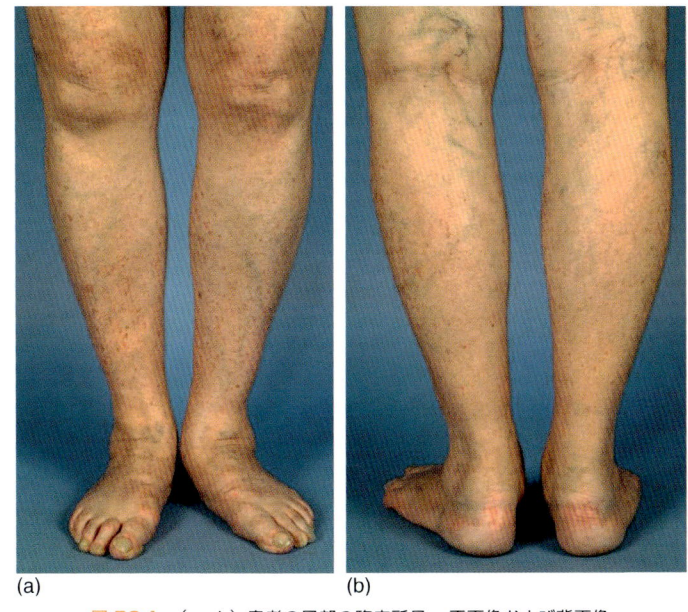

図 58.1 （a、b）患者の足部の臨床所見 -- 正面像および背面像

外傷

後脛骨筋断裂

1. 後脛骨筋腱断裂が、最も可能性のある診断です。扁平外反足の年長の女性に圧倒的に見られる変性疾患です。

2. 患者は、足が過度に回内し、その結果伸展するので、靴のサイズが大きくなったと報告するでしょう。

3. 足部の過度の回内に伴って起こる"too many toes"（訳註：後ろから見ると前足部が踵から小趾側にはみ出して見える徴候）であり、後足部に対して前足部が外転しています。

4. さらに、片足で立たせて、それからつま先立ちをさせ検査が必要です。後脛骨筋腱断裂の患者のほとんどは、この動作が困難ですが、他の後腓腹筋の助けがあれば可能です。後脛骨筋の機能不全を識別するためには、さらに検査を進めるべきです。患者に、体重を足部の外側から内側へと移動させるように指示します。足部の荷重を移動させようとして腰を横に振るどころか、この行動ができない場合には、腱の機能不全が明らかになります。また、患者は、体重を支持していない状態で、検査者によって強制的に足部を背屈や回外されても、それに対する反作用を示さないでしょう。

5. 腱の機能不全にはいくつかの段階が認識されており、治療は正確な病理学に基づいています（表58.1）。最近断裂したばかりの腱では、直接的な修復が可能でしょうが、裂傷が長期にわたる場合には、たいてい移植片が必要になります。通常、長趾屈筋が外科的に分離され、近位端が後脛骨筋の遠位の切断端に付着させられます。長趾屈筋の遠位端は、長母趾屈筋に連結されますが、それでも、短趾屈筋の動きと虫様筋によって、母趾以外の足趾を屈曲させることができます。残念ながら、多くの患者は、こうした再建を行うには遅すぎるようです。後足部の関節炎があると成功率が減少し、そうなると、外科的な解決法は、後足部のアライメント不良を矯正するための三関節固定術しかありません。患者にとって手術が不適切であれば、後足部の回内を防ぐために靴を改良すべきです。最も簡単なのは、おそらく内側ヒールフレアを取り付けることですが（図58.2）、支えになるインソールウェッジと組み合わせれば、トーマスヒールも有効でしょう。

表 58.1 後脛骨筋機能不全の分類

ステージ	徴候	治療
Ⅰ 変形を伴わない腱滑膜炎 　A：炎症 　B：部分的で、後足部は正常 　C：部分的で、後足部が外反	最小の変形 片足での踵上げ可能	後足部外反があれば、腱鞘切開術と内側踵骨切除
Ⅱ 屈曲性扁平足を伴う後脛骨筋腱断裂 　A：後足部外反 　B：柔軟性のある前足部回外 　C：固定した前足部回外 　D：前足部外転 　E：内側趾列の不安定性	踵は外反位置から回復するが、さまざまな前足部の変形を合併する	長趾屈筋の移行術および踵骨の内側平行骨切り術（medial translational osteotomy） 前足部が回外している場合、腓腹筋後転術（柔軟性のある場合）または内側楔状骨の観血的楔状骨切り術（固定している場合）。前足部が外転している場合、踵骨の外側列延長骨切り術（lateral column lengthening osteotomy） 足根中足関節の関節固定術による内側趾列の不安定性への対処
Ⅲ 硬直性の後足部外反 　A：後足部外反 　B：横足根骨の外転	後足部の硬直 外転した前足部の硬直	足根骨外転の場合、三関節固定術に加えて踵立方骨関節の骨ブロック延長術（bone block lengthening）
Ⅵ 足首外反 　A：柔軟性のある足首外反 　B：硬直性の足首外反	内側足首の不安定性	ステージⅡまたはⅢの治療に加えて、三角靱帯の再建（柔軟性のある場合）または足首関節固定術（硬直性の場合）

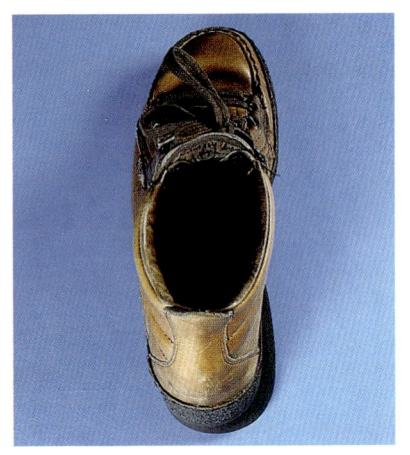

図 58.2 後脛骨筋腱機能不全のための内側ヒールフレア

キーポイント

- 後脛骨筋腱機能不全は、一般的に変性性疾患と考えられています。
- 患者は通常年長の肥満した女性です。
- 足部の回内を防ぐために整形術が計画されます。
- 手術は急性傷害に対する選択肢です。

参考文献

- Holmes GB, Mann RA (1992) Possible etiological factors associated with rupture of the posterior tibial tendon. Foot and Ankle International 13:70-9.
- Johnson KA, Strom DE (1989) Tibialis posterior tendon dysfunction. Clinical Orthopedics 239:196-206.
- Mosier SM, Lucas DR, Pomeroy G, Manoli A (1998) Pathology of the posterior tibial tendon in posterior tibial tendon insufficiency. Foot and Ankle International 19:520-4.
- Myerson MS, Badekas A, Shcon LC (2004) Treatment of stage II posterior tibial tendon deficiency with flexor digitorum longus tendon transfer and calcaneal osteotomy. Foot and Ankle International 25:445-50.
- Zwipp H, Rammelt S (2006) Modified Evans osteotomy for the operative treatment of acquired pes planovalgus. Operative Orthopadie und Traumatologie 18:182-97.

症例 59

35歳の女性が、ハイキング中に約2メートルの崖から飛び降りました。その後、緊急治療室に運び込まれ、前足部を強く打撲したことがわかりました。X線像を次のページに示します（図 59.1）。

1. この傷害は何ですか。
2. 外傷の機序は何で、これらの脱臼はどのように分類されますか。
3. 骨折整復と安定性に重要なことは何ですか。
4. 妥当な機能回復を期待できますか。

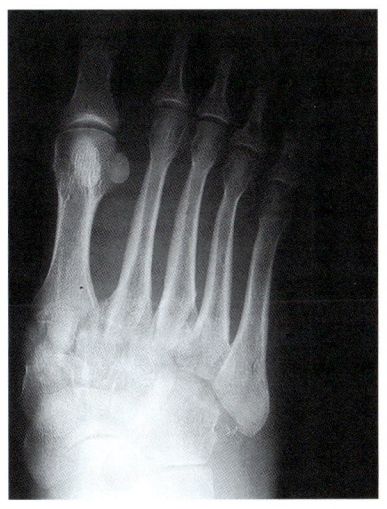

図 59.1　けがの後の右足部

症例 59

足根中足関節の脱臼骨折

1. X線像では、リスフラン関節での前足部の脱臼骨折を示しています。リスフラン（Lisfranc 1790-1847）は、フランスの高名な外科医で、直腸癌に関する業績で最もよく知られています。彼の名前は、第2中足骨基部を内側楔状骨に固定する靱帯に与えられています。この靱帯は、効果的に第2中足骨基部を楔状骨の間の陥凹部に保持します。第1および第2中足骨基部の間には靱帯がありません。

2. ケニュとクス（Quénu & Kuss：1909）による脱臼骨折の初期の分類には、さまざまな修正が提案されてきました。ほとんどは、前足部にかかる力の方向に関する考察から来ています。図59.2に示すように、前頭面において、(a)関節全体の脱臼骨折、(b)外側からの力、または(c)内側からの力によって関節の一部だけが脱臼骨折する部分的な転位、また、(d)分散する力による脱臼骨折がありえます。なお、(d)は、関節の転位が部分的か全体的かによってさらに分けることができます。

   リスフラン損傷は、高いエネルギーで起こったものと低いエネルギーで起こったものに分類することもできます。速いスピードで起こった交通事故では、ドライバーが衝突後の前進運動に抵抗するために、ブレーキペダル上で足を踏ん張ることがよくあります。これによって足裏にかかる力は、足根（45%）と中足骨（55%）に直接かかることになります。運動競技選手は、通常、低速での傷害を負いますが、これは、例えばウインドサーフィンや乗馬中などに、仰向けに落ちて底屈した足で着地した場合（95%）に起こり、中足骨の背方転位を伴います。

3. 整復の重要な点は、第2中足骨基部を陥凹部内に戻すことです。全身麻酔下での非観血的整復によって処置することができますが、しばしば整復は安定しないことが多く、複数のKワイヤかネジを用いた固定が必要になります（図59.3）。前脛骨筋腱が、内側楔状骨と中間楔状骨の間にはさまることで、第1中足骨の整復を阻害することがあります。その場合には、観血的整復が必要になります。軟組織の局所出血と全体的な挫傷は、足背部のコンパートメント症候群につながらないように注意すべきです。過度に緊張して見える筋膜をすべて緩めることが一般的には望ましいです。患者は手術後6週間体重をかけないようにし、その後反射性交感神経性ジストロフィーを防ぐために積極的に動かすようにします。

(a)

(b)

(c)

(d)

図 59.2　前足部のリスフラン脱臼骨折

症例 59　足根中足関節の脱臼骨折

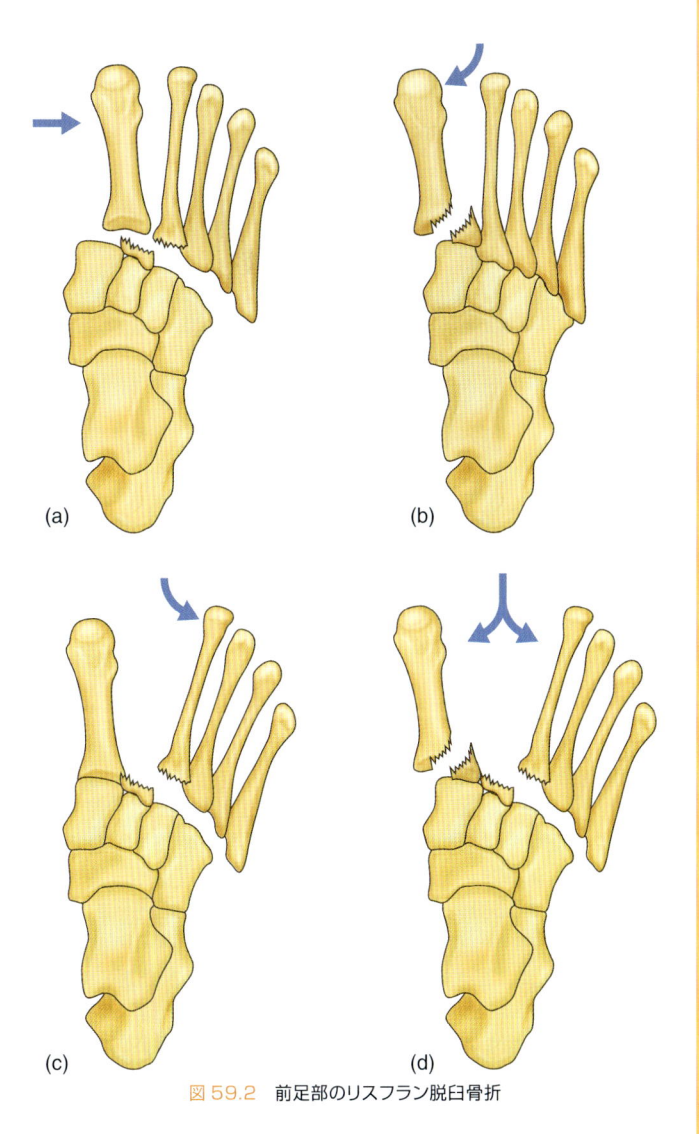

337

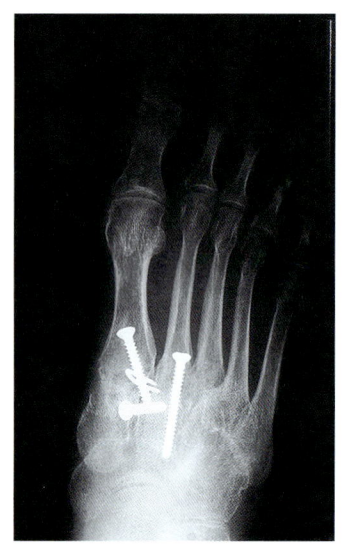

図 59.3　断片間をつなぐネジ（interfragmentary screw）による
　　　　　リスフラン脱臼の安定化

4. 転帰は、診断と治療の正確さによって大きく左右されます。複数の損傷を受けた患者に対しては、リスフラン脱臼が見逃されないように注意すべきです。最初は、中足部の皮膚下の挫傷が唯一の徴候である場合もあります（リスフラン徴候）。後に、体重をかけたときにはじめて、第1および第2中足骨の逸脱を示す"ギャップ"が明らかになります。特に患者が末梢神経障害にかかっている場合には、変形が反復性の傷害の最終的な結果である可能性が高いので、急性外傷の病歴を示さないことがあります。

　残念なことに、迅速に治療しても、患者はしばしば長期間にわたって前足部の疼痛に苦しみます。図 59.1 に見られるように、多くの患者は、中足部関節の少なくとも一つに骨折が拡大しており、最終的に、進行性の変形性関節症になり関節の変位が残る可能性があります。ほとんどの患者は扁平足変形という結果になり、後足部に体重をかける歩き方になるでしょう。

エビデンス

Thuan & Coetzee（2006）による1例の試験で、靱帯損傷について、内側の2または3の足趾列の一期的な安定した関節固定術と内固定とを交互に割り当てて比較したところ、前者の方が優れているということが示されました。その他の1例のランダム化比較試験のデータからは、重度のリスフラン損傷に対して完全な関節固定術は避けるべきであり、内側の2または3の足趾列だけを癒合すべきだと示唆されています。

キーポイント

- リスフラン脱臼は、見過ごされる可能性があります。足底の挫傷を探しましょう。
- 第2中足骨基部は、陥凹部内に収まっていなければなりません。
- 安定化が一般的に必要とされます。
- 長期のこわばりがよく見られます。

参考文献

・Buzzard BM, Briggs PJ (1998) Surgical management of acute tarsometatarsal fracture dislocation in the adult. Clinical Orthopedics 353:125–33.
・Hardcastle PH, Reschauer R, Kutscha-Lissberg E, Schoffmann W (1982) Injuries to the tarsometatarsal joint. Incidence, classification and treatment. Journal of Bone and Joint Surgery 64-B:349–56.
・Mulier T, Reynders P, Dereymaeker G, Broos P (2002) Severe Lisfranc injuries: primary arthrodesis or ORIF? Foot and Ankle International 23:902–5.
・Thuan VL, Coetzee JC (2006) Treatment of primarily ligamentous Lisfranc joint injuries: primary arthrodesis compared with open reduction and internal fixation. Journal of Bone and Joint Surgery 88-A:514–20.

症例 60

40 歳のハイキング愛好者が、よほど滑らかでない限りは、斜面を下りるときに足首が痛むと言って受診しました。新しい軽い靴を履いても、まったくと言っていいほど症状は変わらないそうです。図 60.1 に前後 X 線像を示します。

1. この距骨病変の自然経過は何ですか。
2. この病変をさらに評価するにはどのようにしますか。
3. 外科処置する価値がありますか。

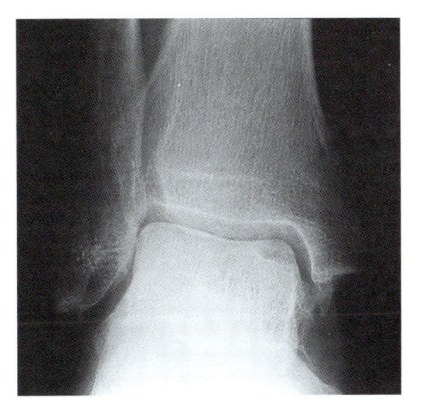

図 60.1　足首の前後 X 線像

症例 60

距骨骨軟骨障害

1. 距骨の骨軟骨炎は、一般的に足首に対する直接的な外傷から始まります。距骨骨軟骨障害は、膝の離断性骨軟骨炎と多くの点で非常によく似ています。以下の放射線学的な分類が一般的に用いられています。

    ステージⅠ：小さい領域での軟骨下骨の圧迫。関節軟骨は損傷を受けていません。
    ステージⅡ：部分的に剥離した骨軟骨断片。前距腓靱帯と踵腓靱帯が断裂します。
    ステージⅢ：距骨のくぼみに残る完全に剥離した断片。
    ステージⅣ：転位した断片。

    距骨の内側縁および外側縁に同等の頻度で骨折が起こります。外側の骨折は一般的に距骨縁を3等分した時の中央部分で起こります。これは、背屈した足首が内反する時に、距骨が前頭面において外側方に回旋し、外縁が腓骨に衝突するためです。それに対して、内側の骨折は、底屈した足首に、内反させる力がかかった時に起こるため、さらに後方、距骨ドームの衝突点に位置します。

2. 病変の正確な性質は、単純X線撮影、断層撮影、CTスキャン、MRI、または関節鏡によって評価できます。慢性の病変は、病変部の周りの骨に骨硬化縁（MRIのT1強調像の低信号）を発達させます。

3. 治療の目的は、距骨病変への荷重を減少させることであり、それによって疼痛を軽減し、関節機能を改善し、長期的には関節の変性を抑制することができます。病変部の位置に応じて、内側もしくは外側のヒールフレアを装着することで、症状を軽減できますが、損傷部の修復には手術が必要でしょう。病変部の下の軟骨下板に関節鏡で穿孔することによって、新血管形成と治癒を促進することができます。これは、損傷部の周りの距骨硬化が軽度で、軟骨表面の連続性と断片の安定性が保たれている若年の患者に対してだけ適切です。部分的に剥離した状態なら、小さなピンやネジで安定化させる必要があり、完全に剥離した場合（ステージⅢおよびⅣ）には、除去します。

その後、膝の非荷重領域から採取したブロック移植片または複数のコア移植片を用いた骨軟骨移植（骨軟骨移植術、図60.2c）、または、自己軟骨細胞移植によって、すべての損傷部を修復することができます。

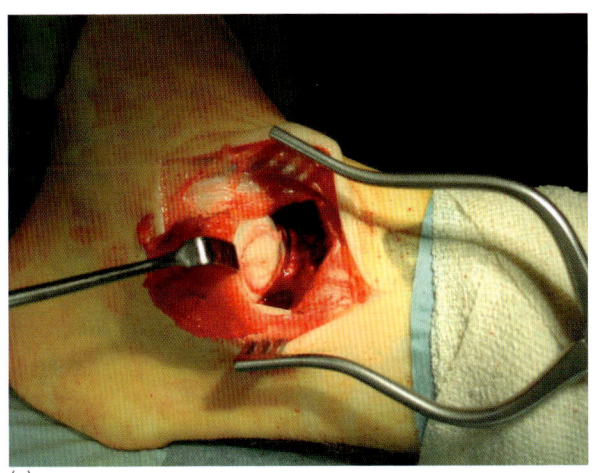

(a)

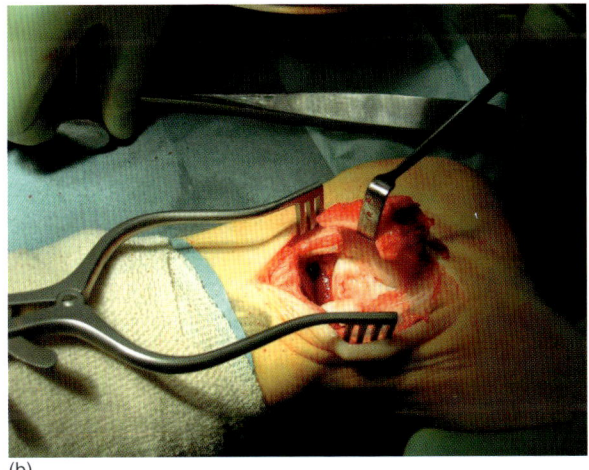

(b)

図60.2 （a）内踝骨切除によって露出した骨軟骨炎の損傷部
(b) 組織片を裏返した状態の骨軟骨炎の損傷部

症例60　距骨骨軟骨障害

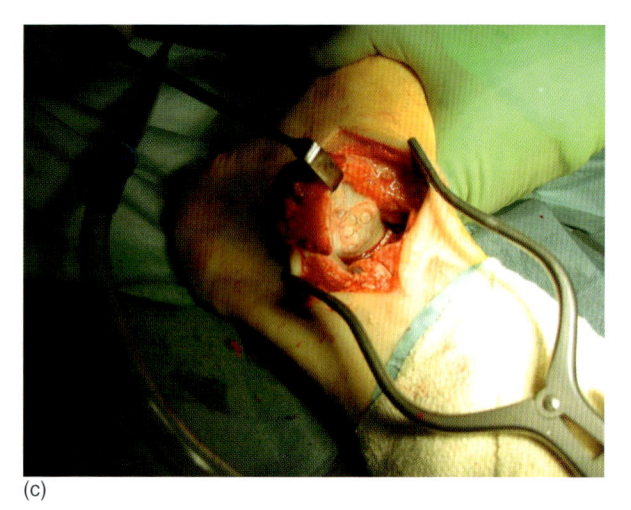

図 60.2 （c）骨軟骨移植術

　この後者の技術では、距骨後部から採取して漿液内で培養した軟骨細胞を再移植します。

キーポイント

- 距骨骨軟骨炎は一般的に足首の無理な内反に続発します。
- 断片が付着したままであれば、MRI が決定に有効です。
- ヒールフレアが有効である場合があります。
- 損傷部は、軟骨移植か自己軟骨細胞移植によって修復できます。

参考文献

- Baums MH, Heidrich G, Schultz W, Steckel H, Kahl E, Klinger HM (2006) Autologous chondrocyte transplantation for treating cartilage defects of the talus. Journal of Bone and Joint Surgery 88-A:303-8.
- Giannini S, Buda R, Faldini C et al (2005) Surgical treatment of osteochondral lesions of the talus in young active patients. Journal of Bone and Joint Surgery 87-A (suppl 2):28–41.
- Hangody L, Kish G, Modis L, Szerb I, Gaspar L, Dioszegi Z, Kendik Z (2001) Mosaicplasty for the treatment of osteochondritis dissecans of the talus: two to seven year results in 36 patients. Foot and Ankle International 22:552-8.

Section 9
スポーツ傷害

症例 61

32歳のラグビー選手が、ラックの時に、内向きの力が足部にかかって、足首を損傷しました。ここしばらく、歩くときに足首が崩れることに気づいています。X線撮影を行いました（図61.2）。

1. X線像からは何がわかりますか。
2. 足関節外側靱帯の構成要素は何ですか。それらは関節の安定性にどのように貢献していますか。
3. このラグビー選手の関節不安定性にどのように対処しますか。
4. 手術後、動かすことを許されるのはいつでしょうか。

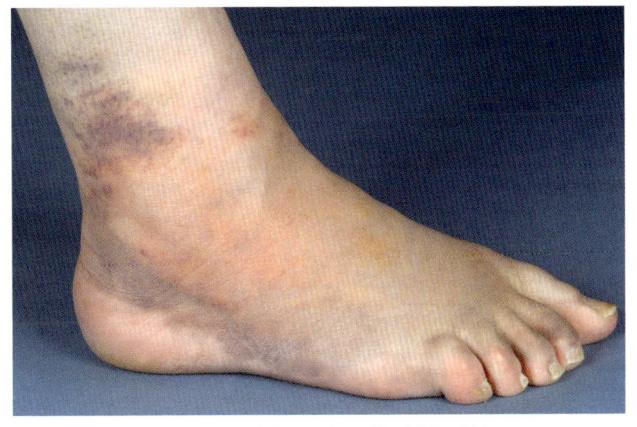

図61.1 ラグビー選手の足首の側面の腫れ

症例61

足関節外側靱帯弛緩

1. 足首を完全に内反させたストレス撮影図では、距骨が傾斜しているのがわかりました（図 61.2a）。ある研究によると、重度の靱帯損傷の診断では、MRI が麻酔下での検査やストレス X 線撮影よりも際だって有利なわけではないことがわかっています。

2. 足首が前距腓靱帯（ARFL）によって底屈されるとき、および踵腓靱帯（CFL）によって背屈されるときに、距骨の内反を防ぎます。CFL が断裂すると、たいてい ATFL も断裂します。後距腓靱帯および外側距踵靱帯は、関節の安定性の点からはあまり重要ではありません。

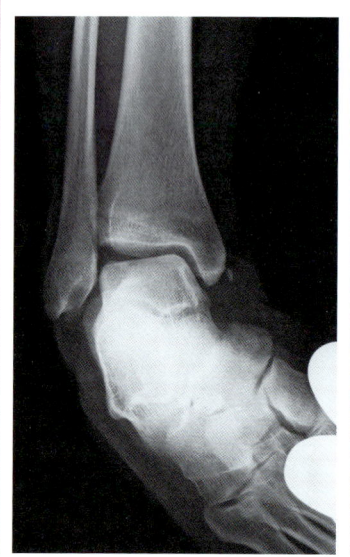

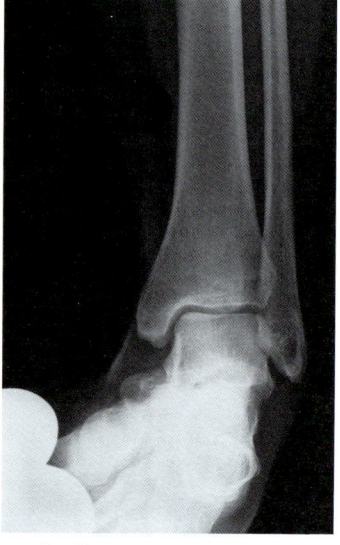

図 61.2　（a）距骨の傾斜を示す右足首のストレス X 線像
　　　　　（b）正常な左足首のストレス X 線像

3. 非外科的な治療では、短縮性収縮運動および伸長性収縮運動によって腓骨筋を強化し、筋肉のバランスと関節の制御を改善します。1966年にブロストロムは、足首靱帯の直接的な遅延修復（direct late repair）について報告しています。基本的に、ATFLの断裂末端（図61.3）を、必要に応じて重ね合わせるように近づけます（図61.4）。アンカー縫合が有効です。ATFLおよびCFLの修復後、図61.5に示すように、伸筋支帯の縁を腓骨末端に再付着させることが可能です。直接的な解剖学的再建後の関節に弛緩が残る場合には、一般的に、修復部を移植片で強化します。通常は、短腓骨筋腱の一部またはすべてを近位で切り離し、エヴァンズ（図61.6）およびクリスマン・スヌーク（Chrisman-Snook）によって記載されたように、腓骨を通します。

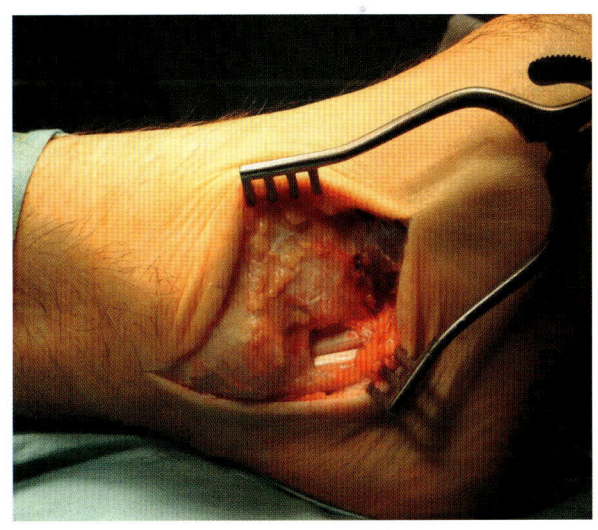

図61.3 ATFL断裂

スポーツ傷害

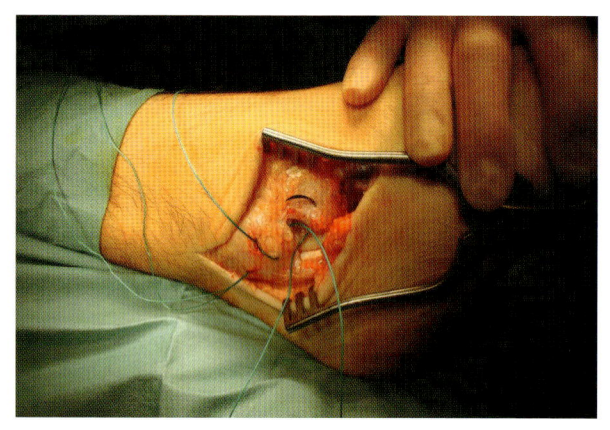

図61.4 縫合糸アンカーを用いた足首靱帯修復

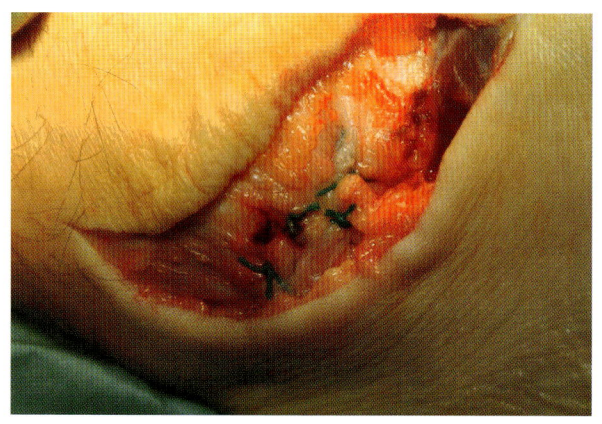

図61.5 ブロストロム修復のグールド（Gould）変法

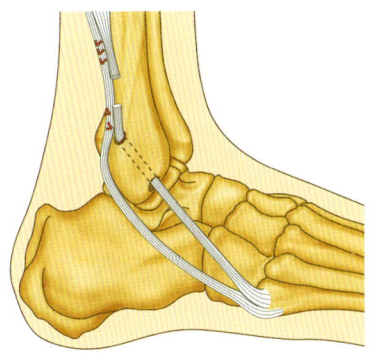

図 61.6　エヴァンズ法：短腓骨筋腱の一部またはすべてを、近位で切り離し、腓骨に通す。

4. 術後、膝下ギプスを施します。2週間後に軽量足首ブレースに替えて、さらに6週間装着するか、または、合計6週間ギプスを使い続けて、徐々に体重をかけるようにします。患者は一般に、次の6週間以内には、軽いスポーツを含むほとんどの活動に復帰することができます。

キーポイント

- 慢性の足首の不安定性は、早発型の関節炎につながる可能性があります。
- ストレスX線撮影が診断に有効です。
- 保存的療法が関節制御に不適切な場合には、手術を検討すべきです。"修正された"ブロストロムの解剖学的修復法は、一般に良好な結果をもたらします。

参考文献

- Baumhauer JF, O'Brien T (2002) Surgical considerations in the treatment of ankle instability. Journal of Athletic Training 37:458–62.
- Bahr R, Pena F, Shine J et al. (1997) Biomechanics of ankle ligament reconstruction. The American Journal of Sports Medicine 25:424–32.
- Bröstrom L (1966) Sprained ankles. Acta Chirugica Scandinavica 132:551–65.
- Kumar V, Triantafyllopoulos I, Panagopoulos A, Fitzgerald S, van Niekerk L (2007) Deficiencies of MRI in the diagnosis of chronic symptomatic lateral ankle ligament injuries. Foot and Ankle Surgery 13:171–6.

症例 62

45歳の男性マラソンランナーが、右の踵が痛くて集中的なトレーニングプログラムが断続的に妨害されると、悩んでいます。痛みは、走っているとき、特に上り坂で悪化します。"足首"は、朝方ひりひりと痛み、こわばりますが、数分間歩くと軽減します。検査によって、右足首に圧痛のある紡錘状腫脹が認められます（図62.1）。

1. この患者は、アキレス腱の腱滑膜炎にかかっていると言われました。これが正しくないのはなぜですか。
2. 図62.1の腫脹は、アキレス腱の中央部に見られます。これは典型的なものですか。
3. この疾患の診断における超音波検査の役割は何ですか。
4. この患者にどのような助言をしますか。
5 保存的治療と手術による治療について議論しましょう。

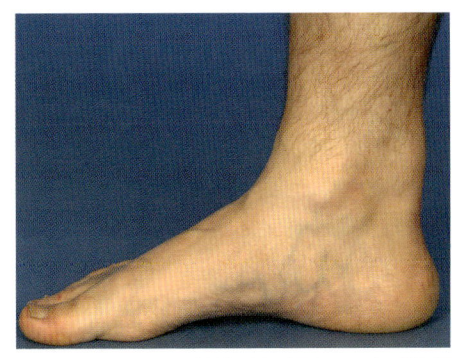

図 62.1 アキレス腱の紡錘状腫脹が見られる踵の側面図

アキレス腱傷害

1. アキレス腱は、身体の中で最も長くて強い腱です。腓腹筋およびヒラメ筋が合流して形成され、アキレス腱は踵骨の後面で停止しています。アキレス腱は、パラテノン（腱間膜）と呼ばれる薄い膜に覆われています。真性の滑液鞘を持たないので、"滑膜炎"というのは正確ではありません。加齢とスピードの速いスポーツで腱の損傷が起きやすくなります。通常、腱障害は、異常な生体力学的ストレスが足部や足首にかかるような酷使によって生じます。腱の痛みや腫れ、機能障害について、現在では、腱炎および腱症に代わって"腱障害"という用語がよく使われます。伝統的には、腱の痛みは炎症（腱炎）によるものと考えられていましたが、エビデンスはほとんどないようで、変性を示す腱（腱症）でも無痛の場合があります。この疾患の痛みは、新血管形成が疼痛受容体を刺激することによるものです。

2. アキレス腱障害は、トップレベルのランナーの7%から9%に発症します。アキレス腱に問題を抱えている趣味の運動選手の3分の2が、この男性のように腱に痛みを抱えています（通常は腱の停止部の2〜6cm上方）。約23%がアキレス腱の停止部に問題を抱え、8%が筋腱間接合部に疼痛を抱えています。慢性のアキレス腱障害では、図62.1に見られるように、腱周囲の腫脹がしばしば進行します。こうした症例では、腱周囲組織の約20%が筋線維芽細胞からなり、それは、循環を阻害を引き起こす永続的な瘢痕を腱の周囲に形成する原因になると考えられています。

3. 超音波検査で腱線維の断絶と腱の肥厚があることがわかります。超音波スキャンによって新血管形成も確認されます。それは、かつては治癒に重要だと考えられていましたが、逆に、ゆるい肉芽組織が生じて瘢痕化につながります。

4. この患者には、数週間あるいは数ヶ月間は症状が持続すると言っておくべきです。また、強い運動を避け、ランニングの前に十分なウォーミングアップをするようにと助言すべきです。

この他にも、スリッパやサンダルのような靴底が平らな靴、または裸足で歩くのを避けるように助言すべきです（場合によっては踵を上げるインソールを患者に提供します）。

5 初期の段階では、非ステロイド抗炎症薬の経口薬または局所ゲルを用い、氷で冷やし、挙上することが推奨されます。この患者には、ふくらはぎの伸長性収縮運動をさせるべきです。抗回内装具によって、生体力学的要素を抑制すべきです。難治性の場合には、"ストラスブルグソックス"などの背屈用夜間副子固定を検討すべきですが、この場合には患者のコンプライアンスが問題になるでしょう（図 62.2）。腱断裂のリスクを伴うことから、ステロイド注射は日常的な治療には推奨されませんが、腱の疼痛で伸長性収縮運動ができない場合には、少量のステロイドを腱の両側（腱周囲）に注射することが有効です。患者は、ムーンブーツ（図 56.2）または同様のブレースで足首を固定して、活動を控えます。

手術の目的は、線維性の癒着を切除し、変性した結節を除去し、腱に複数の縦切開を施すことです。手術のリスクとしては、術創が治りにくいことと、圧通性の創が残ることが挙げられます。

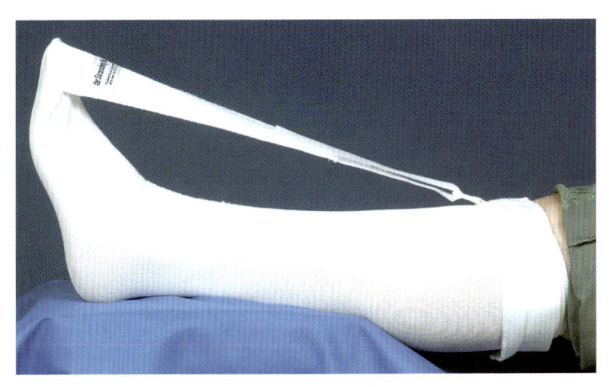

図 62.2　ストラスブルグソックス

> **エビデンス**
>
> コクラン系統的レビューでは、3例の試験が急性症状の緩和に非ステロイド系抗炎症薬（NSAID）が、穏やかな有効性があると示しています。低用量ヘパリン、ヒールパッド、局所的レーザー治療、腱周囲のステロイド注射は、治療をしない場合と比較すると、差がないという弱いエビデンスがあります。

キーポイント

- 加齢とスピードの速いスポーツで、アキレス腱障害を発症しやすくなります。
- 通例は、疼痛と腫れが、踵骨に対する腱停止部の2～6cm上方に生じます。
- 超音波検査がこの疾患の診断と、腱断裂の除外に有効です。
- 患者には、ストレッチと靴に関する助言をします。
- 抗回内装具によって、生体力学的要素を制御します。
- ステロイド注射は、慎重に用いるべきです。
- 変性した結節を手術で除去します。

参考文献

- Khan KM, Cook JL, Kannus P, Maffulli N, Bonar SF (2002) Time to abandon the "tendinitis" myth (editorial). British Medical Journal 324:626-7.
- Maffulli N, Kader D (2002) Tendinopathy of tendo achillis. Journal of Bone and Joint Surgery 84:1-8.
- McLauchlan GJ, Handoll HHG (2001) Interventions for treating acute and chronic Achilles tendinitis. Cochrane Database of Systematic Reviews, Issue 2.
- Paavola M, Järvinen T, Järvinen M (2002) Achilles tendinopathy. Journal of Bone and Joint Surgery 84-A:2062-76.

症例 63

　足の構造の異常は、下肢全体の機能に影響します。55 歳男性の歯科医が、最近健康のためにランニングを始めました。週に 3、4 回 4 マイルほど走っています。ランニングの距離をもっと伸ばしたいのですが、両方のすねが痛むのでそうすることができません。痛みは、下肢内側の下部 3 分の 1 にあります。彼は、立位での両側性の内反脛骨（図 63.1）と足部の回内に気づいています。靴の外側が著しくすり減っています（図 63.2）。仲間のランナーが、彼の問題は"過労性脛部痛"で"矯正装具"が必要だと教えてくれました。

1. 仲間のランナーの診断は正しいでしょうか。
2. この患者の疼痛について考えられる原因について議論しましょう。
3. 内反脛骨と"過労性脛部痛"の進行との関連性は何ですか。
4. この患者には"矯正装具"が有効でしょうか。

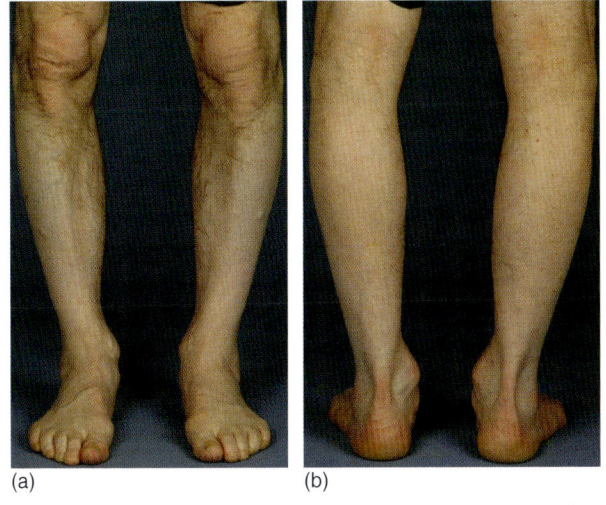

図 63.1　内反脛骨および足部の回内が見られる男性ランナー（a）前面（b）背面

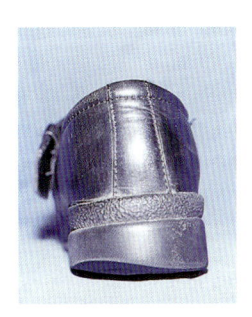

図 63.2　側面が過度にすり減った左の靴の踵

症例 63

過労性脛部痛

1. "過労性脛部痛"とは、運動選手の間で使われている用語であり、軟組織障害、骨膜炎、コンパートメント症候群、疲労骨折など、下肢の痛みのさまざまな原因を含みます。この意味で、仲間のランナーの診断は正しいといえます。しかし、疼痛の正確な位置や性質を特定してはじめて、治療を適用することができます。過労性脛部痛は、下肢の前部、外側、後内側コンパートメントに起こる可能性があります。

2. 可能性のある原因は以下の通りです。

    "骨膜炎" 後脛骨筋の筋付着部の骨膜炎は、過度の足部回内によります。後脛骨筋は、主に回内を減速し、また歩行時の立脚中期の終わりに向けて距骨下関節の回外を再確立するよう機能します。距骨下関節の回内が長くなったり過度であったりすると、脛骨に対する後脛骨筋の付着部に損傷が生じます。

    "脛骨の疲労骨折" 骨に対して繰り返し起こる異常な負荷は、この内反脛骨の症例の場合、回内によって足の蹠行性を維持するために衝撃吸収が失われるということを意味します。患者には、限局性の疼痛、腫脹、炎症が見られます。骨折が疑わしい場合は、X線撮影によって確認します。普通は短期間休息し、運動を避け、その後、徐々に運動を増やしていきます。

    "コンパートメント症候群" 運動によるコンパートメント症候群は、筋膜コンパートメント内にきっちり詰まった筋肉の量の増加に起因し、コンパートメント内の筋肉と神経の虚血を引き起こします。運動選手は、運動をすすめるにつれ、痛みや筋痙攣を起こします。症状が徐々に重症化し、後側の脛骨神経の分布領域に知覚障害が生じるでしょう。

3. 症状は患者の内反脛骨に関連します。下肢および足部が内反位であると、足部の蹠行性を生みだすために、距骨下関節の回内で補う必要があるからです。

4. 矯正装具の使用は原因によります。この患者は、後脛骨筋付着部に脛骨の骨膜炎があると診断されたので、矯正装具を用いて、足部の回内を制限することに成功しました。図63.3は、異常な足部の回内を軽減するために設計された内側ヒールウェッジを備えたオーダーメイドの矯正

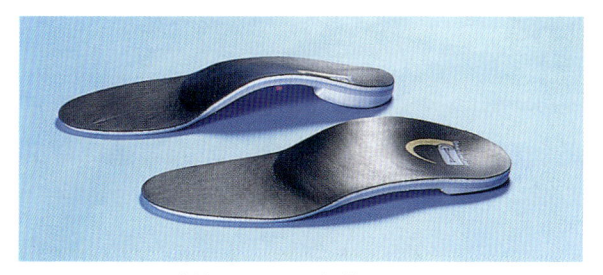

図63.3　内側ヒールウェッジを備えたインソール装具

装具です。

キーポイント

- 過労性脛部痛は、下肢の酷使による傷害です。
- 過度の距骨下関節回内の結果起こります。
- 矯正装具は、原因が軟組織傷害の時、症状を改善します。
- 過労性脛部痛の他の原因は、脛骨の疲労骨折とコンパートメント症候群です。

参考文献

・Rzonca EC, Baylis WJ (1988) Common sports injuries to the foot and leg. Clinics in Podiatric Medicine and Surgery 5(3):591-611.
・Subotnick SI (1975) Shin splint syndrome of the lower extremity. In: Podiatric Sports Medicine. New York: Futura Publishing Company, 79-81.

症例 64

サッカー選手が、タックル中に右足を無理に内反させてけがをしたと救急外来を受診しました。彼はひびが入る音に気づいていました。検査で、左の前足部の背面に炎症と腫れと重度の圧痛が明らかになりました。X線撮影を行いました（図 64.1）。

1. 第 5 中足骨基部の骨折と関連するエポニムは何ですか。
2. 第 5 中足骨骨幹部骨折で認められている 3 つのタイプについて述べましょう。
3. 3 つのうちどの骨折が最も治療が難しく、またそれはなぜですか。
4. これらの骨折の管理について議論しましょう。
5. 多くの有名なスポーツ選手（例えば、イングランドのサッカー選手、ウェイン・ルーニーやマイケル・オーウェンなど）は、最近こうした骨折をしました。これはなぜですか。

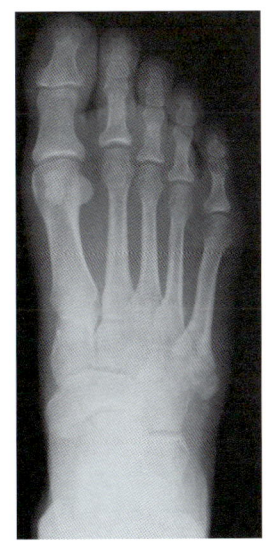

図 64.1　足部の前後 X 線像

症例 64

第5中節骨基部骨折

1. 1902年にロバート・ジョーンズ卿は、"間接的な衝撃による第5中足骨基部骨折（Fracture of the base of the fifth metatarsal bone by indirect violence）"というタイトルの論文を書きました。6人の患者について、この傷害を報告していて、そのうちの一人は彼自身でした。彼は、メイポールダンス（訳註：5月始めに春の訪れを祝って花などで飾り付けた"メイポール"という柱の周りで踊る年中行事）を踊っている時に、この傷害を負いました。この論文は3つの領域の骨折について説明しています。

2. 図64.2はこれらの領域を図示したものです。第5中足骨の剥離骨折は、図64.1に示すように足部が無理に内反することによって、短腓骨筋腱が緊張した後に、領域1に起こります。骨の断片が、第5中足骨基部の骨端線に沿って剥離します。この骨折は、ヴェサリウス骨および第5中足骨の骨端炎（イズリン病）とは区別するべきです。ジョーンズ骨折は、骨幹と基部の接合部で、第4および第5中足骨間の関節の遠位端のレベルに位置する領域2（ジョーンズ骨折の領域）（図64.3）に生じます。これらの骨折は、踵を上げた状態で、足部の外側縁で突然地面を強く蹴った結果として起こります。疲労骨折は、骨幹の近位1.5cmで起こります（図64.4、領域3）。

3. ジョーンズ骨折は、治癒が遅く偽関節が形成される傾向があるため、治療が困難な場合があります。これは、骨の基部への栄養動脈が骨幹レベルで内側に入り、近位側に通っているため、血管不全によって引き起こされると考えられています。

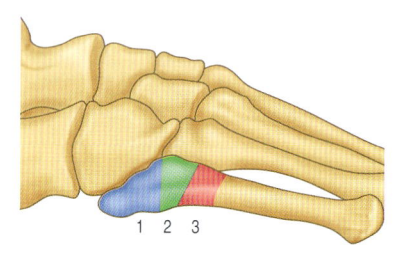

図64.2 第5中足骨基部の3箇所の骨折領域

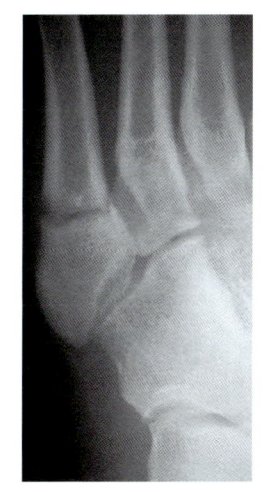

図 64.3　領域 2： ジョーンズ骨折

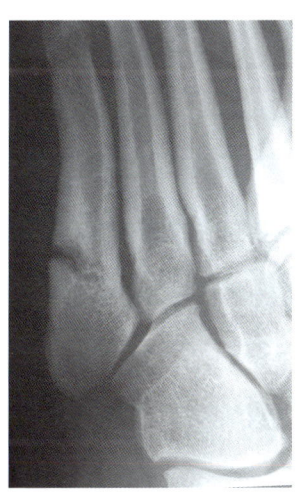

図 64.4　領域 3： 疲労骨折

症例 64　第 5 中節骨基部骨折

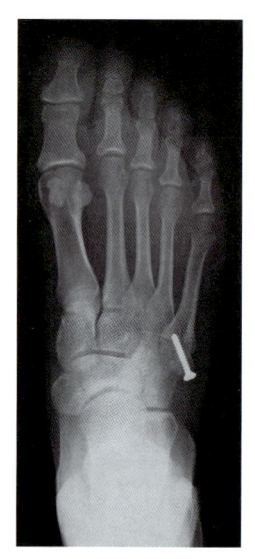

図 64.5　骨折の内固定

4. 剥離骨折と疲労骨折は、一般的には、足部を 4 〜 6 週間ギプス固定すれば治癒します。ジョーンズ骨折には、図 64.5 に示すような固定が必要です。

5 軽量で支えの少ない靴が、サッカー選手の足部骨折の増加の原因になっています。また、サッカー選手があまりにもきつい靴を履く傾向にあることも、この問題を悪化させているかもしれません。

キーポイント

- 第 5 中足骨基部骨折には 3 つのタイプがあります。
- 2 ヶ月後の偽関節形成の割合は、最大 50％ と報告されています。
- ジョーンズ骨折は固定が推奨されます。

参考文献

- Fetzer GB, Wright RW (2006) Metatarsal shaft fractures and fractures of the proximal fifth metatarsal. Clinics in Sports Medicine 25(1):139-50.
- Jones R (1902) Fracture of the fifth metatarsal bone by indirect violence. Annals of Surgery 35:697-700.
- Petrisor BA, Ekrol I, Court-Brown C (2006) The epidemiology of metatarsal fractures. Foot and Ankle International 27(3):172-4.
- Torg JS, Balduini FC, Zelko RR, Pavlov H, Peff TC, Das M (1984) Fracture of the base of the fifth metatarsal distal to the tuberosity. Classification and guidelines for non-surgical and surgical management. Journal of Bone and Joint Surgery 66-A:209-14.

症例 65

　種子骨が病変の元になっている可能性があります。この29歳の学校の先生は、9月にテニスをしていました。彼女が言うには、スマッシュするためにジャンプして、激しく着地したときにすぐに親指の関節に痛みを感じたそうです。現在は、2月ですが痛みは改善していません。歩くと痛みが増し、休むと楽になります。検査をしたところ、足部のアーチが高く、第1趾列が底屈し、内側の種子骨の領域に圧痛があることがわかりました。第1MTP関節と種子骨のX線像を示します（図65.1）。

1. テニスで種子骨を骨折したのでしょうか、それとも、これは分裂種子骨でしょうか。どちらの方が可能性が高いでしょうか。
2. 種子骨に起こる他の疾患は何ですか。
3. 種子骨痛への治療は何ですか。
4. 種子骨の手術はいつ検討しますか。

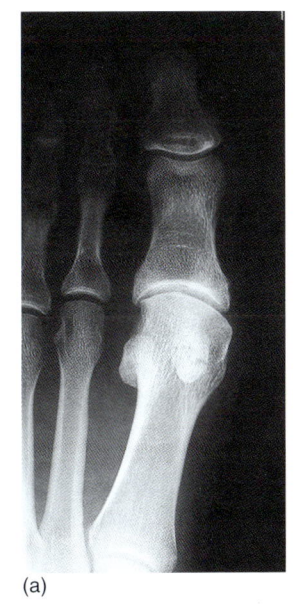

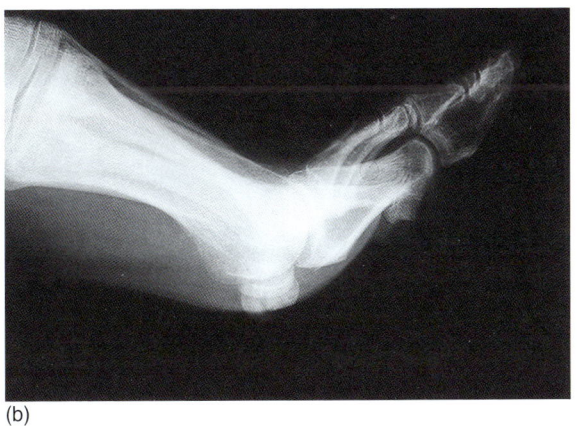

図 65.1 (a) 前後 X 線像 (b) 種子骨の側方 X 線像

症例 65

種子骨炎

1. 種子骨の真の骨折は稀であり、骨折には疲労が関連していることがよくあります。骨折と分裂種子骨は区別するべきです。分裂種子骨は普通に見られ、約25%の人に見られるものです。80%で、内側の種子骨が罹患しており、全体の90%が両側性です。骨折した種子骨は、骨折線では皮質骨に覆われておらず、正常な隣の骨より若干長いだけです。2分裂または3分裂種子骨は、たいてい分裂していない種子骨よりも長く、分裂した部分は卵形で、向かい合う分裂端は滑らかな凹面／凸面になっています(図65.2)。分裂種子骨は非常によく見られますが、この患者の病歴と症状、X所見を考慮すると、彼女は内側の種子骨を骨折しているようです。

2. 種子骨は、他の骨と同じ範囲の病気にかかります。種子骨炎(軟骨軟化症)は、繰り返し起こる機械的なストレス、傷害によって起こる骨軟骨炎(X線で種子骨に斑点が形成されることで特徴づけられる)、変性性関節炎、炎症性関節炎、感染によって起こります。

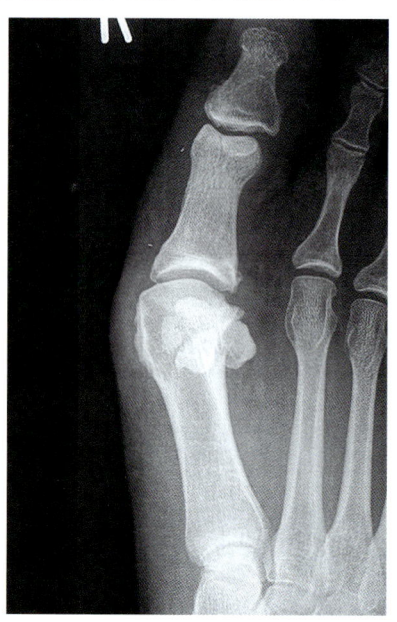

図65.2　3つに分裂した内側の種子骨

3. 原因にかかわらず、種子骨痛の最初に行われる治療は、第 1MTP 関節と種子骨への圧力を軽減することです。ほとんどの場合、足底中足骨パッド付のインソールで、第 1 中足骨頭から圧力を逃がすことによって達成することができます。骨折した種子骨が偽関節になった場合には、ギプス固定を指示します。靴を履いたときの足底圧測定は、圧力の軽減を定量化することで矯正装具の効果を評価する有効な手段です（図 65.3）。この症例では、患者の症状を大きく改善するのに、これらの簡単な測定で十分でした。図 65.3a は、右中足骨頭下（54 Ncm^{-2}）と左中足骨頭下（40 Ncm^{-2}）の最大圧を示しています。図 65.3b は、同じ足で、右足にインソールをつけた時のものです。中足骨頭での圧力は、右側では 16 Ncm^{-2} まで減少し、その一方で左足の圧力は高いままです。

4. 骨折した骨の偽関節化または虚血壊死が見られる時には、1 つの種子骨の一部または全体の外科的切除を検討してもよいでしょう。患者には、疼痛が確実に治まるわけではないと説明すべきです。母趾の伸長変形を避けるために、短趾屈腱はそのまま残さなければいけません。

スポーツ傷害

(a)

(b)

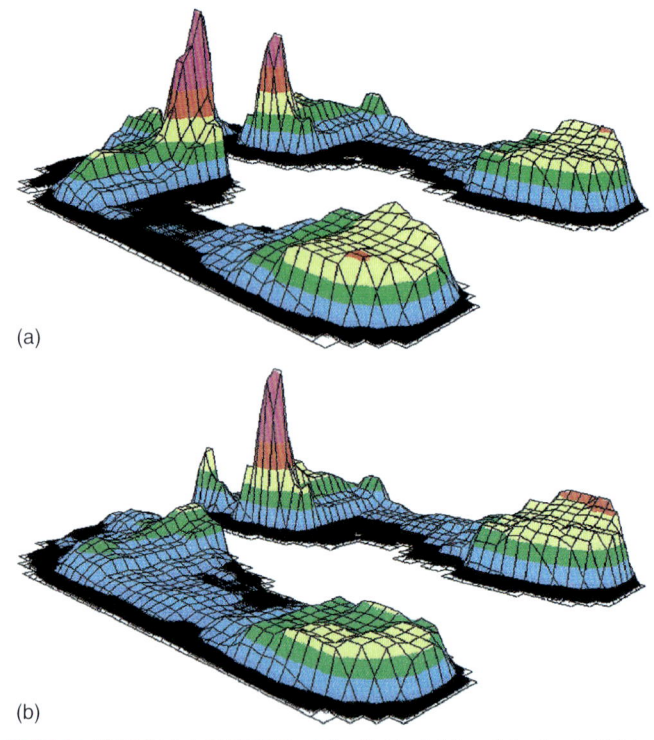

図 65.3　靴を履いたときの足底圧。(a) インソールなし。(b) インソールあり。

> **臨床のヒント：足底圧の評価**
>
> 足底圧は、足部にかかる負荷の分布を定量的に測定することによって、歩行中の足部の機能を示す良い指標です。前述の例は、Novel™・ペダルシステムを使って表示したものです。このシステムは、患者の靴の中にインソールを置いて使います。足部と靴の境界面における圧力の測定は、"現実の"歩行に最も近い状態での測定で、歩数や他の活動の解析もできます。しかし、柔らかいインソールの特性は、真の垂直力の測定を提供する固定型のフォースプラットフォームと比べて信頼性が落ちます。フォースプラットフォームは、より多くのセンサーを備えているため、データの解像度が高いのですが、患者がプラットフォームを"狙う"必要があるため、歩き方が変わるという問題があります。
>
> 技術改善により、足底圧の測定は、臨床環境で普通に行われるようになってきています。測定は、高い足底圧によってリスクを抱えた患者、特に糖尿病や慢性関節リウマチの患者の評価に極めて有効です。患者に異常な足底圧があることがわかると、前述のこの症例のように、靴や矯正装具、手術などのさまざまな治療法の有効性を評価することができます。

キーポイント

- 母趾種子骨の真の骨折は稀です。たいていは疲労が関連しています。
- 骨折と分裂種子骨は区別すべきです。
- 種子骨痛は、インソールで治療します。
- 足底圧アセスメントは、インソールの有効性を評価するのに有用です。

参考文献

- Munuera PV, Domínguez G, Reina M, Trujillo P (2007) Bipartite hallucal sesamoid bones: relationship with hallux valgus and metatarsal index. Skeletal Radiology 36(11):1043–50.
- Orlin MN, McPoil TG (2000) Plantar pressure assessment. Physical Therapy 80:399–409.
- Richardson E (1987) Injuries to the hallucal sesamoid in the athlete. Foot and Ankle International 7:229–44.
- Rosenfield JS, Trepman E (2000) Treatment of sesamoid disorders with a rocker sole shoe modification. Foot and Ankle International 21(4):914–15.
- Scranton P, Rutkowski R (1980) Anatomic variations in the first ray. Part II. Disorders of the sesamoids. Clinical Orthopaedics and Related Research 151:256–64.

Section 10
多肢選択問題

多肢選択問題

各問に対する最も適切な答えを選びましょう。

1. リスフラン関節の傷害に関して、以下のうち正しいものはどれですか。

   A. 主として関節固定術が靭帯損傷の治療に適応されます。
   B. リスフラン靭帯は、第1および第2中足骨基部をつないでいます。
   C. 舟状骨が脱臼します。
   D. 傷害の重症度は、最終的な位置より重要ではありません。
   E. 第3中足骨が鍵となります。

2. 以下のうち、マルファン症候群の特徴として正しくないものはどれですか。

   A. 大動脈弓奇形
   B. 短指症
   C. 水晶体転位症
   D. 高口蓋
   E. 脊柱側弯症

3. マムシなどの毒蛇に咬まれた後の処置として、最適なのは次のうちどれですか。

   A. 現場で抗毒素を使用します。
   B. 圧迫固定を適用します。
   C. 肢に氷をあてます。
   D. 電気ショック療法を行います。
   E. 傷を吸引します。

4. 中年女性が扁平外反足を呈しています。検査で、扁平外反足を呈している方の足では、つま先立ちができないことがわかりました。踵を中立位に矯正した後も、前足部はこわばって回外したままです。どのように彼女の治療を行いますか。

   A. 汎距骨(pan-talar)関節固定術
   B. 腱移行術および踵骨骨切除
   C. 腱移行術、踵骨骨切除、および内側楔状骨骨切除
   D. 後脛骨筋腱の腱鞘切除術
   E. 三関節固定術

5. 20歳の患者がホーキンスⅢ型の距骨骨折をしました。以下のうちどれが正しいですか。

   A. どのような外科的治療をしても、距骨への血管の移植ができるようにするために、体重支持は18ヶ月遅らせるべきです。
   B. 距骨下関節は亜脱臼しますが、足首関節は正常です。
   C. この骨折後、距骨骨体の虚血壊死の割合は90%にのぼります。
   D. この骨折における偽関節の割合は90%にのぼります。
   E. これらの骨折に保存的治療を施した場合には、外反する傾向にあります。

6. 踵骨骨折に関して正しいのは以下のうちどれですか。

   A. 踵骨骨折の約60%が、高いところからの落下による損傷です。
   B. ベーラー角が、40°以上に大きくなります。
   C. 成人では、骨折の50%以上が関節外骨折です。
   D. 下腿三頭筋力の衰えは、深刻な臨床的問題です。
   E. 載距突起骨折は、単独ではめったに起こりません。

7. 急性灰白髄炎（ポリオ）において、

   A. 古典的には、患者に内転尖足が進行します。
   B. ポリオに感染した足は冷たく青いでしょう。
   C. 足全体のブレースを必要とすることはめったにありません。
   D. 踵内反は、前足部外反と合併します。
   E. 筋肉疲労は、足部の伸筋にのみ影響します。

8. 急性の痛風発作の治療において、

   A. 一日あたり300mgを上限として、アロプリノールを処方します。
   B. 腎臓の機能障害がある場合には用量を増量してコルヒチンを処方します。
   C. インドメタシンを処方し、高用量でアロプリノールの投与をはじめます。
   D. プロベネシドを処方し、水分摂取量を増やします。
   E. プロベネシドを処方し、水分摂取量を減らします。

9. 足部の軟骨稜腫瘍に関して、

   A. 軟骨肉腫は一般的に多発性です。
   B. 深部の骨皮質内部の侵食像は、内軟骨腫の特徴です。
   C. 後足部の病変は、前足部の病変よりも悪性であることがよくあります。
   D. 内軟骨腫からの悪性転換がよく見られます。
   E. 病変部は一般的に完全にX線透過性です。

10. 患者の第2足趾爪下が変色しています。どうしますか。

    A. すぐに足趾を切断します。
    B. 切除生検の承諾を得ます。
    C. リンパ節腫脹がないので、病変部は良性であると仮定します。
    D. 注意深く観察し、3ヶ月以内に再検査を準備します。
    E. 爪の楔状切除を行い、病変部を薄く削ります。

11. 子どもが内転足を呈しています。

    A. 両側麻痺性脳性麻痺の小児では内旋歩行の最もよく見られる原因です。
    B. 外反母趾患者において、第1－第2中足骨間角度（IMA）が増加するでしょう。
    C. 長期間の変形が一般的に予測されます。
    D. 分離外側前脛骨腱移行術が、筋肉の不均衡に対処するために必要になるでしょう。
    E. 患者の大部分は外科的処置が必要です。

12. 3歳の患児が、先天的な第3足趾の彎曲を示しています。治療に必要なものは何ですか。

    A. 長趾屈筋の足趾伸筋へのガードルストーン転移手術
    B. 足趾のPIP関節の切除術
    C. 足趾伸筋腱の延長術および背面関節包の解離術
    D. ストレッチと足趾のテーピング
    E. 長趾屈筋および短趾屈筋の足趾への腱切除術

13. 小児扁平足において、

   A. 中足骨基部に対する距骨軸の角度の平坦化が特徴です。
   B. 腓骨筋萎縮症を合併します。
   C. 腓骨筋痙性を合併します。
   D. 症状の悪化を防ぐためにスポーツを制限すべきです。
   E. 乳児期にサポートを処方すべきです。

14. 内反足において、

   A. 小児期にのみ、ふくらはぎの萎縮があきらかです。
   B. この疾患は一般に女性に見られます。
   C. この疾患が両側性であることは稀です。
   D. 次代の子孫に発症するリスクが、20%以上あります。
   E. タルコ(Turco)角＞35°です。

15. 静脈不全について以下のうち間違っているものはどれですか。

   A. ドップラースキャンが必要です。
   B. 肢の挙上は静水圧の減少に有効です。
   C. メラニンは、肢の"ゲートル"を巻くあたりに広範囲に色素沈着します。
   D. 潰瘍の管理にはスタノゾールを用います。
   E. 静脈瘤は、表在静脈弁の不全に起因します。

16. 足底線維腫に関して、

   A. デュピュイトラン組織へのコラーゲン注射は効果がありません。
   B. 足趾の屈曲拘縮の原因になります。
   C. 足底線維腫は、一般的に皮膚に浸潤します。
   D. 手掌・足底線維腫は、12歳未満の小児に発症します。
   E. 放射線療法は、症状を軽減しますが、疾患の進行に影響します。

17. 前足部中足骨痛において、

   A. ケラー関節形成術で母趾中足骨を短縮します。
   B. 足底の皮膚の楕円切除による胼胝切除が適切です。

C. 前足部の脂肪層が中足骨頭より遠位にあります。
D. 足趾屈筋の萎縮が第一の問題です。
E. ウェイル骨切り術は、中足骨頭を背側から弛緩するための方法です。

18. 32歳のサッカー選手がグレード2の強剛母趾にかかっています。どの治療法が適切ですか。

A. 背面関節唇切除術
B. 中足趾節関節の癒合術
C. ケラー切除関節形成術
D. モジェ（Mojé）セラミック足趾置換術
E. スワンソン・シラスティック関節形成術

19. 以下のうち、巨指症の原因として正しくないものはどれですか。

A. 動静脈瘻
B. 脂肪腫性巨大症
C. マルファン症候群
D. 多発性内軟骨腫
E. 神経線維腫症

20. 制限母趾／強剛母趾に関して、以下のうち正しいものはどれですか。

A. 第1足趾列過剰運動性は、第1MTP関節の変性をもたらす機能的変異です。
B. 屈曲母趾は制限母趾の原因です。
C. 第1MTP関節の正常な背屈は、30°以下です。
D. 患者は高い血清尿酸値を示します。
E. 関節内ステロイド注射は支持されません。

21. フライバーグ病に関して、以下のうち正しいものはどれですか。

A. フライバーク病は思春期のみに起こります。
B. ゴーチエ法には、関節間表面上に背面軟骨を回転させることを含みます。

C. "不完全骨折" は、中足骨頭の崩壊です。
D. スマイリー分類の第1段階では、骨吸収が起こります。
E. 関節置換術は、フライバーク病には必要ありません。

22. 足底腱膜炎に関して、

    A. 踵骨棘が 90% 以上に見られます。
    B. 疼痛は夕方に悪化します。
    C. この疾患は自己限定的です。
    D. 体外衝撃波療法の使用がエビデンスに基づいて支持されます。
    E. X 線は、鑑別診断に必要です。

23. ハグルンド腫脹の治療に最も有効なのは以下のうちどれですか。

    A. 踵上げ
    B. ステロイド注射
    C. 非ステロイド抗炎症薬
    D. 非荷重ギプス
    E. 後部突起の保護のためのソフトパッド

24. ガングリオンに関して、以下の記述のうち正しいのはどれですか。

    A. コルチコステロイド注射の後のガングリオンの吸引は安全です。
    B. ガングリオンは、直径 2cm 以上で切除が必要です。
    C. 多発性のガングリオンは、神経線維腫症において発症します。
    D. ガングリオンは光透過性の液体で満たされた嚢胞性腫脹です。
    E. 粘液を含んでいます。

25. 掌蹠膿疱症／皮膚病に関して、以下のうち正しいのはどれですか。

    A. 手掌の接触によって拡散します。
    B. 若年性皮膚炎底は、合成洗剤が原因の接触性皮膚炎です。
    C. 掌蹠膿疱症は、乾癬の限局型です。
    D. ステロイドクリームは避けるべきです。
    E. この疾患は真菌由来です。

26. 趾爪の真菌性感染症に関して、以下のうち正しいのはどれですか。

   A. グリセオフルビンが治療の主力です。
   B. この疾患は若者により普通に見られます。
   C. 趾爪に感染する皮膚糸状菌には4つの属があります。
   D. 局所性治療は、趾爪の治療に有効ではありません。
   E. 治療は必ずしも必要ではありません。

27. 陥入爪に関して、以下のうち正しいのはどれですか。

   A. 抗生物質が効果的に問題を解決します。
   B. 趾爪の彎曲は、"爪甲嵌入症"とも呼ばれます。
   C. フェノールは強力なアルカリです。
   D. フェノール法は、趾爪の除去後には必ずしも推奨されません。
   E. ザディック法またはウィノグラード手術後に、再成長する高いリスクがあります。

28. 爪下外骨種に関して、以下のうち正しいのはどれですか。

   A. 単独の外骨症は稀です。
   B. 爪母から生じます。
   C. 骨軟骨炎です。
   D. 手掌よりも足部によく見られます。
   E. 主に年長の患者に見られます。

29. 足底疣贅に関して、正しい記述はどれですか。

   A. ダクトテープは、接着に対するアレルギー反応を起こすので、疣贅の治療に有効です。
   B. ヒトパピローマウイルスは、上皮の異常増殖と関連があります。
   C. モザイク様疣贅は、免疫抑制された患者にのみ見られます。
   D. ウイルス性物質が類表皮の基底層に感染します。
   E. 疣贅は、自然に治癒します。

30. 点状角質融解症に関して、正しい記述はどれですか。

   A. ヒトパピローマウイルスが皮膚の擦過標本から単離されます。
   B. この疾患は、皮膚軟化剤で治療するのが最適です。
   C. 皮膚への真菌感染が認められます。
   D. ジフテリア菌（コリネバクテリウム・ジフテリア）の異常増殖が認められます。
   E. 局所的な抗生物質投与は有効ではありません。

31. 距踵骨癒合について以下の記述で正しいものはどれですか。

   A. 筋切除を随時検討することができます。
   B. MRI スキャンを定期的に行う必要があります。
   C. 距骨嘴状突出が特徴的です。
   D. つま先立ちができません。
   E. ハリス法（Harris view）による X 線で診断を確定します。
   （訳註：Harris Beath View とも。斜め 45°の角度から撮影する方法）

32. 以下のうち、ライター症候群を構成する3つの要素はどれですか。

   A. 関節炎、尿道炎、爪のくぼみ
   B. 亀頭炎、結膜炎、脊椎炎
   C. 結膜炎、尿道炎、関節炎
   D. 膿漏性角皮症、脊椎炎、結膜炎
   E. 足底腱膜炎、尿道炎、膿漏性角皮症

33. モートン神経痛を最も強く示す症状は以下のどれですか。

   A. 背面に腫れがあります。
   B. 第 3 および第 4 足趾が無感覚になります。
   C. どんな靴でも前足部に疼痛があります。
   D. 体重をかけるとすぐに第 3 および第 4 足趾が痛みます。
   E. 夜間に足趾に疼痛があります。

34. 糖尿病性神経障害について以下の記述で正しいものはどれですか。

   A. 自律神経性神経障害によって皮膚の水分が増加します。
   B. 自律神経性神経障害によって動静脈短絡が引き起こされます。

C. 足趾の鷲趾化は運動神経障害のエビデンスです。
D. 感覚消失は、"手袋・靴下状"分布します。
E. 感覚性神経障害は、10g のセムズ・ウェインステイン・モノフィラメント（Semmes-Weinstein monofilament）で検査できます。

35. 以下のうち、白斑の原因として正しくないものはどれですか。

A. アジソン副腎機能低下症（アジソン病）
B. 糖尿病
C. 橋本甲状腺炎（橋本病）
D. 悪性貧血
E. 慢性関節リウマチ

36. アキレス腱傷害の治療において、ステロイド注射は、

A. 活動への早期復活を可能にします。
B. 結節の腫れを鎮めます。
C. 局所麻酔をして注射を行わなければなりません。
D. 腱断裂の危険があります。
E. 侵害受容器を刺激します。

37. 色素性絨毛結節性滑膜炎（PVNS）について、

A. 石灰化は PVNS 病変のよく見られる特徴です。
B. 無痛の関節／腱鞘腫脹の原因になります。
C. ヘモシデリンを含んだ多核巨細胞によって特徴づけられます。
D. 骨嚢胞形成を起こすことは稀です。
E. リンパ管の排液を通して拡散します。

38. 中足骨疲労骨折について以下のうち正しいものはどれですか。

A. 骨折は、骨内膜または骨膜骨仮骨が明らかになるまでははっきりしません。
B. 異常な骨に対して正常な力がかかることに原因があります。
C. 偽関節には、観血的整復および内固定が必要です。
D. テクネチウムリン酸塩 99mTc（半減期 6 時間）を用いたテクネチウムラジオアイソトープ骨スキャン（骨シンチグラフィー）は、2 週間以内の骨の代謝を検出します。
E. 春により多く発生します。

多肢選択問題　解答

1. **A**
2. **B**
3. **B**
4. **C**
5. **C**
6. **E**
7. **B**
8. **B**
9. **C**
10. **B**
11. **D**
12. **E**
13. **C**
14. **D**
15. **E**
16. **D**
17. **C**
18. **A**
19. **C**
20. **A**
21. **C**
22. **C**
23. **E**
24. **D**
25. **C**
26. **E**
27. **E**
28. **D**
29. **B**
30. **D**
31. **C**
32. **C**
33. **B**
34. **A**
35. **E**
36. **D**
37. **C**
38. **A**

索引

FBN1　38
HLA-B27抗原　250
V-Y形成術　323-4

あ

アキレス腱
　延長術　5-6
　滑液包炎　111
　腱障害　110-2, 225, 354-8
　断裂　320-8
　弯曲　14
アキレス腱のボズワース再建　326
アキン趾節骨骨切り術　130-1
悪性病変　194
亜酸化窒素　164
足関節上腕血圧比（ABPI）
　足趾虚血　206-8
　糖尿病性動脈症　282-3
　バージャー四肢挙上テスト　183-4, 207
足首靭帯弛緩、外側　348-53
足白癬　149-50
アスピリン　245
アゾール　152
アドレナリン、ヘビ咬傷　189
アモロルフィン　150
アロプリノール　246
安静時疼痛　184
イズリン病　366
遺伝性運動感覚性神経障害　286-90
医療研究委員会（MRC）スケール　274-5
インソール
　凹足　221-2
　強剛／制限母趾　74, 76
　種子骨炎　373-4
　槌状足趾（ハンマートー）　89, 92
　糖尿病性神経症性潰瘍　283
　母趾の軟骨肉腫　213

慢性関節リウマチ　236, 259
モートン神経痛　267
インプラント、シラスティック　119
ウィットフィールド軟膏　150
ウィノグラード手術　155, 158
ウイルス性疣贅　162
ウェイル滑り骨切り術　89, 91-2
　強剛母趾　116-8
　中足骨痛　125
ヴェサリウス骨　366
ウジ虫療法　227
鬱滞性湿疹　140
運動性神経障害
　遺伝性感覚性　286-90
　糖尿病ににおける　280
エアースプリント　226
エアキャスト・ウォーカー®　283-4
エヴァンス法　351, 353
エーラス・ダンロス症候群　232-3
液体窒素　164
エスマルヒ帯　156
壊疽　199- 200, 280, 282
エリス・ファン・クレフェルト症候群　38
黄色ブドウ球菌　221
凹足
　インソール　221-2
　急性灰白髄炎（ポリオ）　294-5
オクスフォード徴候　307
親指／第1趾は母趾を参照

か

カーボンフレックスインソール　76
外脛骨は舟状骨、副骨を参照
外骨症、爪下　64-8
外傷性傷害　300-45
外反母趾（バニオン）　73, 98-101
　原因　100
　手術　128-34
　第二趾切断後　90

慢性関節リウマチ 258
潰瘍
　血管炎性 260
　静脈の 140-3, 176-7
　褥瘡 224-8
　糖尿病性神経症性 278-85
踵上げテスト 12, 14, 17, 30-1, 34
踵内反 292
踵の腫れ、ハグルンド症候群 108-9
角化症 162
角質溶解、点状 166-9
角質溶解、疣贅 164-5
過誤腫 97
過剰運動性 230-3
苛性、疣贅（いぼ）164
下腿潰瘍 140-3
滑液包炎、アキレス腱 111-2
滑膜切除 240
化膿連鎖球菌 220-1
過労性脛部骨折 362
過労性脛部痛 360-3
感覚性神経障害
　糖尿病における 280
　遺伝運動性 286-90
ガングリオン 48-52
間欠跛行 184
関節亜脱臼 258
関節炎
　乾癬性 252-5
　強剛／制限母趾 74
　趾節間関節 117
　セロネガティブ 248-51
　足根中足の 44-7
　敗血症性 176-79
　慢性関節　リウマチを参照
関節形成術
　外反母趾 128, 132
　強剛母趾 114, 119-20
　フライバーグ病 81

関節症
　遺伝性運動感覚性神経障害 288
　強剛母趾 116-8
　距骨脱臼骨折 310
　距踵骨癒合症 33-4
　足根中足脱臼骨折 339
　槌状足趾 89
関節唇切除術、背面 114-21
関節置換術　関節形成術を参照
関節癒合　関節固定術を参照
関節 178
乾癬 144-6
感染
　糖尿病における感染 282
　皮下 218-23
　ミクロコッカスの 166-9
乾癬性関節炎 252-5
陥入爪 152-8
寒冷曝露 170-3, 214-7
寒冷療法 164-5
キサンチンオキシダーゼ阻害剤 246
騎乗小趾 18-21
偽性痛風 244
喫煙、重症虚血肢 185
偽副甲状腺機能低下 38
基部切除術 130-1
吸引、ガングリオン 2-51
急性灰白髄炎（ポリオ）272-6, 294
急性骨髄性白血病 198-202
強剛母趾 74
　原因／保存的治療 72-6
　手術 114-21
　等級付システム 74-5
強皮症 172
局所麻酔注射、母趾 68
虚血
　重症虚血肢 180-5
　足趾 204-8
　凍傷 214-7

索引

第二中足骨頭部　80
距骨
　傾斜　350
　骨軟骨病変　340-4
　切除　311
　脱臼骨折　308-10
距骨下関節破壊　305
距骨切除術　311
巨指症　94-7
距踵骨癒合　30-4
巨人症　96-7
巨爪症　155
近位指節間（PIP）関節癒合　89
筋萎縮症、腓骨　288
菌血症　220
筋膜切片　323-4
靴
　外反母趾　100
　陥入爪　154
　後脛骨筋断裂　330, 332
　前足部荷重低減サンダル　221-2
　糖尿病性神経症性潰瘍　283-4
　ハグルンド症候群　110-1
　慢性関節リウマチ　236, 259-60
　モートン神経痛　69
屈曲母趾　74, 96
クモ趾　37-8
クモ指症　37-8
CREST症候群　172
クロストリジウム属の一種　221
鶏眼（うおのめ）　162
ケイト法　125-6
ケーラー病　22-4
結核、関節感染　178
血管、急速なから状態（溝状陥没）
　182-3
血管炎性　260
血管拡張性　173
血管の溝状陥没　182-3

結合組織病
　しもやけ　170, 172-3
　扁平足　15
血清反応陰性関節炎　248-51
結節、リウマチ　260
結節性痛風　244
結膜炎　248-51
ケラー法
　外反母趾　128, 132
　強剛母趾　119-8
腱移行術　276
腱炎　356
腱症　356
腱障害
　アキレス腱　110-2, 255, 354-8
　定義　356
腱鞘巨細胞腫（GCTTS）　238-41
腱付着部症　250, 255
腱膜炎、足底　102-7
抗ウイルス療法、疣贅（いぼ）　164
交感神経切除、腰神経　184
行軍骨折　316
　断裂　328-32
後脛骨筋
　骨膜炎　362
抗結核薬　178
咬傷、ヘビの　186-90
抗真菌薬　150-1
抗生物質
　陥入爪　154-5
　敗血症性関節炎　178
　皮下感染　220-1
抗毒素　189
紅斑性病変　144-5
抗リウマチ薬　236
ゴーチエ法　81, 83
黒色腫（メラノーマ）　192-7
黒色腫のクラーク分類　194, 196
黒色腫のブレスロー等級付けグレード

194

骨移植、踵骨骨折　306-7

骨棘

　乾癬性関節炎　255

　制限母趾／強剛母趾における形成　74

　切除　114-21

　足底腱膜炎　103-4, 106

　ハグルンド症候群（アキレス腱後滑液包炎）　110

　ライター症候群　250

　足底腱膜炎も参照

骨形成不全症　232-3

骨減少、閉経後　316

骨髄炎　203-4

骨折

　種子骨　370-5

　踵骨　300-7

骨軟骨移植術　343-4

骨軟骨炎

　距骨　340-4

　第2中足骨頭部　78-84

骨膜炎　362

骨癒合、距踵関節　30-4

コルチコステロイド、限局性白斑　138

コルチコステロイド注射

　アキレス腱傷害　357-8

　ガングリオン　52

　強剛／制限母趾　74, 76

　踵骨後部滑液包炎　112

　足底腱膜炎　105-6

　足底線維腫　61

　痛風　244

　モートン神経痛　268-9

コルヒチン　245

コンパートメント症候群　362

さ

細菌感染、皮下　218-23

サイム切断術　200-1

ザディック法　155-6, 158

サリチル酸　162-5

サリチル酸塩（アスピリン）　245

シーバー病（踵骨骨端炎）　111

指炎　254

紫外線　138-9

色素再沈着　138-9

色素性絨毛結節性滑膜炎　238-41

色素脱失　136-9

肢虚血、重症　178-85

シクロオキシゲナーゼ　245

止血帯、瀉血　156

視神経萎縮　289

ジセーヌスパイク　305-6

趾節間関節炎　117

趾節骨の部分切除

　槌状足趾（ハンマートー）　89-90

　フライバーグ病　81

趾爪

　陥入　152-8

　除去　155, 157-8

　肥厚、変色　148-51

　爪下で始まる用語も参照

湿疹、静脈瘤　140

ジニトロクロロベンゼン　164

芝生趾（タフ・トー）　74

ジフェンシブロン　164

しもやけ　170-3

シモンズテスト　322

若年性皮膚炎底　146

瀉血止血帯　156

ジャックテスト　14-5

ジャパスのV字骨切り術　295-6

シャルコー・マリー・ツース病　288-9

シャルコー関節　178-9, 280-1

充血、反応性　182-3

鷲趾　18-21, 88

重症虚血肢　180-5

索引

舟状骨、副骨 8-11
舟状骨壊死 23-4
舟状骨壊死、成人発症型 24
シュードモナス菌 221
種子骨 370-5
　外反母趾 132-3
　転移 128
　分裂 372
種子骨炎 370-5
手術
　アキレス腱傷害 357
　アキレス腱断裂 323-4
　足関節外側靱帯弛緩 351-3
　ガングリオン 51-2
　強剛母趾 114-21
　距骨骨軟骨障害 343-4
　種子骨炎 373
　踵骨骨折 307
　爪下外骨腫 67
　足底線維腫 61
　足根中足関節炎 46
　中足骨痛 125
　槌状足趾 89
　内反小趾 20-1
　内反足 5-7
　副舟状骨 11
　フライバーグ病 81-3
　モートン神経痛 268
　特定の処置も参照
手掌線維腫症 60
シュワン細胞腫 60-1
傷害 300-45
踵骨
　骨折 300-7
　骨棘を参照
踵骨棘　骨棘を参照
踵骨後部滑液包炎 110, 112
踵骨上部滑液包炎 110, 112
踵痛

ハグルンド症候群 108-10
ランナー 102-7
踵の疼痛を参照
小児 2-40
小児科 2-40
踵腓靱帯（CFL） 350-1
小胞子菌属の一種 150
静脈性潰瘍 140-3, 176-9
静脈瘤性湿疹 140
ジョーンズ骨折 366-7
ジョーンズ転移 295
褥瘡 224-8
ショパール切断術 201
シラスティックインプラント 119
シラスティックトゥスペーサー 100-1
シラスティックヒンジプロテーゼ 119-20
自律神経性神経障害、糖尿病 280
真菌性感染症 148-51
神経科 264-97
神経莢腫 54-6
神経腫、モートン 264-70
神経鞘腫 60-1
神経症性潰瘍、糖尿病 278-85
神経鞘粘液腫 54-6
神経線維腫症 97
シンチグラフィー 317
ステロイド　コルチコステロイド注射、コルチコステロイド、局所性を参照
ストラスブルグソックス 357
スポーツ傷害 348-75
整形外科 71-134
過労性脛部痛 360, 362-3
制限母趾 72-6, 114
青色萎縮、肋軟骨下の 310
整復
　踵骨骨折 306
　リスフラン損傷 336
舌状型骨折 303, 305-6

切断術
　外反母趾における第二趾切断術　100
　サイム切断術　200-1
　ショパール切断術　201
　足部切断術　198-202
　リスフラン切断術　201
線維腫
　足底　58-62
　爪周囲　66
前距腓靱帯(ATFL)　350-1
全身性硬化　172
前足部荷重低減サンダル　221-2
先天性異常／変形
　中足骨の　36-40
　内反足(内反尖足)　2-7
　扁平足　15
爪下外骨腫　64-8
爪下黒色腫　192-7
装具
　アキレス腱傷害　357
　遺伝性運動感覚性神経障害　288, 290
　種子骨炎　373
　足底腱膜炎　106
　扁平足　16-7
　ポンセッティ短下肢　6
　慢性関節リウマチ　259, 261
　モートン神経痛　267
爪甲嵌入症　153-4
爪甲真菌症　148-51, 155
爪甲離床症　254
爪鉤弯症　155
蒼白、足部　180-1, 183
ソーセージ様指　254
足趾
　虚血　204-8
　鷲趾　18-21, 88
　槌状　86-92, 100
　凍傷　214-7
　内旋　26-8
　分離　234-6
　マレット　88
足底圧　375
足底腱膜炎　102-7
足底踵痛症候群　102-7
足底線維腫　58-62
足底の膿疱症／皮膚炎　144-6
足根骨癒合　30-4
足根骨瘤　44-7
足根中足関節炎　44-7

た

体外衝撃波砕石術　105
載距突起骨折　303
多汗症　168-9
脱臼および骨折　脱臼骨折を参照
多趾症　94-7
脱臼骨折
　距骨　308-12
　足根中足の　334-9
遅延性脊椎骨端異形成　37-8
中足
　骨頭虚血壊死　80
　骨軟骨炎　78-84
　先天性異常　36-40
　第5基節骨折　364-8
　剥離骨折　366, 368
　疲労骨折　314-9, 366, 367
　慢性関節リウマチ　258
中足骨短縮症　37, 38
中足骨痛　122-7
中足骨ドームインソール　89, 92
中足趾節関節(MTP)
　亜脱臼　124
　関節固定術、強剛母趾　116-18
長母趾屈筋　323, 325
痛風　242-6
槌状足趾(ハンマートー)86-92, 100

爪　趾爪を参照
爪周囲線維腫　66
爪白癬　148-51
デイライト徴候　234-6
デュピュイトラン病　60
テルビナフィン　150
点状角質融解症　166-9
トゥーメニートー徴候　330
ドゥジュリーヌ・ソッタ病　289
凍傷　214-7
トゥスペーサー
　シラスティック　100-1
　母趾の軟骨肉腫　213
凍瘡　170-3
疼痛
　安静時　184
　中足骨痛　122-7
動的副子　4, 6
糖尿病性神経症性潰瘍　278-85
糖尿病における動脈症　280-2
動脈硬化　207
毒蛇咬傷　186-90
トラコーマ・クラミジア　250
ドワイヤー骨切り術　295
トンプソンテスト　322

な

内旋　26-8
内転尖足　2-7
内転足　26-8
内反膝（内反脛骨）　360-1
内反小趾　18-21
内反尖足　内反足を参照
内反脛骨　360-1
軟骨外胚葉性形成異常　38
軟骨形成不全　38
軟骨石灰化症　244
軟骨軟化症　370-5
内反足（内反尖足）　2-7

肉芽腫　60
尿酸塩、血清　244-5
尿酸排泄剤　246
尿道炎　248-51
粘液腫、神経鞘　54-6
捻挫した関節　230, 232
嚢胞、ガングリオン　48-52
膿疱症、足底　144-6
膿漏性角皮症　251
ノベル・ペダルシステム　374-5

は

バージャー四肢挙上テスト　183-4, 207
敗血症　220
敗血症性関節炎　176-9
バイトンスケール　232
背面関節唇切除術　114-21
背面踵骨骨切り術　112
白色萎縮　140-1
白癬　149-50
白癬菌属の一種　150
白斑　136-9
剥離骨折、中足骨　366, 368
ハグルンド症候群　108-12
跛行、間欠性　184
白血病、急性骨髄性　198-202
バトラー手術　1-20
バニオン　外反母趾を参照
反応性充血　182, 183
パンプバンプ　110, 112
皮下感染　218-23
腓骨筋萎縮症　288
腓骨筋痙直性扁平足　30-4
非ステロイド系抗炎症薬
　アキレス腱傷害　357-8
　痛風　245
ヒックの巻き上げ機構　14, 104
ヒトパピローマウイルス（HPV）162, 164

皮膚pH　226
皮膚科　136-74
皮膚糸状菌　150
皮膚疾患　136-74
皮膚脂肪硬化症　140
ヒブス法　295
皮膚石灰症　172
皮膚病、足底　144-6
表皮菌属の一種　150
疲労骨折を参照
ストレス　疲労骨折を参照
疲労骨折
　脛骨　362
　中足骨　314-9, 366-7
ピロゴフ踵骨切断／回転切断　201
ピロリン酸カルシウム二水和物結晶沈
　着症　244
ファウラー変法　125
フィブリン1　38
フェノール法　155-8
副子固定
　アキレス腱傷害　357
　足首の捻挫　232-3
　エア　226
　内反足　4, 6
ブピバカイン注射、母趾　68
フライバーグ病　78-84
ブレールスフォード病　24
足底腱膜炎　105
モートン神経痛　269
ブロストローム再建　351-2
プロテーゼ
　シラスティックヒンジ　119-20
　膝下　201-2
分裂種子骨　372
扁平外反足　24
ベーラー踵骨隆起関節角　305
ヘビ咬傷　186-90
ペルーバルサム　173

ヘルビングス徴候　14
変形性関節症
　中足趾節関節（MTP関節）　74
　胼胝、前足部の　122-7
扁平外反足　259-60
扁平足　12-7
　合併症　15
　屈曲性　16-7
　先天性　15
　腓骨筋痙性　30-4
ボイド踵骨脛骨癒合　201
縫合糸アンカー　351-2
蜂巣炎　218-20
　糖尿病性蜂巣炎　282
ホーキンス徴候　310, 312
ホーキンス分類　310, 312
母趾
　過剰運動性　74
　局所麻酔注射　68
　重複　96
　軟骨肉腫　210-13
　肥大　95
母趾外転筋腱延長術　28
母趾滑液包　99
母趾の軟骨肉腫　210-13
骨切り術
　外反母趾　130-1, 133
　強剛母趾　116-7
　距骨骨軟骨障害　343
　槌状足趾　89, 91-2
　内転足　28
　内反小趾　21
　ハグルンド症候群　111-2
　ポリオ後症候群　295
ホメオパシー、疣贅（いぼ）　164
ポリオ後症候群　275, 292-7
ポンセッティ短下肢装具　6

ま

末梢神経鞘腫瘍　60-1
末端性黒子性黒色腫　194
マルファン症候群　37-8, 232-3
マレット趾　88
慢性関節リウマチ
　診断　234-7
　療法　256-61
ミクロコッカス感染　166-9
水虫　149-50
ミッチェルの骨切り術　130
ミューラー・バイス病　24
ムーンブーツ　316-7
メチシリン耐性黄色ブドウ球菌）　221
メラノサイト（メラニン形成細胞）　138
網膜色素変性　289
モートン神経痛　264-70
モザイク様足底疣贅　162-3
モンケベルグ石灰化　207, 282

や

疣贅（いぼ）　160-5
腰椎交感神経切除　184

ら

ライター症候群　248-51
ラジオアイソトープ骨スキャン
　（シンチグラフィー）　317
ラピダス法　130-1
ラミシール　150
リウマチ科　230-61
リウマチ結節　260
リグノカイン注射
　足底腱膜炎　105
　母趾　68
　モートン神経痛　269
リスフラン切断術　201
リスフラン損傷　336-8
リスフラン徴候　338
リプスコム基節骨切除術　125-6
良性関節過剰運動性症候群(BJHS)　230-3
輪状神経麻酔薬　67-8
リンパ管炎　220
ルシー・レビー症候群　288
レイノー現象／レイノー病　172-5
レフサム病　289
ロセリル　150
ロッカーソール
　強剛／制限母趾　74, 76
　フライバーグ病　81

著　者：

コリン・E・トムソン (Colin E. Thomson)
phD 足病医協会特別会員（外科）(FCPod(S))。クイーン・マーガレット大学エジンバラ校上級講師。エジンバラ王立病院足病学専門医。

J N アラステア・ギブソン (J. N. Alastair Gibson)
医学博士・王立外科医協会特別会員（整形外科）(MD FRCS (orth))。エジンバラ王立病院外傷と整形外科専門医。エジンバラ大学非常勤上級講師

監　修：

熊田 佳孝 (くまだ よしたか)
日本フットケア学会理事長。名古屋共立病院副院長、心臓血管外科部長。ASO（閉塞性動脈硬化症）の専門医として、腎循環器病研究会や日本血液浄化技術研究会学術大会、人工炭酸泉研究会等、さまざまな研究会で研究発表を行う。

翻訳者：

小坂 由佳 (こさか ゆか)
京都大学理学部生物科学専攻。京都大学大学博士（理学）取得。岐阜県立森林文化アカデミー専修学校講師を経て、翻訳家に。

50+Foot Challenges
足の疾患と症例 65

発　　　行	2010年 11月10日
発 行 者	平野　陽三
発 行 元	**ガイアブックス**
	〒169-0074 東京都新宿区北新宿3-14-8
	TEL.03(3366)1411　FAX.03(3366)3503
	http:www.gaiajapan.co.jp
発 売 元	産調出版株式会社

Copyright SUNCHOH SHUPPAN INC. JAPAN2010
ISBN978-4-88282-737-5 C2047

落丁本・乱丁本はお取り替えいたします。
本書を許可なく複製することは、かたくお断わりします。

Printed in China

ガイアブックスの本

臨床現場の実践本 薬剤ガイド

アン・リチャーズ 著　　田中正敏 監修

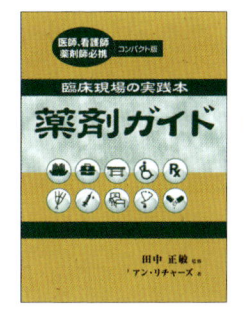

コンパクト版
医師、看護師、薬剤師必携

臨床現場で役立つ薬剤ガイドの決定版。薬物が体内でどのように作用するかなど、難しい事柄をわかりやすくまとめた薬理学書。薬物投与・薬物処方の指針として活用できる。コンパクトで携帯にも便利。

本体価格3,400円

痛みのケア百科

リチャード・トーマス 著　　渥美和彦 監修

あらゆる痛みの介護、
セルフヘルプに

痛みとは何かを明らかにし、いろいろな対処法を提示。その上で、身体器官の系ごとに、よく起こる痛み、考えられる原因、それに対応する各種の緩和法を解説する。慢性痛に効くあらゆる方法を現代医療と補完医療の観点から紹介した本。

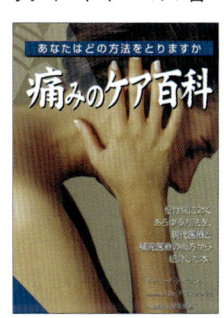

本体価格3,300円

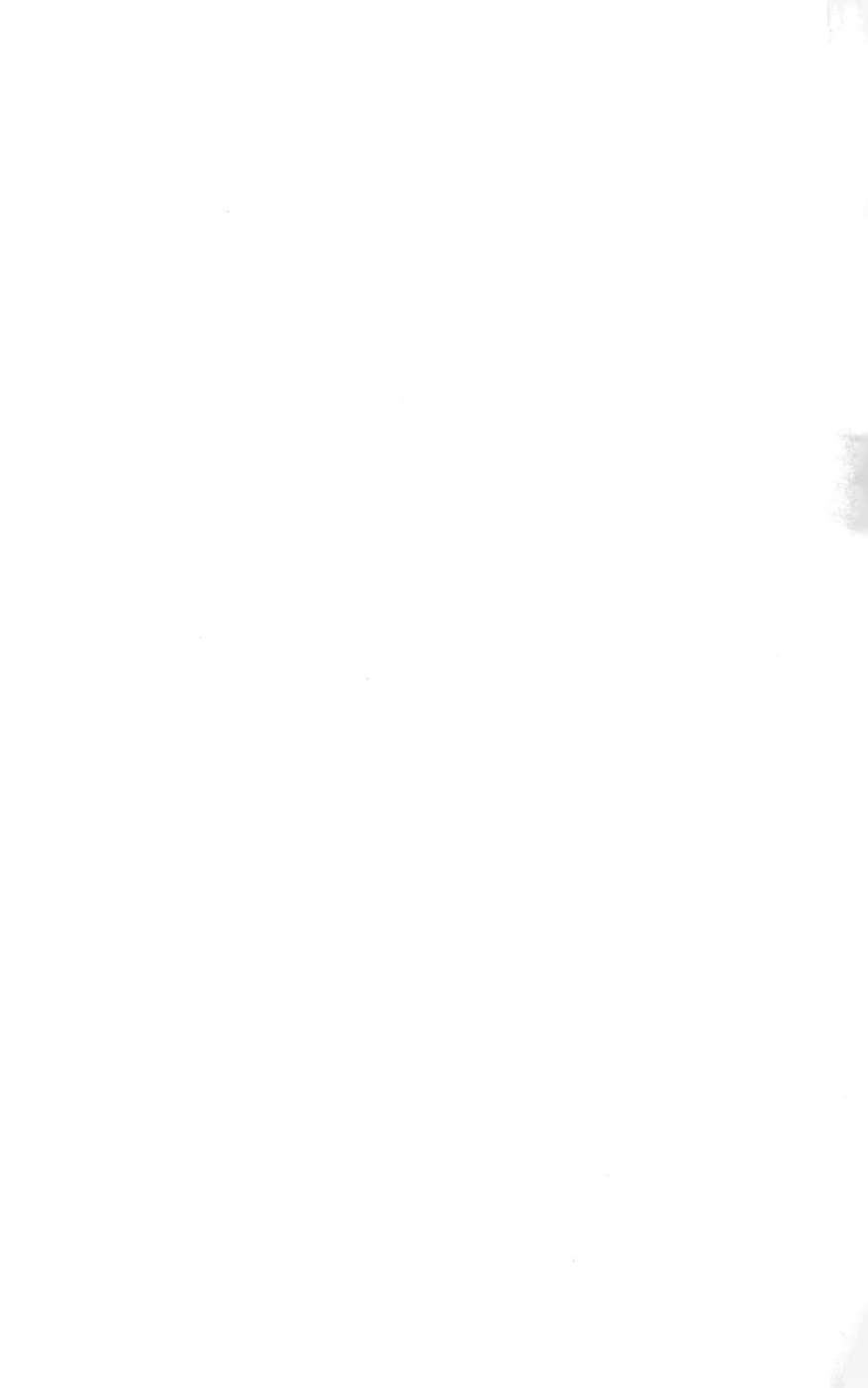